LES PLANTES

MÉDICINALES ET USUELLES.

LES PLANTES

MÉDICINALES ET USUELLES

DE NOS

CHAMPS — JARDINS — FORÊTS

DESCRIPTION ET USAGES

des

Plantes comestibles — suspectes — vénéneuses — employées dans la Médecine — l'Industrie et dans l'Économie domestique

PAR

H. RODIN

Secrétaire de la Société d'Horticulture et de Botanique de Beauvais,
de la Société académique de l'Oise,
Membre de la Société Botanique de France,
Lauréat de la *Société d'Instruction élémentaire*, chef d'Institution.

Orné de 117 Vignettes

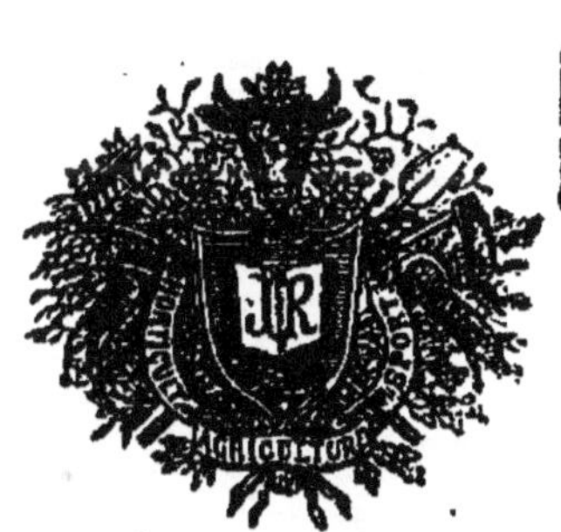

PARIS
J. ROTHSCHILD, ÉDITEUR
LIBRAIRE DE LA SOCIÉTÉ BOTANIQUE DE FRANCE
13, RUE DES SAINTS-PÈRES, 13

—

1872

STRASBOURG, TYPOGRAPHIE DE G SILBERMANN.

INTRODUCTION.

En écrivant ce petit livre, je n'ai eu ni le désir ni la prétention de faire une *Flore* essentiellement *médicale*.

Chef d'Institution depuis vingt ans, amateur passionné de botanique, j'ai toujours cherché, dans mon enseignement, à inspirer le goût de la Botanique, ma science favorite. J'ai remarqué que, malgré les bons traités qu'on met aux mains des élèves, malgré le désir même qui entraîne les jeunes gens vers cette science aimable, bien peu continuent plus tard d'étudier la Botanique, et on compte dans une ville les trop rares herborisateurs qui ont passé l'âge de trente ans.

D'où provient cette indifférence?

Je suis convaincu qu'elle tient à la forme trop scientifique des ouvrages : les jeunes gens n'apprennent dans ces traités que la théorie ; mais le côté pratique, le côté utilitaire est abandonné. Les Flores proprement dites ne s'adressent qu'à une certaine catégorie de lecteurs ; les Botaniques médicales et usuelles n'ont presque toutes été écrites qu'au point de vue des Écoles de médecine et de pharmacie : aucune pour les Institutions et les gens du monde. Or il m'a semblé que, pour faire aimer la Botanique, il fallait abandonner de temps à autre les spéculations de la théorie et montrer le côté utile et attrayant de la science : c'est cette pensée qui m'a guidé en écrivant cet ouvrage.

Deux faits m'ont en outre engagé à le publier : d'abord, la guerre douloureuse dont nous avons été victimes nous a prouvé, hélas! notre ignorance en bien des sciences. C'est donc une œuvre utile que d'entreprendre de propager la science, surtout parmi la classe la plus nombreuse, celle des habitants des campagnes. Assurément, une science qui leur manque et qui peut leur être la plus utile, au point de vue de la santé, qui peut leur paraître la plus agréable et qui leur donnera le goût d'autres sciences, c'est la Botanique.

De plus, j'ai soumis mon manuscrit à plusieurs professeurs du Jardin-des-Plantes et de l'École de pharmacie, et ils l'ont accueilli avec faveur, trouvant qu'il comblait une véritable lacune. Alors, en présence de ces témoignages encourageants, j'ai pensé qu'à côté des ouvrages scientifiques il y avait une place modeste, mais utile, à occuper, en m'adressant particulièrement aux jeunes gens, aux gens du monde, aux habitants des campagnes, aux forestiers, que leur position spéciale engage à étudier les plantes qui les entourent.

Je me trouverai suffisamment récompensé de mes travaux et de mes recherches, si chacun apprend ainsi ce qu'il devrait savoir et ce qu'il ignore le plus souvent; si, en attendant l'arrivée du médecin, quelques soulagements ont pu être apportés aux malades, grâce à ce petit ouvrage.

Ce livre s'adresse à tous les gens du monde, aux familles, aux maisons d'éducation, aux curés, aux instituteurs, etc. A la portée de tous, par la simplicité des expressions, par la clarté des descriptions, il peut trouver sa place au foyer de toutes les familles.

Puissé-je avoir réussi à rendre la science aimable à tous, à la faire aimer comme je l'aime!

LES PLANTES

MÉDICINALES ET USUELLES.

CHAPITRE PREMIER.

Étude des Simples.

Pourquoi étudier les plantes indigènes? — Considérations générales sur les plantes médicinales au point de vue de leur utilité dans la médecine humaine et dans la médecine vétérinaire. — Les *Simples* au moyen âge. — Pourquoi cette étude est-elle négligée? — Étude des Simples, au point de vue de l'*économie*, de la *bienfaisance*, de l'*humanité*. — Plantes cultivées sous Charlemagne. — Nécessité de cultiver les Simples.

Vos parents, mon cher Oscar, m'ont demandé de vouloir bien continuer l'œuvre que j'ai commencée : vous avez été tout jeune confié à mes soins, et je vous ai conduit jusqu'à cette époque, critique à tous égards, où l'adolescent devient homme, où les sentiments, bons et mauvais, de l'humanité vont se développer sous l'influence de l'éducation que l'on a reçue ; époque critique, n'est-ce pas ? et que celui qui se livre à l'éducation ne doit envisager qu'avec crainte. Je croyais mon rôle fini, et je suivais de l'œil, avec une sollicitude vraiment paternelle, vos premiers pas dans la nouvelle voie où vous êtes entré : il paraît qu'il n'en est rien, et que je reste encore quelque temps votre précepteur. Je n'ai pu refuser à vos parents la demande qu'ils m'ont faite ; et, d'ailleurs, ne saisit-on pas toujours avec empressement toutes les circonstances de donner quelques soins, même passagers, à la plante qu'on a élevée et qu'on a vue grandir ?

J'ai d'autant plus volontiers accepté la proposition de vos parents, qu'il s'agit de vous initier à la connaissance de ces plantes indigènes que Dieu a mises sous nos pas pour nous prévenir qu'elles sont utiles à l'humanité. Je n'ai nullement l'intention de faire avec vous un cours de botanique : je veux seulement vous familiariser avec les plantes qui peuvent vous servir un jour ou l'autre ou que vous pouvez être appelé à indiquer à d'autres. D'ailleurs, vous qui vous destinez à la profession de forestier, vous qui devez passer une partie de votre existence au milieu des plantes qu'ombragent les forêts, ne désirez-vous pas les saluer comme des amies ? Voudriez-vous les regarder d'un œil indifférent, les rencontrer chaque jour sans même en connaître les noms et les propriétés ? La profession de forestier a des loisirs que l'on peut remplir par l'étude de la nature, des heures d'isolement qu'il faut abréger par ces causeries intimes avec les êtres qui nous entourent. Rappelez-vous le *Voyage autour de ma Chambre*, de M. de Maistre, que nous avons lu ensemble, et dites-vous bien que l'homme peut, quand il veut, n'être jamais seul. L'oisiveté est la lèpre ou, tout au moins, la rouille de l'âme; l'isolement est le commencement de l'oisiveté; il faut donc le combattre, et je ne sache rien de plus efficace contre l'isolement que de lire le livre de la nature : il est là, sous vos yeux, toujours ouvert, et chaque page n'offre aucune répétition, et le livre n'a pas de fin. Aussi, en traitant avec vous des plantes médicinales indigènes, je ferai tous mes efforts pour faire naître en vous le goût des sciences naturelles, l'amour de la botanique, qui s'allie si bien avec les devoirs de votre profession. J'éviterai le plus possible les termes techniques qui peuvent se remplacer par une expression analogue du langage vulgaire, je vous initierai à la connaissance des plantes intéressantes à l'aide de causeries familières, de promenades, d'études sur la plante vivante ou sèche. Le but que je désire atteindre, c'est de vous mettre à même de pouvoir vous servir ensuite d'ouvrages sérieux et scientifiques si j'ai eu le talent de vous faire prendre goût à la science des fleurs : Apprendre à travailler seul, sans le secours d'un maître, à l'aide des ouvrages qui font la gloire et l'honneur de la science; c'est un beau résultat, et je veux qu'il soit pour vous la conséquence immédiate de nos causeries. Nous allons, si vous n'avez aucun projet pour aujourd'hui, continuer notre promenade et entamer de suite le sujet qui doit nous occuper pendant quelques mois.

Pour que nos leçons soient fructueuses, il est nécessaire que vous soyez convaincu de l'utilité des études que nous allons commencer. Or cette utilité est incontestable, et il est regrettable de voir tant de personnes étrangères à l'étude des *simples*, comme l'on dit; il faut même avancer sous ce rapport que les sauvages sont, d'instinct, plus savants que nous : ils connaissent au moins les plantes qui les guérissent, et savent les découvrir. Nos pères étaient assurément plus familiarisés que nous avec les plantes utiles. Pourquoi donc ce dédain qui est une injustice? C'est que l'homme est tenté de négliger ce qu'il voit autour de lui; c'est qu'il aime et préconise tout ce qui vient de loin; c'est qu'à mesure que le flambeau de la civilisation éclaire le monde, on trouve l'étude des *simples* trop simple, et qu'on lui préfère des médicaments plus en harmonie avec la richesse plus grande de l'époque, des formules et des recettes en rapport avec les fantaisies de la mode.

Il ne faut pas oublier non plus que les médecins eux-mêmes, se retranchant derrière le palladium de leurs diplômes, dédaignent des plantes que peuvent connaître les personnes non diplômées. Il faut laisser les plantes, disent-ils, aux empiriques et aux charlatans, et, en effet, on ne voit plus guère que quelques personnes et ce qu'on est convenu d'appeler des empiriques se servir des plantes comme médicaments. Je sais bien que les médecins me répondront que la chimie sait trouver les principes constitutifs des plantes, sait reconnaître les substances utiles et sait les extraire, que ces extraits sont plus efficaces sous un volume moindre, et que chaque jour on découvre de nouvelles substances minérales pouvant rendre de plus grands services que les plantes. Sans doute cette dernière raison est bonne et réclame une sérieuse attention; sans doute il est plus difficile de doser également les végétaux, dont les propriétés peuvent varier selon de nombreuses circonstances; mais il n'en est pas moins constant que les simples ont été l'objet de nombreuses expérimentations pendant des siècles; que leurs propriétés sont encore les mêmes, bien qu'on ne les emploie presque plus. Elles ont été injustement jetées dans l'oubli et elles doivent reprendre le rang et l'empire qu'elles ont perdus. Beaucoup de nos plantes indigènes acquerraient un prix élevé aux yeux des médecins et de leurs clients, si elles croissaient sur les montagnes des Cordillières ou dans les forêts de l'Australie. Quand vous connaîtrez bien les plantes qui vous entourent, vous saurez les employer dans les cas où leur emploi est utile, vous pourrez venir en aide au médecin en lui servant d'auxiliaire intelligent, ou bien il vous sera possible d'attendre son arrivée en enrayant la marche de la maladie; vous pourrez les indiquer aux pauvres, aux malheureux dont les ressources pécuniaires ne sont pas en harmonie avec le prix que réclame le luxe de nos pharmacies; vous arriverez, par l'étude des simples, à un triple résultat vraiment inappréciable : faire acte d'*économie* pour vous et pour autrui; remplir une œuvre de *bienfaisance* en les indiquant aux pauvres, et faire preuve d'*humanité* et de *patriotisme* en vulgarisant les remèdes simples et faciles dans nos campagnes trop souvent placées loin des médecins.

Je ne puis m'empêcher de vous communiquer une réflexion qui s'impose à moi chaque fois que j'aborde ce sujet. L'homme, à l'origine, avait été placé par Dieu dans un paradis, au milieu d'un jardin; il me semble que c'est une allusion à l'existence de l'humanité dans toute l'évolution des siècles, car partout où je promène mes regards, du fond des mers où croissent les algues jusqu'au rocher qui domine la plus haute montagne et qui se trouve couvert de lichens et de mousses, la terre nous apparaît comme un immense Éden, un jardin infini, dont nous sommes les maîtres et qui est confié à nos soins. Et nous n'aimerions pas à nous occuper de ces plantes diverses, vêtement et parure de la terre? nous mentirions à notre origine. Que le rôle des végétaux est multiple et utile! Fournir aux besoins les plus essentiels de la vie, calmer la violence des maladies qui affligent l'humanité, enrichir de leurs produits les arts les plus indispensables, croître pour l'usage, l'utilité et l'agrément de l'homme, telle est la mission du règne végétal : aussi doit-il mériter une étude sérieuse et la science qui le traite doit nous devenir familière.

C'est le cas aujourd'hui, au début de ces causeries, de répéter avec moi ces vers de Castel :

Quand les premiers zéphirs, de leurs tièdes haleines,
Ont fondu les frimas qui blanchissaient les plaines,
Quel œil n'est pas sensible au riant appareil
De l'herbe rajeunie et du bouton vermeil?
Mais, si l'on songe encor que ces plantes nouvelles
Bientôt, en s'élevant, porteront avec elles
Le plaisir, la santé, l'aliment des humains,
Qui pourra sans regret ignorer leur destin?
Qui ne verra combien leur étude facile,
Doit embellir la vie et doit nous être utile?

Vous devez comprendre pourquoi, sauf de nos jours, les plantes médicales ont été, dans les siècles passés, l'objet d'une étude spéciale et d'un emploi vulgaire. Vous devez comprendre pourquoi Charlemagne les a signalées dans ses Capitulaires (*Capitulare de villis et cortis imperialibus*, chap. 70), et dans son *Breviarium rerum fiscalium*, où il indique toutes les plantes qu'il désirait voir cultiver dans les jardins et les potagers.

Il entre à cette occasion dans les plus petits détails, et ce n'est pas là, dans la vie du grand empereur, un des faits les moins intéressants que d'assister à cette sollicitude paternelle du souverain envers ses sujets, dans les rares intervalles de repos que ses victoires pouvaient lui accorder. En étudiant cette époque du moyen âge, on découvre aisément la raison de cette préoccupation de Charlemagne pour les détails de l'intérieur et de l'extérieur des fermes. On ne connaissait à cette époque ni écoles de médecine ni médecins proprement dits. Les moines conservaient seuls le privilége de connaître quelques plantes et différents remèdes qu'ils consentaient à communiquer quand on les consultait. L'empereur lui-même, quand il était malade, consultait un moine irlandais en grande réputation autour de la ferme impériale d'Ourscamps (*villa fiscalis Ursi campi*). On comprend facilement pourquoi il rédigeait et remettait à ses *missi dominici* ses instructions sur la culture de quelques plantes dont les unes étaient nécessaires à la nourriture de son peuple et d'autres devaient servir de remèdes populaires. Chacun, à cette époque, comprenait l'importance de ces instructions et cultivait avec soin les plantes qui pouvaient lui être utiles. De là viennent ces plantes qui, sans être indigènes dans nos départements, viennent de temps à autre frapper les regards du botaniste dans le cours de ses herborisations. Ce sont des plantes conservées des cultures du moyen âge, qui ont résisté aux vicissitudes des saisons, à la culture de l'homme, se sont emparées du sol malgré lui et ont presque acquis le droit de naturalisation. On trouve ainsi, d'après les Capitulaires, que les plantes médicinales cultivées et recommandées à cette époque étaient :

Aigremoine (*Agrimonia*).
Asaret (*Vulgigina*, *Vulgago*, *Asarum*).
Basilic (*Bazeille-coq*, *Ocimum*).
Bardane (*Parduna*).
Bétoine (*Veronica*).
Cataire (*Nepeta*).
Épurge (*Lacterida*, *Euphorbia Lathyris*.)
Glaïeul (*Gladiolus*, *Iris germanica*).
Guimauve (*Bis-malva*).
Hellébore (*Helleborus*).

Hyssope (*Hyssopus*).

Joubarbe (*Jovis barba, Sempervivum tectorum*).

Lis blanc (*Lilium*).

Livêche (*Levisticum*).

Matricaire (*Febrifugia, Parthenium*).

Mauve (*Malva*).

Mentastre (*Menthastrum*, *Mentha sativa* et *sylvestris*).

Menthe (*Mentha crispa* et *piperita*).

Menthe-coq (*Costus*, *Pyrethrum*, *Balsamita*).

Pouliot (*Pulegium*).

Romarin (*Ros marinus*).

Roses (*Rosæ*).

Rue (*Ruta*).

Sabine (*Sabina*).

Sauge (*Salvia*).

Sarriète (*Satureia*).

Sclarée (*Orvale*, *Toute-bonne*, *Sclareia*).

Tanaisie (*Tanacetum*).

Cette énumération que nous trouvons dans les Capitulaires nous prouve qu'au moyen âge les plantes médicinales étaient en honneur : aujourd'hui, c'est le contraire : elles sont tombées dans l'oubli : je veux les relever à vos yeux, ce n'est pas que je veuille préférer l'usage des plantes indigènes aux produits exotiques doués de propriétés analogues, mais il est utile, à la campagne, de connaître les plantes et de pouvoir substituer à une espèce absente une espèce analogue : il est utile aussi de distinguer les plantes inertes des plantes actives ou vénéneuses.

Je ne veux pas, pour notre première causerie, m'étendre davantage, car je suis convaincu que les plantes médicinales vous offriront un certain attrait, et j'en ai pour preuve ce coquelicot que vous tenez à la main et que vous venez de cueillir il n'y a qu'un instant : ma cause est gagnée puisque vous vous intéressez à mes aimables clientes

---

CHAPITRE II.

Récolte et Conservation des Simples.

Cueillette. — Diverses circonstances qui influent sur la récolte des plantes. — Dessiccation. — Préparation et conservation des plantes.

Avant de vous faire connaître les plantes qui peuvent vous être utiles, il est essentiel de vous initier à la manière de les récolter, de les dessécher, de les conserver, afin que vous puissiez, à chaque leçon, joindre la pratique à la théorie. Étudier les plantes sans les rēcueillir, serait faire comme le géographe qui ne quitte pas le foyer de sa chambre, et pour qui l'univers se résume en une mappemonde. Je ne veux pas vous apprendre à les récolter au point de vue de la formation d'un herbier; j'attendrai que vous aimiez tout à fait la science des fleurs : je désire vous apprendre à les choisir au point de vue de leurs propriétés médicales.

Il est d'abord une règle générale à établir : la *récolte* doit se faire, dans la bonne saison, par un beau temps sec et serein, après que l'ardeur du soleil a fait évaporer la rosée; de plus, on doit les choisir un peu avant la floraison; alors elles sont douées de toutes leurs propriétés : ordinairement, la nature semble faire un effort pour arriver au grand acte de la fécondation, acte qui termine généralement la vie de la plante : tout est mis en œuvre par elle : les sucs s'élaborent avec plus d'énergie, il se développe de nouveaux principes ; la fécondation opérée, une métamorphose s'opère dans la plante : les sucs ne servent plus qu'à nourrir le fruit et les propriétés vont en diminuant, au point souvent de devenir très-faibles ; tel est le cas de la Pulsatille, de la Clématite, de la Petite-Centaurée etc. La plante récoltée ne doit jamais être empreinte d'humidité : elle serait sujette à moisissure et l'arôme pourrait se perdre.

Je dois attirer aussi votre attention sur diverses circonstances qui influent sur les propriétés médicales des végétaux. Ces circonstances sont : 1° la *saison* où on recueille les plantes : ainsi, au printemps, le Fusain provoque le vomissement à petite dose, et a moins d'activité dans les autres saisons ; 2° l'*âge* du végétal ; certaines plantes, par exemple, sont âcres dans leur jeunesse, mais après la floraison il se développe un mucilage et une fécule qui peuvent quelquefois les rendre comestibles ; les herbes émollientes généralement ont plus de saveur quand elles sont jeunes et tendres, les plantes aromatiques ont plus de parfum lorsqu'elles ont acquis tout leur développement; les fruits de l'Épine-Vinette, astringents et acerbes avant leur maturité, sont acidules plus tard; d'autres végétaux sont salubres jeunes, comme la Ficaire, et vénéneux plus âgés; certains fruits, astringents avant leur maturité, deviennent laxatifs en mûrissant; 3° la *partie* de la plante, car dans une même plante toutes les parties ne sont pas douées au même degré des mêmes vertus : elles peuvent même différer d'un extrême à l'autre; 4° le *voisinage* des autres plantes : certains végétaux, en effet, trop faibles pour se soutenir par eux-mêmes, rampent sur la terre, s'attachent aux plantes voisines, et si elles sont parasites, elles peuvent puiser sur leurs soutiens des principes nutritifs qui altèrent leurs propriétés; 5° l'*état* de la plante au moment de sa récolte : il est évident qu'une plante faible, chétive, étiolée, étouffée par d'autres qui lui cachent la lumière, ou dévorée par des insectes, conserve très-peu de vertus et qu'il sera toujours préférable de choisir celles qui sont dans leur plus grande vigueur, bien colorées, bien odorantes; 6° la *localité* où on a cueilli la plante; 7° le *sol* où elle a crû; en effet, il va de soi qu'une plante qui a l'habitude de croître au soleil, sur le haut d'une montagne, ne possède pas, si on la découvre accidentellement, dans un marais les propriétés qui la caractérisent; 8° la *culture* des plantes modifie leurs vertus; il est de règle de préférer les plantes natives. Bien d'autres circonstances influent sur la cueillette raisonnée des plantes; mais vous les apprendrez à mesure que vous avancerez dans l'étude de leurs propriétés.

Je vais passer en revue avec vous les principales parties des végétaux et vous ferai part des observations que cette énumération me donnera lieu de faire; car il n'est guère possible d'ériger en règles précises les conseils qu'une longue expérience peut seule indiquer et que modifient les conditions atmosphériques et d'autres circonstances.

Les *Racines* des plantes *annuelles* ou *bisannuelles* doivent se récolter en automne; celles des plantes *vivaces* au printemps; celles des plantes *bulbeuses* en toute saison; les racines *tuberculeuses* à l'époque où elles ont acquis tout leur développement; les racines *fibreuses* à la fin de l'automne. En général, il faut choisir des racines bien nourries, bien saines et flexibles, ce qui indique qu'elles possèdent toute leur séve; n'attendez jamais qu'elles aient poussé trop de feuilles et arrachez-les par un beau temps. Certaines racines qui se récoltent en tout temps ne doivent être arrachées qu'à la fin de la deuxième année, comme la Réglisse.

Les *Rhizomes* se récoltent d'habitude en été, car alors la souche offre des bourgeons arrivés à maturité.

Les *Tiges* et les *Feuilles* doivent être récoltées alors que la végétation est dans toute sa séve, c'est-à-dire, avant l'épanouissement complet des fleurs; avant cette époque elles sont très-souvent inertes. C'est dans les premiers temps de la végétation que l'élaboration des sucs s'opère, et à cette période prédominent les principes doux, mucilagineux : aussi cueillez donc jeunes les tiges et les feuilles des herbes *succulentes* dont vous désirez extraire le jus; les tiges et feuilles des herbes émollientes et mucilagineuses sont toujours plus adoucissantes avant l'entier développement des tiges. Les plantes *âcres* acquièrent plus de vertus après leur développement total; les plantes *odoriférantes* n'ont tout leur parfum qu'au moment de l'épanouissement du bouton.

La récolte des *Fleurs* est naturellement indiquée par leur épanouissement; mais, trop ouvertes, elles perdent de leurs vertus : aussi peut-on instituer en règle générale que mieux vaut les récolter au moment où elles s'ouvrent : alors elles ont plus d'odeur et d'activité.

Il n'en est pas de même quand le parfum réside dans le calice : alors il vaut mieux attendre que les fleurs soient bien épanouies.

Quant aux *Sommités fleuries* ou fleurs trop petites pour être cueillies isolément, on les cueille avec une partie de la tige.

Vous récolterez les *Fruits* à la maturité et vous les choisirez bien nourris si vous voulez les employer frais, un peu avant la parfaite maturité si votre intention est de les faire sécher, et toujours vous choisirez un beau temps. Vous prendrez les fruits les plus gros, les plus pleins, les plus odorants. Il en est de même des baies, même quand on ne les fait pas sécher : il faut toujours choisir les plus riches en sucs.

Les *Bois* se récoltent avant la pousse ou après la chute des feuilles sur des individus jeunes, vigoureux et bien formés; les *Écorces* doivent se détacher avant la floraison pour être conservées : il faut que l'arbre soit en séve; les écorces résineuses doivent être enlevées au printemps avant que toute la résine se soit développée. Pour le saule, il est préférable de prendre des branches de deux ans, afin que l'action soit plus forte. La règle est donc, comme vous le voyez, d'attendre que les parties corticales aient acquis une certaine épaisseur et qu'elles se séparent du corps ligneux avec facilité.

La *dessiccation* est une opération plus importante peut-être que la récolte : c'est d'elle que dépendront la plupart du temps les vertus médicinales des plantes; car la moisissure, la pourriture altèrent les principes, et la couleur noirâtre des parties desséchées indique toujours une plante cueillie à contre-temps ou mal desséchée et, par suite, privée de ses propriétés congéniales.

A peine avez-vous récolté les plantes qu'il vous faut les monder des parties étrangères qui ne doivent pas être conservées. Vous les secouez pour les débarrasser du sable, de la terre; vous les brossez s'il le faut, vous les lavez et faites égoutter s'il en est besoin. Vous rejetez les parties qui ne sont pas saines, les parties trop ligneuses; vous coupez les racines et les tiges par tronçons quand elles sont un peu volumineuses. Quant aux sommités fleuries trop délicates pour être épluchées isolément, on les fait dessécher entièrement en rejetant celles qui ne sont pas ouvertes ou qui sont pourries. Il faut que la dessiccation soit opérée rapidement avec la précaution, pour les sommités fleuries, d'être enveloppées, et, pour les fleurs, d'être garanties par des cornets de papier qui en ménagent la couleur.

Les bois et les écorces se dessèchent assez rapidement, surtout si on a eu la précaution de les diviser en fragments peu volumineux : mais, avant tout, brossez-les pour les débarrasser de tout corps étranger et de toute larve d'insecte. Vous lavez les racines, mais il faut le faire avec beaucoup de prestesse pour empêcher l'humidité de séjourner. Fendez celles qui sont trop grosses, coupez par tranches les racines charnues, puis vous les enfilez à la manière des chapelets comme vous le voyez aux boutiques des herboristes : alors exposez-les au soleil ou dans une étuve. Les bulbes et oignons se divisent en écailles que l'on fait sécher à part. Pour les plantes qui perdent une partie de leurs principes par la dessiccation, on les conserve dans un sable très-sec en les préservant de la chaleur, de l'humidité et de la gelée. Les fruits pulpeux ne peuvent jamais être desséchés complétement : il suffit de leur enlever la plus grande partie de leur humidité en les exposant à une chaleur modérée qu'on augmente par degrés. J'ai remarqué depuis longtemps que celui qui fait dessécher les plantes doit le plus qu'il peut le faire rapidement à l'ardeur du soleil ou dans un endroit chaud sous l'action d'un courant d'air ; voilà pourquoi je vous conseille de faire sécher vos plantes sur des toiles qui permettent la circulation de l'air et vous donnent la possibilité de les remuer souvent.

Quand la plante est desséchée, il vous faut penser à sa *conservation* et faire en sorte qu'elle puisse garder ses vertus. Vous commencez par la secouer sur un tamis de fil de laiton pour en détacher la poussière et toutes les parties gâtées, ainsi que les œufs des insectes et les insectes mêmes . puis vous la mettez dans des boîtes de bois garnies de papier : le papier, étant hygrométrique, s'empreigne d'un peu d'humidité, ce qui rend les plantes moins fragiles et développe l'arôme. Vous renfermez dans des vases de verre bien bouchés et recouverts de papier noir les fleurs dont vous tenez à conserver la couleur le plus possible ; mais la précaution indispensable à toute bonne conservation est que l'appartement où on les enferme soit bien aéré et que les plantes soient à l'abri des rigueurs de la température et des attaques des insectes.

Cependant je dois vous avertir que, malgré toutes ces précautions, les plantes ne se conservent guère avec toutes leurs propriétés qu'un an à peine, le temps d'attendre que des plantes plus fraîches et plus actives soient venues les remplacer.

CHAPITRE III.

Propriétés générales des familles.

Analogie des plantes de la même famille. — Caractères généraux des principales familles végétales au point de vue médical. — Signatures de l'ancienne pharmacopée. — Erreurs du moyen âge.

Connaître le caractère général des familles, les analogies qui s'harmonisent entre les divers genres d'une famille, c'est déjà être mis sur la voie des plantes à rechercher ayant les mêmes propriétés. On se trouve en garde contre les espèces d'un genre que l'on rencontre, alors que l'on connaît d'autres espèces de ce genre vénéneuses ou suspectes; on expérimente avec confiance les plantes que l'on sait voisines d'autres douées de qualités bienfaisantes. C'est ainsi que, vous appuyant sur la connaissance des propriétés âcres, rubéfiantes et vésicantes de la plupart des *Renonculacées*, par exemple, vous êtes prémuni contre toute renonculacée que vous récolteriez, fût-elle innocente, et que vous êtes tenté de supposer à cette nouvelle venue des propriétés rubéfiantes et vésicantes. Si la prudence vous indique cette marche, l'expérience confirme qu'elle est sûre; en effet, il est à peu près constaté que les végétaux d'un même genre participent des mêmes propriétés, et que, fort souvent, ceux d'une même famille possèdent des propriétés analogues. N'est-il pas naturel, en effet, qu'une organisation très-voisine entre deux plantes fasse présumer des effets analogues ?

Vous voyez donc qu'il est de la plus haute importance de connaître les analogies entre les plantes. Sans doute je n'établis pas ici un principe général, mais qui est vrai dans les sept dixièmes des cas. Si, dans maintes circonstances, l'application de ce principe a conduit à de fatales méprises, c'est que cette application était faite indépendamment de l'examen de certains éléments qui peuvent influer sur la composition chimique des végétaux. N'est-il pas vrai, par exemple, que dans les climats froids les plantes aromatiques auront et moins d'odeur et moins de vertus ? N'est-il pas vrai que l'exposition de la plante est à considérer ? N'est-il pas vrai encore que la plante à l'état sauvage n'offre pas toujours les mêmes principes qu'à l'état de culture, que l'âge influe sur le développement des principes actifs de la plante, qu'il faut faire attention à l'époque où on la récolte ? Aussi je vais essayer de vous résumer, dans un rapide tableau, les principaux caractères qui distinguent les familles végétales au point de vue de leurs principes actifs. Ce tableau vous servira au moins à vous avertir de l'analogie que présentent les espèces et les genres d'une même famille : il vous servira de flambeau au milieu de vos expérimentations.

La plupart des *Renonculacées* sont âcres et plus ou moins vénéneuses, mais le principe qu'elles renferment est excessivement volatil ; aussi diminuent-elles d'intensité par la dessiccation ou la coction dans l'eau ; cependant dans quelques-unes le principe est de nature alcaline et devient plus fixe. Quant aux espèces vivaces, elles renferment, outre la matière âcre, un principe extractif amer associé à une certaine quantité d'huile volatile ; de là leurs propriétés drastiques et vomitives. Pilées et appliquées sur la peau, ces plantes produisent la rubéfaction et même la vésication et l'ulcération ; telles sont les Clématites, les Renoncules, les Anémones. Les Hellébores contiennent une substance amère unie à un principe résineux d'où proviennent des propriétés violemment drastiques et vénéneuses à haute dose.

Les *Berbéridées* contiennent dans leurs baies et leurs parties herbacées de l'acide malique libre ; dans l'écorce et la racine de plusieurs espèces un principe extractif, jaune, purgatif.

Les *Rutacées* doivent leurs propriétés stimulantes à une substance amère, à un principe âcre, résineux et surtout à une huile volatile sécrétée par les glandes des feuilles et des fleurs.

Les *Géraniacées* contiennent, dans leur suc, du

tannin, de l'acide gallique, plus une résine, une huile volatile : de là découlent leurs propriétés astringentes.

Les *Malvacées* abondent en mucilage qui leur donne des propriétés émollientes ; quelques-unes contiennent des acides libres et sont usitées comme rafraîchissantes.

Les *Tiliacées* se rapprochent des *Malvacées* par leur séve aqueuse et mucilagineuse.

Les *Polygalées* contiennent un principe plus ou moins amer qui leur donne des propriétés toniques et astringentes ; ce principe est accompagné d'une substance âcre nommée *sénégine*, ce qui rend quelques-unes purgatives.

Les *Hypéricinées* possèdent des sucs résineux balsamiques sécrétés par des glandes noires ou pellucides plongées dans le parenchyme des feuilles. Une huile volatile et un principe extractif amer contenu dans l'écorce accompagnent d'habitude ces sucs résineux.

Les *Crucifères* doivent leur saveur âcre piquante et leur action stimulante à une huile volatile répandue dans tous leurs organes et souvent unie à du soufre, ce qui leur donne des propriétés antiscorbutiques.

Les *Amygdalées*, les *Pomacées* et les *Rosacées* ont comme principe commun du tannin, de la gomme, du sucre et une huile grasse. Les *Amygdalées* contiennent en outre un principe stupéfiant, très-vénéneux, appelé acide prussique ; les *Rosacées* renferment un principe astringent auquel se joignent chez quelques espèces un principe résineux et une huile volatile.

Les *Ombellifères* comprennent des espèces alimentaires, médicinales ou vénéneuses ; cette diversité tient aux proportions variées des principes qui existent dans les feuilles, les racines ou les fruits. Les substances résineuses ou gommo-résineuses résident spécialement dans les racines ; les fruits renferment une huile volatile contenue dans les bandelettes de leur péricarpe ou de leur graine ; les feuilles sont tantôt aromatiques et condimentaires, tantôt narcotico-âcres. Si une suffisante quantité de sucre et de mucilage vient s'unir aux principes hydro-carbonés, la plante est alimentaire ; si l'huile volatile domine, la plante est médicinale et souvent condimentaire ; l'huile volatile est douée de propriétés stimulantes.

Les *Éricinées* ont une saveur amère et styptique due à un principe balsamique ; voilà pourquoi plusieurs espèces ont été employées dans les affections des voies urinaires résultant d'atonie.

Les *Ilicinées* contiennent un principe amer, que les chimistes ont isolé et nommé *ilicine ;* à ce principe se trouvent unies une résine aromatique et une matière glutineuse qui donnent à ces plantes leurs propriétés médicales.

Les *Asclépiadées* doivent leurs propriétés à un suc laiteux âcre et amer et à diverses substances extractives ; ce suc est vénéneux et doué de propriétés émétiques énergiques.

Les *Gentianées* présentent toutes, plus ou moins, les mêmes propriétés toniques et fébrifuges, dues à une substance amère appelée *gentianin*, qui se trouve spécialement dans la racine.

Les *Convolvulacées* ont des propriétés médicales qui tiennent à un principe résineux âcre ; ce principe se rencontre surtout dans la souche. Mais ce suc laiteux-résineux, qui est purgatif, ne doit ses propriétés qu'à l'arôme qui l'accompagne ; car, longtemps exposés à l'air, les rhizomes perdent leurs propriétés.

Les *Borraginées* contiennent un mucilage, auquel s'ajoute souvent un principe assez astringent qui leur donne des propriétés médicales.

Les *Solanées* sont douées de propriétés vénéneuses narcotiques résidant dans un principe alcaloïde qui varie (*atropine, daturine, nicotine, solanine* etc.) ; avec cet alcaloïde se trouvent souvent des substances d'une âcreté plus ou moins vive.

Les *Labiées* sont douées de propriétés stimulantes

dues à une huile volatile répandue dans les glandes vésiculeuses sous-épidermiques. Quelques-unes possèdent surtout comme principe actif une substance gommo-résineuse, amère-astringente, qui les rend toniques.

Les *Valérianées* vivaces ont des propriétés médicales antispasmodiques que ne possèdent pas les espèces annuelles, qui ont eu à peine le temps d'élaborer leurs principes. Les rhizomes contiennent une huile volatile associée à un principe particulier qui est de l'acide valérianique.

Les *Composées* sont douées de propriétés toniques et stimulantes dues à des substances résineuses et à une huile volatile. Quand le principe amer domine (chez les *Cinarocéphales*), les espèces sont toniques ; si c'est l'huile essentielle, les vertus sont plus prononcées et elles peuvent devenir des médicaments stimulants (chez les *Corymbifères*) ; quand elles contiennent un suc laiteux (chez les *Chicoracées*), elles sont douées de propriétés narcotiques.

Les *Euphorbiacées* ont toutes une propriété identique, c'est-à-dire excitante ; elles renferment un suc propre laiteux, très-âcre, qui doit ses propriétés actives à un principe résinoïde volatil, tenu en dissolution avec du caoutchouc, des sels etc., dans du mucilage et une huile grasse. La dessiccation fait perdre de ses vertus à ce principe âcre. Les graines renferment toutes une huile grasse, douée de propriétés purgatives ou drastiques.

Les *Liliacées* renferment dans leur souche bulbeuse, unis à de l'amidon, à du sucre et à un mucilage abondant, des substances amères et un principe sulfuré âcre et volatil. Quand ce dernier principe est faible, les espèces sont alimentaires par la coction; si le principe âcre prédomine, elles sont irritantes ou stimulantes.

Les *Aroïdées* contiennent dans leur souche charnue de la fécule à laquelle est associé un suc laiteux contenant un principe volatil d'une âcreté brûlante. C'est ce principe qui les rend purgatives et drastiques.

Les *Fougères* ont des propriétés médicales qui résident dans leur souche, dont la saveur est généralement amère et un peu âcre; c'est à ce principe amer que les espèces médicales doivent leurs propriétés toniques et stimulantes.

Je ne vous indique en ce moment que les propriétés vraiment reconnues des familles principales; car ce serait en réalité une énumération trop longue que de vous dire que les *Caryophyllées* sont un peu aromatiques, quelque peu toniques; que les *Linées* ont un suc amer et purgatif, des graines oléagineuses adoucissantes; que les *Oxalidées* ont un suc riche en acide oxalique et sont, par suite, réfrigérantes et tempérantes, que les *Nymphéacées* sont astringentes, les *Fumariacées* toniques, antiscorbutiques, etc. Que vous avancerait-il, pour le moment, de savoir que les *Violariées* sont adoucissantes et calmantes quand les racines sont *émétiques;* que les *Rhamnées* sont astringentes quand les baies sont purgatives; que les *Papilionacées* ont des propriétés diverses, tour à tour astringentes, purgatives, toniques, calmantes; que les *Rubiacées* ont les racines âcres, émétiques, purgatives, quand les écorces sont amères, astringentes, fébrifuges etc.? En présence de cette impossibilité d'établir un principe général, il faut se résigner à ne connaître ces propriétés multiples des famillles que par l'expérience et par une étude prolongée.

Cependant nous pouvons conclure de ces réflexions, qu'avant de nous confier imprudemment à une plante inconnue ou dont les propriétés n'ont pas été déterminées, la prudence exige que nous nous renseignions tout d'abord sur les propriétés générales de la famille. L'air de probité ou la réputation suspecte nous feront, au premier aspect, bien accueillir ou repousser notre nouvelle venue; puis, après ce mouvement de prévention, viendra la réflexion et nous recevrons notre étrangère avec l'arrière-pensée de mieux la connaître, de l'étudier et de nous renseigner sur sa véritable valeur.

C'est en partant de ce principe que les végétaux d'un même genre jouissent des mêmes propriétés, que les végétaux d'une même famille ont des vertus analogues, que la médecine a su extraire des végétaux de climats différents des principes semblables. Sans doute, comme je vous le faisais pressentir, cette règle souffre de nombreuses exceptions, mais pas assez nombreuses pour infirmer la règle ; sans doute les familles suspectes et dangereuses, souvent mortelles, souvent empoisonneuses, des *Solanées*, des *Convolvulacées*, des *Asclépiadées*, des *Rhamnées*, des *Champignons* etc., nous offrent, exceptionnellement, des plantes salubres ou alimentaires auprès d'espèces funestes ; mais, cependant, l'air de famille reste toujours une enseigne qu'il est prudent de consulter.

Permettez-moi d'insister encore sur ce sujet, car il semble que la Providence ait voulu nous prémunir contre les accidents en imprimant aux plantes un caractère commun qui leur serve de passeport. Voyez, en général, la *couleur blanche* indique des plantes peu aromatiques, à odeur faible, et révèle des qualités émollientes et aqueuses, tandis que les fruits vivement colorés ont plus de saveur et de suc ; la *couleur jaune*, au contraire, offre des propriétés plus ou moins amères et âcres ; la *couleur verte* est, dans les forêts, l'indice d'un principe astringent, tandis que la *couleur bleuâtre*, *glauque* ou mélangée de *brun et de rouge* semble indiquer des plantes vénéneuses : elles ont de plus un aspect sinistre. Ces remarques sur la couleur peuvent s'appliquer à l'odeur. N'avez-vous pas remarqué qu'une *odeur suave* accompagne des vertus calmantes et émollientes ; qu'une *odeur aromatique* révèle des principes stimulants et énergiques ; qu'une odeur *alliacée* est assurément l'indice d'une plante antiscorbutique ; que les plantes vénéneuses narcotiques exhalent une odeur *fétide*, *forte* et *pénétrante?* Une *saveur amère* et *nauséabonde* doit vous prémunir contre la plante chez qui vous la reconnaissez ; je n'en veux pour exemple que la Coloquinte, la Scammonée, l'Euphorbe, la Gratiole, le Nerprun etc. C'est que Dieu n'a pas voulu que ces feuilles, dont la légèreté et la grâce attirent nos regards, que ces fruits, qui semblent inviter la main à les cueillir, pussent devenir autant de piéges tendus à notre ignorance, à notre avidité, suite nécessaire de nos besoins : voilà pourquoi il les a désignées à nos sens par une qualité caractéristique, voilà pourquoi il a lacé les plantes pernicieuses le plus souvent dans les endroits où l'homme porte le moins souvent ses pas, au fond des marais fangeux, au milieu des déserts, sur les coteaux escarpés et abruptes inaccessibles aux mains et aux yeux ; voilà pourquoi il a hérissé le fruit du Datura de piquants qui arrêtent la main téméraire, a revêtu la Jusquiame d'un duvet visqueux qui inspire le degoût, qu'il a donné au Pavot cette odeur narcotique désagréable qui nous empêche de le cueillir, qu'il a répandu un suc lactescent dans certaines plantes des plus dangereuses; peu satisfait de ces précautions, qui ne rassuraient point encore sa bonté créatrice, Dieu a placé la couleur, le goût, la saveur, l'aspect comme autant d'enseignes qui avertissent le passant et attirent l'attention de l'indifférent. Vous comprenez maintenant pourquoi la plante insipide n'a pas de couleur; les parties acerbes sont teintes en vert, les parties amères en jaune, les végétaux acides en rouge, les vénéneux ou les ingrats en brun ou en noir.

Et croyez bien que les remarques que je vous communique en ce moment ne sont pas des remarques isolées : elles ont été faites assurément par les anciens, et le tort des alchimistes, des charlatans et de tous ceux qui, au moyen âge, s'occupaient des *simples*, est justement d'avoir trop généralisé ces remarques, de n'avoir pas voulu admettre la plus petite exception. Il en est résulté naturellement un discrédit qui a enveloppé toutes les plantes, et c'est probablement la raison qui fait qu'après avoir fleuri avec éclat, la médecine des simples a fini par n'être qu'une monnaie usée, et qui paraît au premier abord de mauvais aloi. Pour finir cette longue causerie, je vais vous donner un aperçu jusqu'où, sous ce rapport, était poussé le charlatanisme ou le sentiment de conviction de nos pères ; car, remarquez-le, le charlatanisme est bien voisin de la foi robuste.

La ressemblance que, malgré les démentis de leurs yeux, les charlatans s'obstinaient à vouloir trouver entre la figure de l'homme et les formes de la racine de *Mandragore* est une des causes, assurément, du discrédit que l'absurdité de leurs contes ne manqua pas d'obtenir. N'était-il pas naturel qu'une plante ayant *forme humaine* fût une plante capable de produire les plus grands sortiléges? Ici c'était une erreur répandue sciemment, mais il est arrivé souvent qu'un rapprochement réel entre deux formes à peu près semblables a contribué à mettre en circulation des préjugés qu'ensuite la crédulité s'est chargée de soutenir. Le *Lithosperme officinal* ou l'*Herbe aux perles*, à cause de ses nucules lisses, dures et d'un gris de perle, a passé pour guérir les pierres dans la vessie ; de même la *Saxifrage granulée* a été considérée comme un spécifique de la gravelle, en raison de sa forme granuleuse et de ses bourgeons souterrains charnus. La *Pariétaire*, qui croît entre les pierres et qu'elle brise pour végéter, a été revêtue de propriétés anticalculeuses. La *Pulmonaire*, qui offre sur ses feuilles des taches blanches, présentait une analogie avec les maladies du poumon, qui l'a fait employer dans les maladies pulmonaires. Le rhizome, en forme de dent, de la *Dentaire* l'a fait recommander pour les maladies odontalgiques. Le moyen âge attribuait à la *Ficaire* (fig. 1) des propriétés de guérir les hémorrhoïdes, en raison de l'analogie de forme de ses racines globuleuses avec les tumeurs hémorrhoïdales.

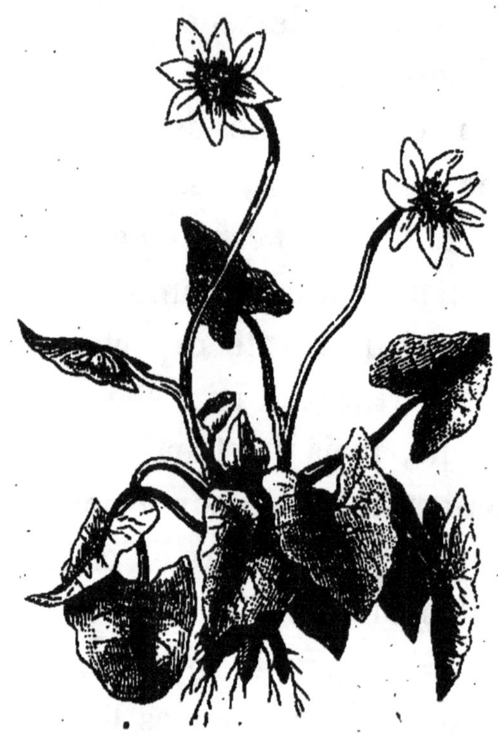

Fig. 1. — Renoncule ficaire.

A voir la dentelure des feuilles du *Plantain corne de cerf*, on a supposé qu'il devait être efficace contre la morsure des chiens enragés. Il semblait que la couleur jaune de la *Linaire vulgaire* dût la désigner pour guérir la jaunisse. Le *Sang-dragon* n'a peut-être dû qu'à sa couleur rougeâtre d'avoir été employé, et sans un succès prouvé, contre les crachements de sang.

Le *Cynomoir allongé*, cylindrique et recouvert

d'écailles écarlates, était recommandé dans l'ancienne pharmacopée; sans doute que ce végétal bizarre a été autrefois regardé comme un être mystérieux, à cause de la couleur de sa séve, qui est

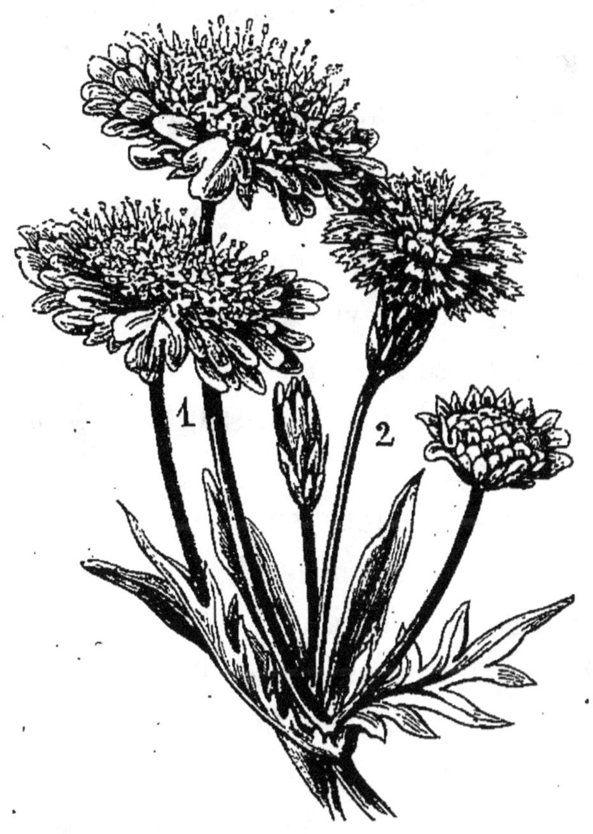

Fig. 2. — 1) Scabieuse; 2) Hieracium (pilosella).

d'un rouge de sang, et c'est cette analogie qui l'a fait employer contre les hémorrhagies. Vous savez que la *Scabieuse* (fig. 2) a été, par les botanistes des premiers siècles, préconisée comme curative de la gale et des dartres, et cette opinion erronée reposait sur une idée superstitieuse. Les écailles de l'involucre, les paillettes du réceptacle, imitant les croûtes galeuses, avaient suffi à lui donner le nom de *Scabiosa* (*scabies*, gale). Une autre scabieuse, la *Succise*, a été revêtue de mille propriétés bienfaisantes, parce que sa racine, tronquée et presque rongée à son extrémité, suggérait, aux siècles passés, l'idée que c'était une morsure faite par le diable pour détruire une plante si précieuse pour l'homme dans les maladies : de là les noms de *morsure* ou *mors du diable*. Au temps d'Hermès, l'*Osmonde lunaire* passait pour avoir des rapports avec la lune, à cause de la forme de ses folioles en croissant : de là on a vanté ses effets merveilleux.

C'est à cause de leur suc jaunâtre que la *Patience*, la *Carotte*, l'*Épine-Vinette* ont été réputées bonnes contre la jaunisse. L'*Euphraise officinale* a été de tout temps et est encore maintenant considérée comme propre à fortifier la vue, à guérir le larmoiement, l'ophthalmie, voire même la cataracte, parce qu'on y voyait une ressemblance entre les fleurs de l'Euphraise et l'œil, en raison de la tache jaune qu'elle offre à son milieu.

Les belles taches blanches des feuilles du *Chardon-Marie* ont donné naissance à une touchante légende : on a supposé que c'étaient des gouttes de lait tombées du sein de la Vierge : de là, on a recommandé ses propriétés désobstruantes. L'analogie des racines noueuses, rampantes, de la *Scrophulaire*, avec les tumeurs hémorrhoïdales, a valu à cette plante sa réputation.

Ce sont ces analogies ou ressemblances des plantes avec certaines formes de l'homme ou l'aspect de certaines maladies que l'ancienne pharmacopée appelait *signatures*. Il lui semblait que Dieu avait voulu indiquer à l'homme les plantes curatives par une signature, un sceau particulier, qui devait les faire reconnaître. Je ne veux pas continuer plus longtemps cette énumération des signatures du moyen âge ; je tenais seulement à vous prémunir contre les réputations fausses de certaines plantes : car ces idées superstitieuses les ont suivies jusqu'à nos jours, propagées qu'elles étaient par les charlatans et les empiriques intéressés à en profiter. La superstition est malheureusement naturelle à l'homme malade : le charlatanisme est coupable parce que c'est une fraude raisonnée.

CHAPITRE IV.

Principes extraits des végétaux.

Ce qu'on appelle alcaloïdes; leur composition; leur utilité. — Les huiles essentielles ou volatiles; leur extraction. — Divers procédés. — Leur utilité. — Les résines; procédés d'extraction. — Les gommes-résines; procédés d'extraction. — Alcalis végétaux et substances extractives des plantes.

Je connais et j'encourage en toute circonstance le goût que vous avez pour les expériences de chimie : vous commencez même à acquérir une certaine habileté dans les manipulations : aussi je crois aujourd'hui vous faire plaisir en vous donnant quelques explications sur les alcalis. On appelle *alcalis végétaux*, *alcaloïdes*, les principes immédiats extraits des végétaux, qui, combinés avec les acides, donnent naissance à des sels pouvant régulièrement cristalliser. On les reconnaît chimiquement à ce qu'ils ramènent au bleu le papier de tournesol rougi par les acides. Remarquez que pour la médecine la découverte des alcalis végétaux est une des conquêtes les plus importantes du siècle. C'est grâce à cette découverte que l'on peut soulager de cruelles maladies, à l'aide, par exemple, des sels de morphine et de strychnine.

C'est à Sertürner, pharmacien du Hanovre, qu'appartient d'avoir, le premier, attiré l'attention des chimistes sur les alcaloïdes. Ce sont ces principes immédiats qui procurent les poisons végétaux les plus actifs, tels que l'*upas*, le *curare*, sucs qui servent aux sauvages indiens à empoisonner leurs flèches meurtrières.

Comme composition chimique, les alcalis végétaux renferment du carbone, de l'hydrogène, de l'oxygène et de l'azote ; à la distillation sèche ils laissent beaucoup de charbon ; c'est qu'en effet ils contiennent 2/3 et 3/4 de leur poids de carbone. On les rencontre généralement à l'état de sels et ils sont combinés avec un excès d'un acide végétal. Tantôt ils cristallisent en forme régulière, tantôt ils se volatilisent. Peu solubles d'habitude dans l'eau, ils le sont davantage dans l'alcool et surtout à chaud. C'est en s'unissant aux acides que ces alcalis forment des sels ; les uns cristallisent régulièrement, d'autres se présentent sous forme gommeuse ; ils sont beaucoup plus solubles que les alcalis eux-mêmes.

La saveur de ces alcalis est généralement amère.

Pour vous donner une idée du parti qu'on peut tirer des alcalis, apprenez que de l'*opium* on a retiré comme principes immédiats : narcotine, morphine, méconine, narcéine, codéine, acide méconique, acide brun et matière extractiforme ; résine particulière ; huile grasse, caoutchouc, arabine, bassorine, ligneux.

De tous ces principes, vous n'ignorez pas que la morphine possède les principales propriétés physiologiques de l'opium, et que c'est le type des agents qui provoquent le sommeil.

Les écorces des diverses espèces du genre *Cinchona* donnent les sels de *quinine* employés depuis longtemps avec un grand succès pour combattre les fièvres intermittentes. C'est de la famille des Strychnées que viennent les sels de strychnine, si utilement employés pour combattre une maladie cruelle, la paralysie. Grâce à ces alcaloïdes qui résument sous un très-petit volume la partie active des plantes, les médecins ont pu abandonner les traitements immédiats par les végétaux et formuler directement les alcaloïdes : par là découlait naturellement l'abandon des remèdes usuels par les plantes. Il est donc intéressant de connaître les principaux alcaloïdes, ne serait-ce que pour vous éclairer sur la marche suivie par le médecin qui vous soigne. Et puis, il peut vous naître le désir d'en rechercher, par analogie, sur les végétaux qui n'ont pas encore été soumis à l'analyse chimique. Le signalement des divers principes immédiats des végétaux n'est guère intéressant à faire, encore moins à entendre : il est utile, voilà tout; aussi je ne veux pas vous importuner de leur fastidieuse énumération : je vous en ai résumé les plus essentiels en quelques notes; gardez-les et jetez-y un regard de temps à autre.

L'*Aconitine* est le principe particulier contenu dans les racines de l'Aconit : c'est un corps solide qui ne cristallise pas ; combinée avec l'eau, cette substance a l'aspect blanchâtre ; privée de cet élément, elle devient brunâtre. Fusible à 80°, elle se volatilise à 140° en se décomposant ; l'éther et l'alcool la dissolvent. L'aconitine n'a pas d'odeur ; sa saveur est amère et un peu brûlante. On fait avec cette substance un liniment et une embrocation.

Brandes a découvert l'aconitine et l'a reconnue comme un poison très-actif qui porte son action principalement sur le système nerveux.

L'*Asparagine* est extraite du suc de l'Asperge : c'est une substance azotée, incolore, qui cristallise en prismes droits rhomboïdaux. Ellle a une saveur fraîche et légèrement nauséabonde qui provoque la sécrétion de la salive.

L'*Atropine* est un alcali végétal extrait de la Belladone et qui représente au plus haut degré les propriétés actives de cette plante. L'atropinè cristallise en prismes soyeux, transparents, incolores, inodores ; vue en masse, elle paraît blanche ; fusible et volatile un peu au-dessus de 100 degrés, elle se dissout à froid. Elle s'emploie en médecine, en teinture, en sirop, en pilules, en collyre.

La *Cétrarine* est un principe extrait du Lichen d'Islande : il est neutre, solide, incristallisable, d'un aspect soyeux, incolore, imparfaitement fusible, très peu soluble dans l'eau et l'éther, mais soluble dans l'alcool. Cette substance est inodore, mais très-amère.

La *Codéine* est un alcali extrait de l'opium.

La *Colchicine* est un principe d'une nature particulière analogue aux substances alcalines végétales extrait du tubercule du colchique. C'est en aiguilles déliées et incolores que cristallise la colchicine ; peu soluble dans l'eau, elle l'est dans l'alcool et dans l'éther.

La *Colocynthine* provient du fruit de la Coloquinte : elle est friable, translucide et d'un jaune rougeâtre ; elle brûle comme les résines et se dissout dans cinq parties d'eau froide ; elle est soluble dans l'alcool et dans l'éther.

La *Conicine* est un alcaloïde très-actif, tiré des feuilles de la *Ciguë maculée*. C'est un liquide huileux, jaunâtre, plus léger que l'eau. Au contact de l'air, la couleur s'altère facilement et finit par atteindre la coloration brunâtre, après avoir passé par diverses nuances fort belles d'ailleurs. L'alcool et l'éther la dissolvent. L'odeur est forte et pénétrante, la saveur âcre et corrosive.

Cet alcaloïde est utile contre la coqueluche, les affections nerveuses, les scrofules.

La *Daturine* est l'alcali végétal extrait des feuilles fraîches du Datura : elle est en cristaux blancs : elle se volatilise difficilement et ne se dissout que dans 28 parties d'eau froide et 72 d'eau chaude. Cette substance est amère, puis âcre.

La *Digitaline*, principe de la Digitale, a une action toxique très-énergique, qu'on emploie dans les maladies du cœur et les hydropisies à la dose de 1 à 3 milligrammes. On la trouve en fragments d'un jaune pâle; elle brûle sans résidu, est fort peu soluble dans l'eau et très-soluble dans l'alcool.

L'*Ergotine* est un principe particulier, extrait, par l'analyse, de l'ergot du seigle; ce principe est mou, très-homogène, d'un rouge chocolat, et forme avec l'eau une dissolution limpide, transparente, d'un beau rouge; l'odeur a quelque chose d'analogue à celle de viande rôtie : elle est un peu piquante et se rapproche parfois de celle du blé gâté.

L'ergotine s'obtient du seigle ergoté dans les proportions suivantes : 500 grammes de seigle pour 70 à 80 grammes d'extrait.

L'ergot est une monstruosité du grain des graminées qui se rencontre le plus souvent dans les épis du seigle. Le nom qu'on lui a donné provient de sa ressemblance avec l'ergot des gallinacés.

Le *Gentianin* est un principe extrait de la racine de Gentiane; il est jaune, soluble dans l'eau et dans l'alcool; il offre une grande amertume et laisse des flocons composés de matière grasse et d'un principe cristallisable si on le traite par l'eau froide.

Ce principe cristallisable a reçu le nom de *gentilin*; il forme environ le millième du poids de la racine; on l'obtient sous forme d'aiguilles très-légères, feutrées, d'un jaune rouge très-brillant.

La *Glycyrrhizine* est un principe particulier extrait du rhizome de la réglisse; cet extrait est brun rougeâtre, ne cristallise pas; il est soluble dans l'eau et dans l'alcool, et sucré, mais il n'est pas susceptible de fermentation alcoolique.

La *Hyoscyamine* ressemble beaucoup à l'atropine: elle cristallise en aiguilles soyeuses et se volatilise en donnant un peu d'ammoniaque; elle est plus soluble dans l'eau.

La *Lichénine* est de l'amidon de Lichen d'Islande. Cette substance est blanche, a une légère odeur de lichen, mais elle est sans saveur; elle se gonfle beaucoup dans l'eau froide; elle se dissout dans l'eau bouillante; 1/24e, suivant Moquin-Tandon, suffit pour donner une gelée ; insoluble dans l'éther, elle se transforme en sucre d'amidon par l'ébullition prolongée avec les acides.

Le *Lupulin* est la poussière qu'on obtient en effeuillant les cônes de Houblon et en les agitant sur un tamis très-fin. C'est un produit de sécrétion et le principe actif du houblon. Le lupulin est composé de *lupuline*, d'essence, de gomme, de résine etc. Le lupulin présente une amertume parfumée, assez agréable ; la lupuline offre aussi une saveur très-amère. Cette substance ne cristallise pas ; elle est d'un blanc jaunâtre ; elle se dissout un peu dans l'eau ; elle est très-soluble dans l'alcool, mais faiblement dans l'éther. Le lupulin sert à préparer une teinture, un extrait, un sirop, une gelée, une pommade.

La *Morphine* est le principe actif de l'*opium*, lequel est extrait du Pavot somnifère. Elle se présente sous la forme d'une matière blanche, solide, en aiguilles prismatiques, insoluble dans l'éther et dans l'eau, inodore, d'une saveur très-amère.

La médecine l'emploie, combinée avec un acide, sous les noms d'*acétate*, d'*hydrochlorate*, de *sulfate de morphine*. Tous ces sels ont une saveur amère, et leur action sur l'économie est la même que celle de l'opium, mais avec plus d'énergie. On l'administre en pilules, en sirop, en potions et en pommade.

La morphine est un principe azoté et plus ou moins alcalin. La richesse en morphine des divers opiums varie de 12 à 15 0/0, selon la variété du pavot, le moment de la récolte, le mode de préparation et la pureté du produit.

La *Narcotine* est un alcooloïde faible extrait de l'opium.

La *Nicotine*, principe actif du Tabac, est un liquide assez fluide, transparent, incolore, anhydre, s'épaississant et devenant jaunâtre, puis brun au contact de l'air. Cette substance est volatile à 250 degrés environ et laisse un résidu charbonneux. L'odeur est âcre ; la saveur est brûlante.

La *Nicotianine* est, comme la nicotine, renfermée dans les feuilles du Tabac : insoluble dans l'eau, elle est soluble dans l'éther et l'alcool. Elle a l'odeur spéciale au tabac, la saveur amère.

La *Phloridzine* est un principe retiré de l'écorce de la racine du Pommier, du Poirier, du Prunier etc. C'est une matière cristallisée blanchâtre, d'une saveur amère et astringente, qui est un excellent fébrifuge chaque fois que la sulfate de quinine ne réussit pas.

La *Rhamnine* est un principe immédiat d'un jaune soufré, extrait du Nerprun. Il est purgatif.

La *Salicine* est le principe amer de l'écorce du Saule, principe analogue aux alcaloïdes : il se présente sous la forme de cristaux soyeux et nacrés, très-fins, doués d'une saveur extrêmement amère. C'est un antipériodique par excellence.

La *Sinapisine* est un principe immédiat des graines de Moutarde blanche : il contient du soufre et se présente sous forme d'aiguilles cristallines blanches; il est soluble dans l'eau, l'alcool et l'éther. Il n'a pas d'odeur, mais la saveur est amère.

La *Solanine* est extraite des tiges de la Douce-amère : elle est pulvérulente, d'un blanc brillant, presque micacé. Employée en médecine, elle excite la perspiration cutanée.

La *Violine* est le principe actif de la Violette odorante : c'est un alcaloïde doué d'une action émétique très-prononcée, que l'on donne à la dose de 30 à 60 centigrammes. Cette substance n'est pas salifiable; elle est voisine de l'*émétine*, dont elle partage les propriétés émétiques ; la violine réside principalement dans les rhizomes et dans les racines.

La *Viscine* est une substance particulière extraite du Gui. Elle peut être extraite, soit des baies, soit de l'écorce de la plante. Si l'on veut la retirer des fruits, on les triture dans un mortier de porcelaine, et on épuise par l'eau la masse obtenue, en séparant mécaniquement les semences et les pellicules qui enveloppaient les fruits. La viscine ainsi obtenue est incolore, sans goût ni odeur, et extraordinairement visqueuse. Si l'on veut extraire ce principe de l'écorce, on râcle celle-ci jusqu'au bois et on humecte la râclure visqueuse produite jusqu'à ce qu'on puisse en former des bols : on la laisse ensuite en contact avec l'eau pendant 12 à 18 heures, en agitant fréquemment le mélange, puis on exprime la substance dans un linge ; cette opération sépare les éléments solubles. On répète plusieurs fois cette opération, et la viscine apparaît sous une couleur d'un vert jaunâtre ; elle est alors très-filante.

Il vous sera plus facile, et certainement plus agréable, d'extraire les huiles essentielles ou volatiles que les alcaloïdes, qui réclament de minutieuses et fatigantes manipulations. Les huiles essentielles, les résines, les corps gras ont une composition assez semblable en constituant tous des corps très-combustibles, peu solubles dans l'eau, mais solubles dans l'alcool et dans l'éther.

Les *essences* ou *huiles essentielles* se rencontrent dans toutes les plantes odoriférantes : elles s'y trouvent toutes développées ou ont besoin des éléments de l'eau pour se développer. Si vous prenez des plantes de la famille des *Labiées*, vous les rencontrerez dans toutes leurs parties ; dans d'autres plantes elles se fixent ici sur les corolles, là sur la feuille, plus loin sur l'écorce, ailleurs dans la racine. Quelquefois l'huile essentielle varie selon les parties de la plante. Quelques huiles offrent cette particularité d'être renfermées dans des utricules particulières, alors la dessiccation ne détruit pas cette huile; mais quand l'essence se forme à la surface des pétales, elle se volatilise au fur et à mesure de sa formation.

Dans vos moments perdus, et les forestiers ont souvent des loisirs, vous pouvez vous distraire en extrayant des huiles volatiles des plantes que vous aurez recueillies pour cet objet. Je vais vous indiquer rapidement les divers procédés que vous pouvez employer. Si vous voulez exprimer les huiles des fruits des Aurantiacées, telles que citronnier, oranger, etc., vous séparez les zestes et vous les exprimez, vous verrez l'huile s'écouler de l'écorce en même temps que le suc et venir nager à la surface. Vous obtiendrez ainsi une huile suave, mais qui n'offre pas toute la pureté désirable.

D'habitude les huiles volatiles s'obtiennent par distillation : vous introduisez vos plantes dans l'alambic et vous versez de l'eau dessus ; à la distillation, l'huile passe en même temps que l'eau. Pendant l'ébullition, elles se vaporisent dans la vapeur d'eau formée, et lorsque la vapeur se condense dans le réfrigérant, l'huile se sépare en grande partie de l'eau et va à la surface ou au fond de l'eau distillée. Si les essences se volatilisent à un degré supérieur à 100°, alors vous ajoutez à l'eau une solution saturée de sel, qui ne bout qu'à 109°.

Si vous désirez extraire l'essence de plantes qui n'ont pas d'utricules particulières pour l'huile, et à la surface desquelles cette dernière se vaporise de suite, voici comment vous procéderez. C'est le cas de la tubéreuse, de la violette, du jasmin etc. Vous prenez les fleurs fraîches et du coton ouaté, vous en faites des lits alternatifs; seulement il faut avoir la précaution de tremper le coton préalablement dans une huile grasse, pure et tout à fait inodore; l'huile fine du coton absorbe l'huile volatile; alors vous remplacez vos fleurs et vous recommencez jusqu'à saturation de l'huile fixe. Puis vous distillez le coton avec de l'eau et vous obtenez l'essence. L'essence est généralement colorée; mais elle perd cette coloration par une rectification bien ménagée. Quant à l'odeur, elle est caractéristique, forte et variée, suivant la plante; la saveur est toujours âcre et irritante; l'essence est généralement d'une densité inférieure à celle de l'eau et brûle à l'air libre avec une flamme fuligineuse. Les huiles volatiles se dissolvent peu dans l'eau; mais elles se dissolvent dans l'alcool, et d'autant mieux qu'il contient moins d'eau.

Il est d'autant plus intéressant de savoir extraire les huiles volatiles qu'elles sont d'un usage fréquent dans les arts et la médecine. Elles servent à préparer les *vernis à l'essence* et les *vernis gras*, à enlever les taches de graisse et de peinture, à préparer les aromates, les eaux aromatiques, les savons, les pommades. Quant à la médecine, elle les utilise comme excitants.

Puisque je vous parle des huiles volatiles, ce n'est pas faire digression que de vous entretenir aussi des *résines*, qui sont presque aussi répandues dans les végétaux que les huiles essentielles. Les produits résineux accompagnent toujours les essences, et leur mélange liquide s'appelle *térébenthine*.

Si vous désirez — et j'encouragerai fort ce désir — obtenir ces produits, vous avez deux procédés : ou vous les obtenez d'une térébenthine en isolant l'essence par une décoction continue par l'intermédiaire de l'eau, ou bien vous épuisez les substances qui contiennent les résines par l'alcool rectifié : vous distillez aux 3/4, et vous mêlez au résidu un volume égal d'eau distillée : il ne reste plus qu'à recueillir le dépôt résineux qui se forme, à le laver dans l'eau chaude : mettez dans des assiettes et laissez à l'étuve jusqu'à ce que le produit soit devenu sec et cassant.

Les résines cristallisent rarement; insolubles dans l'*eau*, elles se dissolvent en quantité plus ou moins grande dans l'*alcool* froid et chaud. Elles se dissolvent encore dans l'*éther* et dans les *huiles vola-*

tiles et se combinent, par la chaleur, avec les *huile* *grasses*.

Les *gommes-résines* sont des produits végétau qui, comme l'indique leur nom, participent à la foi de la nature des gommes et de la nature des résines les végétaux ligneux donnent généralement les résines; ce sont les végétaux herbacés des pays chaud qui procurent les gommes-résines ; ces dernier produits découlent sous forme de sucs laiteux pa incision des végétaux. Certaines familles de plante fournissent seules les principales gommes-résines ainsi des ombellifères viennent la gomme ammoniaque, l'assa fœtida, le galbanum, l'opoponax etc. Les Convolvulacées donnent la scammonée ; des Térébinthacées découlent la myrrhe, l'encens etc.

CHAPITRE V.

Stations des Plantes médicinales.

Stations des plantes médicinales. — Principales circonstances qui modifient leurs propriétés, telles que l'âge, la saison, l'époque de la récolte, les circonstances atmosphériques, la culture etc.

Une considération à laquelle on ne fait pas assez attention, c'est la *station* de la plante. On s'étonne souvent que telle ou telle plante ne produit pas les mêmes effets dans des circonstances analogues, et c'est là une des causes du discrédit de la médecine des simples. On oublie que la plante n'a peut-être pas été récoltée dans les mêmes conditions, qu'on ne l'a pas trouvée dans les mêmes stations. Le végétal, attaché au sol, puise dans ce sol, à l'aide de ses racines, les éléments qui sont utiles à sa composition anatomique; il est certain que, parmi tous les principes qui l'entourent, il y a comme un choix instinctif de ceux qu'il peut s'assimiler; mais, en définitive, il est évident qu'il ne peut prendre ce qui n'y est pas ou ce qui s'y trouve en trop petite quantité. Le végétal n'est, en somme, sous l'influence de l'action vitale, qu'un laboratoire où les sucs fournis par les racines se transforment en d'autres substances.

Ayez donc bien soin de recueillir vos plantes aux stations même où la nature les a fait croître d'ordinaire, et c'est faute de suivre cette prescription que l'on emploie des plantes dont les principes actifs ont diminué. Déjà j'ai attiré votre attention sur ce point dans une de mes causeries précédentes ; mais il me semble utile de revenir sur ce sujet. Ainsi, retenez d'abord comme règle générale que la plante sauvage, spontanée, est toujours plus énergique et a des vertus plus actives que la plante prise hors de sa station naturelle ou cultivée. Cette règle s'applique d'une manière rigoureuse à toutes les plantes aromatiques et à saveur franche. Les Labiées, par exemple, aiment la lumière ; rejetez donc celles que vous rencontrez accidentellement à l'ombre ; la Violette, au contraire, se cache sous la mousse, sous les gazons ; c'est là qu'il faut aller la cueillir ; la Belladone semble avoir conscience du sentiment de répulsion qu'elle inspire et se cache loin du soleil ; le Céléri, dans un terrain inondé, acquiert des qualités plus âcres ; la Valériane est moins efficace dans les lieux bas ; l'Ansérine fétide est assurément plus puante dans les endroits arides qu'aux lieux cultivés ; la Digitale aime à croître dans la craie ou les schistes ; le Sainfoin, dans les sols calcaires.

L'Ortie a sa place marquée dans les décombres; voyez les Chicoracées, elles sont toujours amères dans les variétés sauvages; et les plantes à arôme croissent généralement sur les collines découvertes. C'est dans les endroits où la nature les a placées qu'il faut aller récolter les plantes.

En dehors des stations indispensables à connaître et à observer, il est d'autres circonstances que je vous ai déjà citées et qui influent sur les principes actifs des plantes; l'âge, par exemple, l'époque de la récolte, les circonstances atmosphériques qui l'ont accompagnée, etc. Je ne veux plus vous les rappeler et m'exposer aux reproches que vous pourriez me faire de m'arrêter avec trop de complaisance sur le sujet qui me plaît. Je désire vous dire un mot seulement sur la culture et insister sur ce point que la culture affaiblit le goût trop prononcé de certaines plantes; le Crambe, la Carde, la Laitue etc., sont pour vous des exemples quotidiens; l'influence de la culture s'étend souvent à l'odeur; le Laurier sassafras, le Camphrier de l'Inde, n'offrent pas dans nos cultures cette odeur qui les caractérise. Il est vrai que la culture produit quelquefois l'effet contraire, que souvent les odeurs se trouvent exagérées. Vous voyez encore les péricarpes charnus des *Pomacées* et des *Drupacées*, d'habitude acerbes et peu développés dans nos forêts, acquérir un volume énorme, devenir succulents, sucrés et parfumés, dans nos vergers et dans nos jardins. Il est donc constaté que la culture change les principes constitutifs des végétaux, les altère, les transforme; par conséquent, la médecine, qui ne peut qu'ordonner des remèdes sur lesquels elle puisse compter, ne doit pas se servir de végétaux cultivés, car qui sait l'altération que la culture leur aura fait subir? Dans le doute abstiens-toi, a dit le sage: c'est ce qu'il faut faire.

CHAPITRE VI.

Les Plantes émollientes ou adoucissantes.

La Bourrache. — La Buglosse. — La Guimauve. — Les Mauves. — Le Bouillon-blanc. — La Linaire. — Le Grand Plantain. — La Verveine. — La Réglisse. — Les plantes émollientes. — Les plantes féculentes. — Le Riz. — Le Maïs. — L'Illecebrum. — Les Lupins. — Leur culture.

Vous parler de la BOURRACHE (*Borrago officinalis*, Lin.) (fig. 3), c'est vous parler d'une plante connue de tout le monde pour l'avoir prise en tisane. Mais la connaître ainsi ne suffit pas; il faut, pour la récolter, vous la montrer et la décrire. Examinez cet échantillon fraîchement cueilli et suivez la description rapide que je m'en vais vous faire sur le vif.

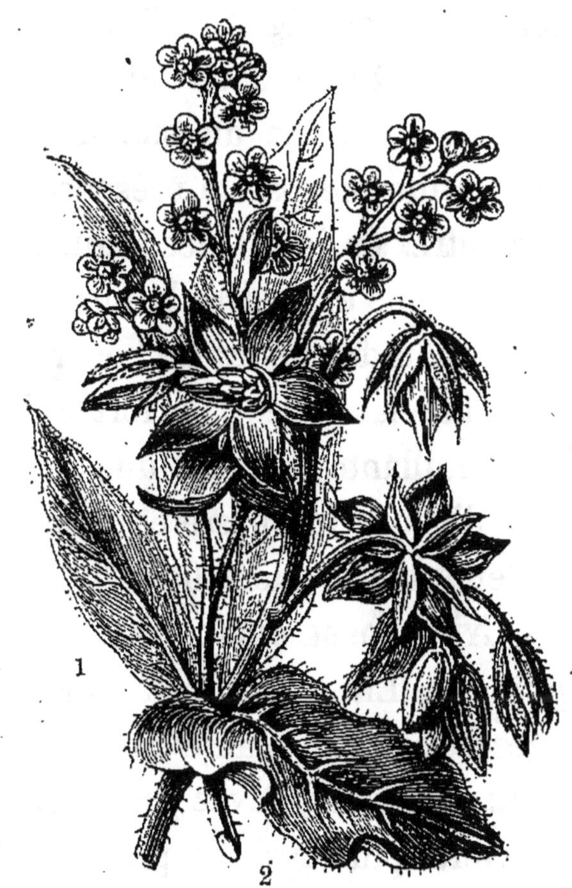

Fig. 3. — 1) La Bourrache; 2) la Cynoglosse.

La Bourrache est le type de la famille des Borraginées ; la tige est succulente, très-rameuse et hérissée de poils courts et piquants ; les feuilles sont larges, sessiles, ovales, les unes grandes, étalées, les autres rétrécies en long pétiole ; les fleurs sont élégantes, d'une belle couleur bleue, quelquefois blanches, placées au sommet des rameaux sur des pédoncules rameux ; la corolle est plane, en roue ou en forme de molette d'éperon, à lobes aigus, à 5 étamines. La tisane de bourrache est utile dans toutes les maladies inflammatoires, par suite du suc abondant et visqueux qu'elle renferme par la présence du nitre ; vous le reconnaîtrez en jetant des feuilles sur des charbons ardents : vous entendrez le nitre pétiller.

L'infusion des fleurs de bourrache se fait comme celle du thé classique. Deux fortes pincées dans un litre d'eau bouillante pendant une demi-heure ou trois quarts d'heure (on passe et on sucre), forment une excellente tisane sudorifique.

La Cynoglosse officinale (fig. 3) (*Cynoglossum officinale*, Lin.) a été préconisée pour les mêmes usages : c'est une plante au moins suspecte dont il ne faut se servir qu'avec prudence. Du reste, je vous en parlerai plus tard. Je préfère, dans cette famille des Borraginées, avoir recours à la Buglosse.

La Buglosse (fig. 4) (*Anchusa officinalis*, Lin.)

est une borraginée comme la vulgaire Bourrache, et a avec elle une grande analogie. Elle a les feuilles aiguës, les fleurs bleues en épis imbriqués, penchés, le calice allongé; mais, au lieu d'être étalé, il est dressé et s'accole en quelque sorte à la corolle, les divisions

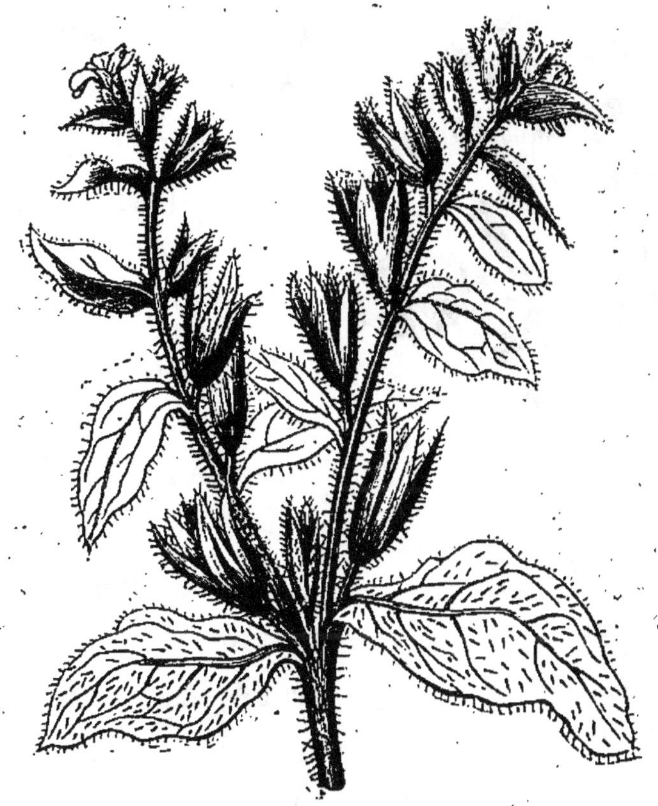

Fig. 4. — Buglosse.

de la corolle sont très-obtuses au lieu d'être aiguës. Il y a assurément une grande analogie de propriétés entre ces deux plantes ; voilà pourquoi, sans doute, on préfère la Bourrache, qui se rencontre partout.

Presque aussi répandue, mais spécialement dans les lieux frais et humides, sur le bord des ruisseaux, apparaît la bienfaisante GUIMAUVE (fig. 5) (*Althœa officinalis*, Lin.). Au premier aspect elle vous indique ses propriétés salutaires; on peut la cueillir sans crainte ; ses tiges, ses feuilles, ses calices, ses fleurs n'offrent aucune épine à la main qui la touche, mais des tiges cotonneuses, des feuilles molles; les fleurs elles-mêmes ont une douceur de tons dans leurs teintes blanchâtres ou rosées qui s'harmonisent admirablement avec tout le facies de la plante. Cinq pétales forment la corolle, les étamines sont réunies; elles ont les anthères pourpres et au milieu d'elles apparaît un pinceau de stigmates au haut du pistil court. Le fruit ressemble à un petit melon aplati, partagé en un grand nombre de petites coques qui ne renferment aucune graine. La racine est épaisse et charnue.

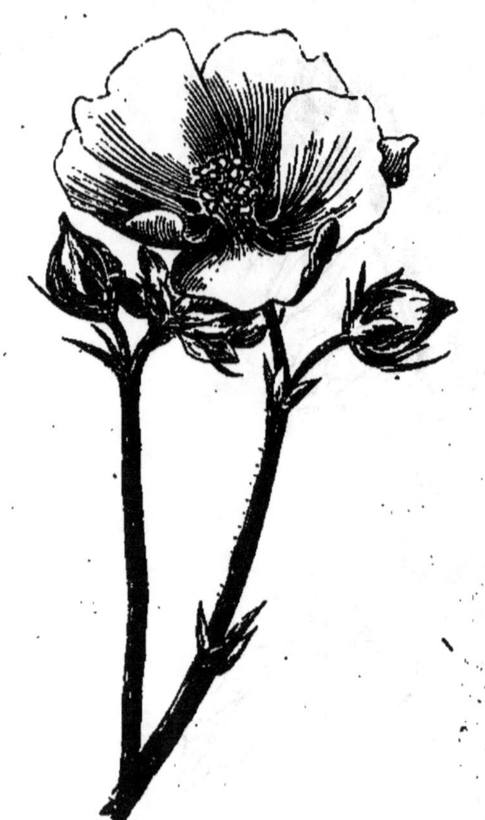

Fig. 5. — Guimauve.

La Guimauve est la vraie plante émolliente par excellence; son port révèle ses qualités à l'homme qui l'examine, et si vous la soumettez à l'ébullition, elle cède un mucilage abondant et que nous savons mettre à profit. Aussi la Guimauve jouit-elle d'une réputation universelle et qu'elle n'est pas destinée à perdre. Car dès que nous souffrons, nos premiers regards se portent vers la Guimauve : la toux vient-elle nous gêner, nous avons recours à l'infusion; lés bronches et les poumons sont-ils irrités, vite la Guimauve; le rhume augmente-t-il, l'expectoration est-elle pénible, arrive la décoction de la racine; sentons-nous une inflammation des voies digestives, la Guimauve : Guimauve pour bains, dans toutes les inflammations et affections convulsives; racine de guimauve à mâcher, en guise de hochet, pour les petits enfants tourmentés par le travail de la dentition, et quand nous ne voulons plus employer la Guimauve en médicaments, le luxe s'en empare, la transforme et nous la rend en pastilles, en pâte, en sirop.

Devriez-vous n'en avoir jamais besoin ni pour vous ni pour ceux qui vous entourent, cultivez encore la Guimauve dans votre jardin; la plante n'est pas à dédaigner comme ornement; en tout cas, c'est la fleur du pauvre, la fleur du malade.

Les Mauves, toutes parentes de la Guimauve, participent des mêmes propriétés; on reconnaît en elles des plantes amies; vos yeux se reposent agréablement sur le vert tendre de leurs feuilles, sur leurs fleurs pourpres ou bigarrées des nuances les plus douces et les plus variées, la forme élégante des corolles, les contours régulièrement découpés des feuilles qui, par leur velouté, invitent la main à les toucher; tout vous rassure à leur aspect; vous respirez avec plus de liberté et votre confiance renaît; la Mauve, à première vue, révèle une plante innocente; bien plus, une plante bienfaisante. Les feuilles bouillies constituent des cataplasmes émollients; l'infusion des fleurs est adoucissante et pectorale.

Les lieux incultes ont leur sauvage beauté, et la végétation qui en prend possession semble compenser leur stérilité par les propriétés utiles des plantes qu'ils offrent à l'homme. Nous en avons un exemple dans cette Mauve aux feuilles arrondies, échancrées en cœur, crénelées, aux fleurs petites, blanchâtres ou nuancées de rouge. On l'appelle la PETITE MAUVE (*Malva rotundifolia*, Lin.). Par opposition à sa voisine, que vous reconnaissez à ses fleurs grandes, pédonculées, teintes de rose et de pourpre, et réunies par paquets, elle a les tiges hérissées et les rameaux étalés; c'est la MAUVE SAUVAGE (*Malva sylvestris*, Lin.).

Dans les clairières des bois, ces deux Mauves sont remplacées par la *Mauve musquée* et la *Mauve alcée*.

Mais toutes sont des plantes essentiellement mucilagineuses et leurs graines sont souvent remplies d'une huile grasse.

Ce sont des émollients utiles dans l'irritation inflammatoire des membranes digestives, dans la gastrite; le mucilage dont elles abondent adoucit les tissus et apaise la douleur. On les emploie en cataplasmes dans l'inflammation des reins, de la vessie.

Pour les tisanes, les boissons, on emploie particulièrement les fleurs, empreintes d'un mucilage moins visqueux.

La Mauve a une antique réputation; les Grecs, les Égyptiens en faisaient usage comme plante alimentaire, et les Romains l'ont fort vantée. Je ne saurais trop vous la recommander, car à raison de son abondance en tous lieux, on peut, à peu de frais, obtenir le même soulagement que celui qu'on croit se procurer par des préparations pharmaceutiques très-chères.

La Providence a prodigué sur le bord des chemins, sur la lisière des prés et des bois pierreux la Molène Bouillon-blanc (fig. 6), (*Verbascum Thapsus*, Lin.), comme pour nous avertir de son rôle utilitaire.

Le peuple lui rend justice en l'appelant *Herbe Bonhomme*, *Herbe de St. Fiacre*, *Cierge de Notre-Dame*, *Blanc-de-Mai*. C'est une plante robuste atteignant jusqu'à 2 mètres de haut et entièrement couverte d'un duvet grisâtre ou d'un blanc jaunâtre; la tige est dure et simple. Les feuilles alternes sont grandes, ovales, cotonneuses aux deux faces et

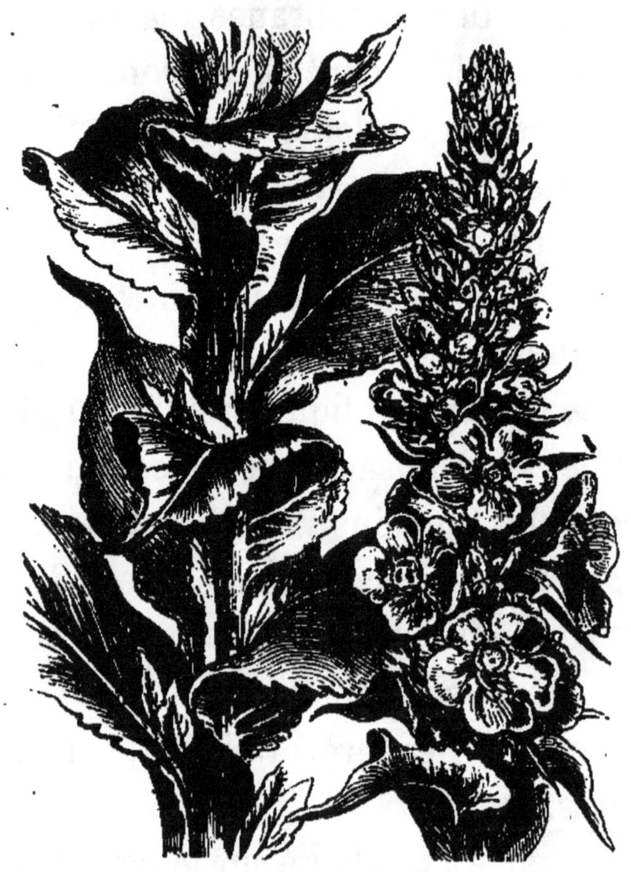

Fig. 6. — Bouillon-blanc.

comme veloutées. Les fleurs sont jaunes et forment un charmant épi terminal, cylindrique et touffu. Il est peu de plantes aussi utiles dans la médecine domestique : elle se trouve partout et ne peut se confondre avec aucune autre. Les fleurs contiennent entre autres substances de l'huile volatile jaunâtre, de l'acide phosphorique, de la potasse, du sucre et de la gomme. C'est à ces derniers éléments qu'elles doivent leurs propriétés adoucissantes. Les feuilles renferment également des principes mucilagineux, grâce auxquels elle fait, on peut le dire, concurrence à la Bourrache. Peut-on, en effet, choisir des remèdes plus économiques? Voici à quels usages spéciaux vous pouvez l'employer :

La tisane (2 grosses pincées de fleurs et de feuilles dans 1 litre d'eau bouillante) est excellente pour les irritations de poitrine, pour les rhumes, les inflammations de gorge; en un mot, partout où il faut des adoucissants. Il faut avoir la précaution de passer la tisane à travers un linge, pour retirer de l'infusion les parties cotonneuses qui couvrent les feuilles et les tiges.

Le cataplasme (feuilles bouillies dans du lait) apaise rapidement les hémorrhoïdes irritantes, et c'est là un vrai remède populaire à bon marché et efficace.

Si vous écrasez les feuilles toutes fraîches et que vous les appliquiez sur les ulcères légers de la peau, vous obtiendrez ce qu'on appelle vulgairement le *cataplasme du Bouillon-blanc*, cataplasme dont vous tirerez un grand bien. C'est un topique bienfaisant.

La LINAIRE (*Linaria vulgaris*, Mœnch.) croît

sur le bord des chemins et des champs, sur les murs, dans les décombres, les lieux incultes; elle ne passe pas aujourd'hui pour être douée de vertus aussi puissantes que celles qu'on lui avait attribuées au moyen âge. La mode est capricieuse, et je ne suis pas fâché de réhabiliter cette modeste plante, qui n'a qu'un défaut, c'est d'être trop répandue; si elle nous venait des Alpes, peut-être la trouverions-nous plus efficace. Le vulgaire la nomme *Lin sauvage*, *muflier bâtard*; elle se reconnaît à sa tige lisse, rameuse, à ses feuilles éparses, sessiles, étroites, linéaires, d'un vert glauque, portant une nervure longitudinale; à ses fleurs jaunes safranées se présentant en épis terminaux; le calice petit est à 5 divisions; la corolle irrégulière s'ouvre en gueule au limbe et se termine en éperon à la base. La capsule renferme des semences noires.

L'odeur de la Linaire est plutôt fétide qu'agréable; la saveur est amère et acerbe. Bien que les médecins ne la prescrivent plus, je vous la recommande en fomentations, en cataplasmes, en onguents. Le cataplasme se fait avec les feuilles bouillies dans du lait; la fomentation réclame 30 à 60 grammes de feuilles par litre d'eau. Quant à l'onguent, voici comment vous procéderez quand vous vous voudrez le préparer : faites bouillir 4 à 5 poignées de feuilles dans du saindoux; quand il sera d'un beau vert, ajoutez-y un jaune d'œuf et laissez refroidir. C'est là, croyez-moi, une excellente recette contre les hémorrhoïdes.

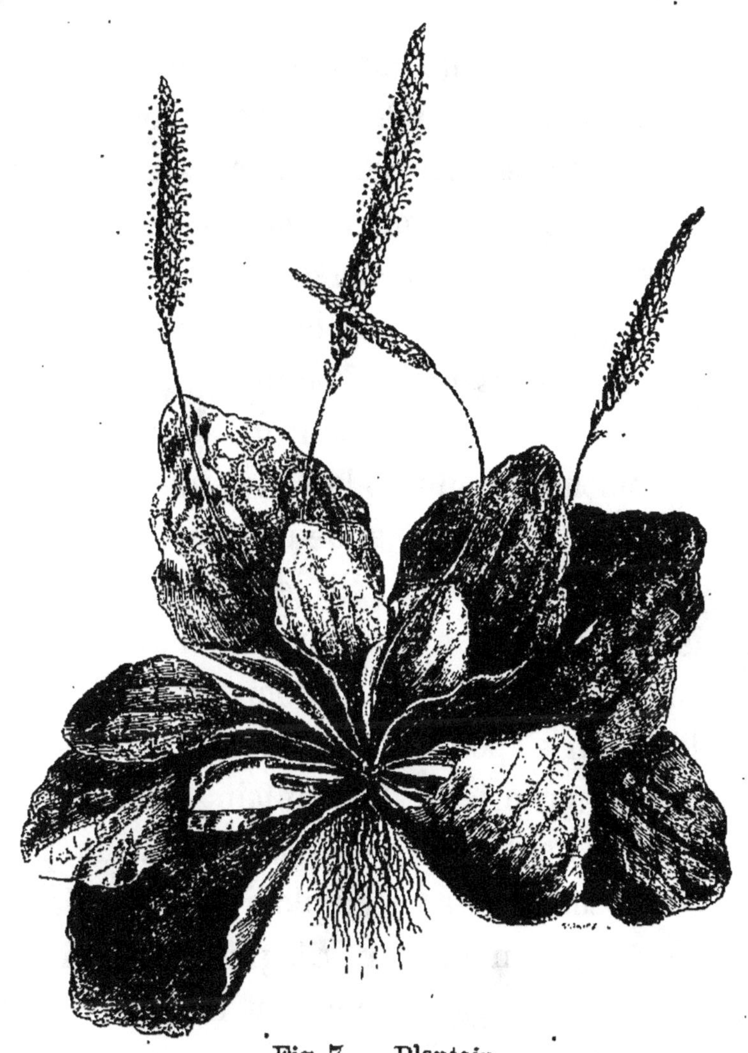

Fig. 7. — Plantain.

Si les petits oiseaux aiment le GRAND PLANTAIN (fig. 7) (*Plantago major*, Lin.), il doit en être de même des malades : il semble que la Providence l'ait prodigué dans les prés, dans les champs, le long des chemins, pour donner aux petits oiseaux la pâture, et indiquer aux hommes un médicament efficace. Qui ne connaît cette plante sans tige proprement dite, ayant des feuilles sortant de terre en quelque sorte et s'étalant en très-grand nombre en forme de rosette, des pétioles larges, creusés en gouttière en-dessus; 7 grosses nervures les traversent? La hampe est cylindrique, striée, l'épi très-long, les fleurs d'un blanc sale, et les capsules renferment plusieurs semences dans chaque loge.

Le Plantain est assurément un astringent, puisqu'étant mâché il donne à la salive une couleur rougeâtre et que l'infusion aqueuse noircit quand on y verse du sulfate de fer. Si je le range parmi les émollients, c'est que les feuilles et les semences contiennent du mucilage, mucilage utilisé même dans l'industrie pour préparer certaines étoffes; grâce à cette propriété, le Plantain sert à la préparation d'excellents collyres émollients. La plante, soit verte, soit sèche, s'emploie en décoction à la dose de 50 grammes par kilogramme d'eau pour lotions, collyres, gargarisme, et en infusion pour tisane. L'infusion de Plantain est efficace contre les inflammations des yeux, alors qu'il y a larmoiement et difficulté de voir la lumière.

Pour couronner cette conversation, je ne puis

mieux faire qu'en vous montrant la VERVEINE OFFICINALE (fig. 8) (*Verbena officinalis*, Lin.), la plante

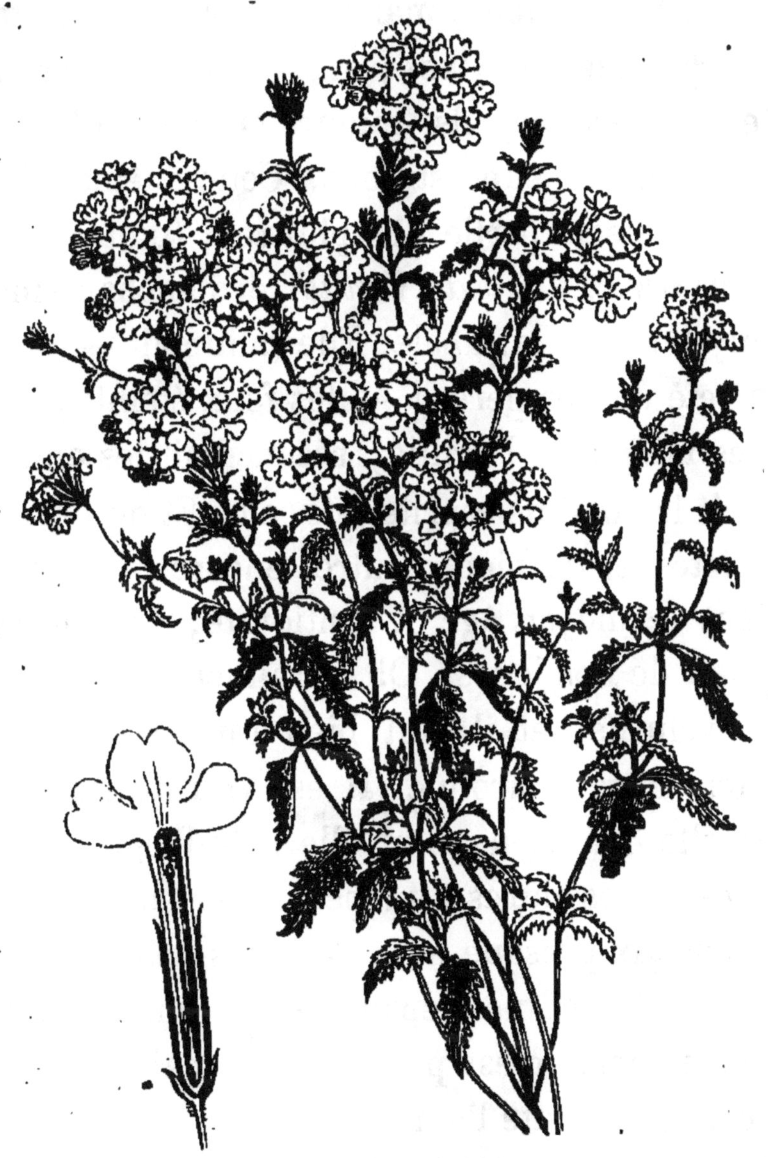

Fig. 8. — Verveine.

par excellence, l'*herbe sacrée* des Grecs et des Gaulois. Vous avez lu quelque part que les Druides vénéraient la Verveine à l'instar du gui ; vous rappelez-vous que vous m'avez demandé la cause de ce culte : je vous ai dit alors que, suivant les Druides, cette plante guérissait toute maladie, détruisait tout maléfice, égayait les convives ; aussi, quand il s'agissait d'aller la récolter, ils entouraient cette cérémonie de nombreuses superstitions. Cette même plante, il paraît, faisait partie des philtres, (d'où son nom *Veneris vena, veine de Vénus*), des enchantements, des mystères de la cabale. Elle rallumait — admirez la naïveté de nos pères ! — les feux éteints, resserrait les nœuds de l'amitié, réconciliait les ennemis, chassait les malins esprits, etc. etc. Et de toutes ces propriétés et de bien d'autres encore que lui attribuaient le moyen âge et l'antiquité, il ne lui resterait rien de nos jours ! Oh ! vraiment nous sommes trop exclusifs, et il faut bien lui laisser quelques fleurons à sa couronne. Il est vrai qu'extérieurement elle n'a rien pour elle : feuillage d'un vert sombre, tiges dures, un peu rudes sur les angles, des rameaux presque nus, de longs épis grêles, des fleurs petites et ne s'épanouissant que successivement; le facies n'est pas élégant, mais elle fleurit, en revanche, toute l'année.

En laissant de côté les éloges exagérés par la crédulité, les préjugés et la superstition, continuez d'employer la Verveine en cataplasmes contre les points de côté, contre les douleurs rhumatismales, contre la migraine. On prépare le cataplasme en faisant cuire les feuilles écrasées dans du vinaigre et en appliquant sur les parties douloureuses. Le peuple a confiance dans ce remède, et le peuple a raison.

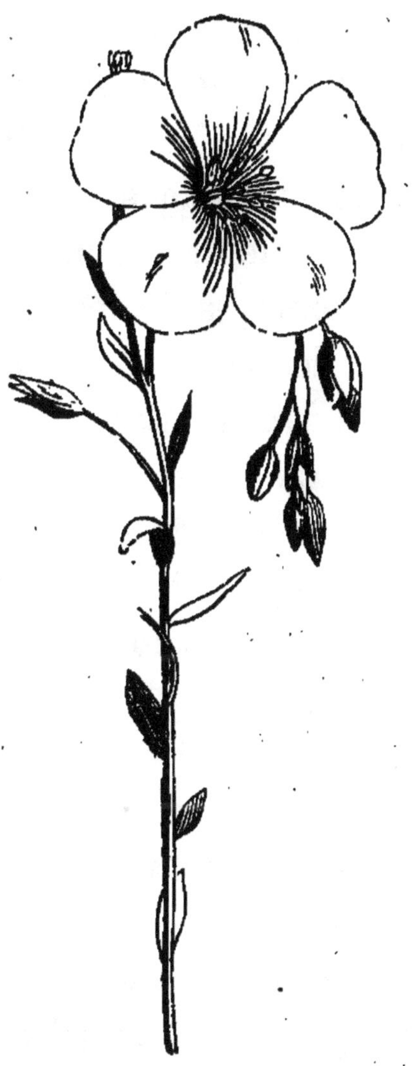
Fig. 9. — Lin.

Bien d'autres plantes, telles que l'Amandier, par ses amandes; l'Avoine, par ses semences; la Bette, par ses feuilles; le Bouillon blanc, par ses feuilles; la Carotte, par sa racine; le LIN (fig. 9), par sa graine; la Laitue, par son suc; le Lis, par son bulbe; l'Olivier, par son huile; le Pied de chat, par ses capitules, le Potiron, par sa pulpe, etc., peuvent être considérées comme émollientes; mais en vous indiquant celles que je vous ai montrées, je vous ai signalé les plus importantes à connaître; les autres ont des usages tellement répandus, telles que le Lin en cataplasme, qu'il est inutile de les énumérer.

Toutes ces plantes sont appelées *émollientes*,

c'est-à-dire adoucissantes : en effet, elles relâchent les tissus des organes avec lesquels on les met en contact, elles diminuent leur tonicité, calment la vivacité des fonctions, font cesser la rigidité, la tension des parties en imbibant les tissus, et calment les inflammations. Leur emploi est fréquent et populaire; leurs propriétés sont dues au mucilage, à la gomme, à la fécule, à la gélatine, qui sont la base de ces médicaments, et qui se trouvent élaborés dans les tissus de certains végétaux.

La *Réglisse* appartient à la famille des Légumineuses. Ses racines sont longues, de la grosseur d'un doigt, cylindriques, grisâtres en dehors, jaunes en dedans, inodores, ligneuses, d'une saveur sucrée mucilagineuse; elle donne naissance à plusieurs tiges de trois à quatre pieds, branchues, ligneuses, couvertes de feuilles composées de six ou sept paires de folioles avec une impaire, glabres, obovales, visqueuses, vertes, luisantes, ailées. Les fleurs sont petites, rougeâtres ou d'un bleu pâle, rassemblées en épis grêles axillaires; la carène est à deux pétales distincts; le calice tubuleux est à deux lèvres; la supérieure a quatre découpures inégales; l'inférieure très-simple, linéaire. Les gousses sont glabres, courtes, oblongues, aiguës, un peu comprimées, de trois à six semences réniformes. L'espèce la plus remarquable est la RÉGLISSE A FRUITS GLABRES (fig. 10) (*Glycyrrhiza glabra*, Lin.). Je regrette beaucoup que le midi de la France néglige la culture de cette plante et nous rende ainsi tributaires de l'Espagne et de la Sicile ; il est vrai que cette culture est pénible et demande des avances considérables, mais aussi quels bénéfices ne procure-t-elle pas ! Puisse la trop courte causerie que je fais aujourd'hui de cette plante la rappeler à l'esprit de quelques amateurs du progrès !

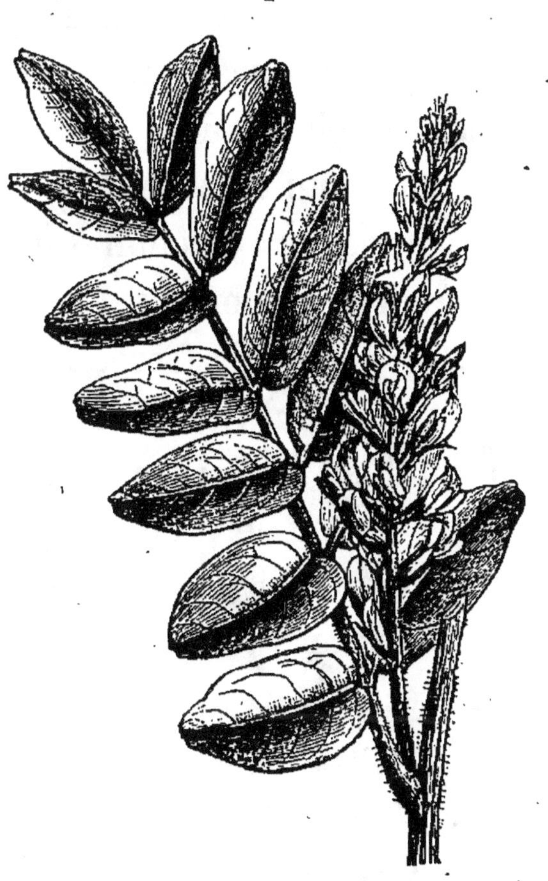

Fig. 10. — Réglisse à fruits glabres.

La Réglisse se plante en automne ou au printemps ; la terre, d'une nature légère et humide, doit être préparée par un labour profond ; puis il faut creuser des tranchées larges d'un pied, profondes de vingt pouces et distantes de deux pieds. Il est préférable de choisir les petites racines filamenteuses. On cache les racines dans le fond de la fosse les unes à la suite des autres, et l'on en forme deux rangées parallèles que l'on recouvre de six pouces de terre; après quoi l'on place le fumier quel qu'il soit, à l'exception de la colombine et du guano, qui altèrent les propriétés mucilagineuses de la plante. Après la fumure on donne plusieurs binages, qui ont l'avantage de faciliter l'expansion des racines; le binage doit, selon nous, être fait le soir, car la terre qui convient à la Réglisse est légère, et l'on évitera ainsi l'action vaporisante du soleil sur un terrain nouvellement remué. Avant les premières gelées on comble la fosse. Pendant les deux années suivantes, le cultivateur n'a besoin que de biner; il faut qu'il ait la précaution, bien simple pour un homme du métier, de ne pas faire les binages à contre-temps, il perdrait sans cela le peu d'humidité acquise par la plante. La troisième année, on fait la récolte, c'est-à-dire qu'on défonce la fosse et qu'on prend les racines en mettant à part celles que l'on garde comme réglisse et celles qui serviront à la plantation, car la multiplication par graines serait beaucoup plus longue. Avec les racines de réglisse on peut faire des brosses à dents, soit seules, soit en les trempant dans des opiats préparés à cet effet. Pour donner un aspect plus agréable à ces brosses, on les teint en rouge. Quelquefois même on les recouvre d'un vernis, on en fait aussi des pinceaux pour la fabrication des toiles peintes. Je n'ai pas à parler ici des usages de la racine de réglisse en médecine, ils sont trop connus partout, c'est le remède du pauvre et même du riche; ses principes sucrés et mucilagineux ont une grande utilité pour édulcorer les tisanes; l'infusion aqueuse fournit une boisson appelée *coco*, parce qu'on la servait autrefois dans des tasses faites avec le coco. Les Cosaques boivent de la tisane de réglisse pour éviter le mal de mer quand ils traversent la mer d'Azof. L'analyse chimique de la racine donne de l'amidon, une substance cristalline, une huile résineuse âcre, des acides phosphorique, malique, combinés avec la chaux et la magnésie. On pourrait surtout utiliser la Réglisse à fabriquer le *jus de réglisse* ou réglisse noire du commerce. Il nous vient d'Espagne ou de la Sicile et se débite sous forme de petits bâtons de trois à quatre centimètres de longueur, cylindriques, aromatisés avec une huile essentielle d'anis et enveloppés de feuilles de laurier. On pourrait lui préférer l'*extrait de réglisse*, préparé avec les racines râtissées. En l'aromatisant, on en fait une excellente pâte pectorale. Le suc de réglisse sert aux brasseurs anglais à colorer la bière et à en adoucir l'amertume. En peinture il peut servir à colorier les dessins en teinte brune; mêlé avec d'autres ingrédients, on peut imiter l'encre de Chine. La poudre de réglisse sert dans l'art vétérinaire pour combattre la toux des animaux et leurs maladies de poitrine; on l'administre ordinairement avec du miel et de la poudre de guimauve. Les Persans tirent de la racine de réglisse une liqueur alcoolique fort agréable. M. Julia Fontenelle a fait avec la racine du papier plus blanc que celui fait avec le chiffon et coûtant meilleur marché. — Dans le commerce, on falsifie souvent la réglisse, surtout en poudre, avec la poudre de Gayac; pour découvrir la fraude, on traite la poudre incriminée avec l'acool froid à 34°; au contact du chlore, la liqueur alcoolique bleuit ou verdit si la racine est impure; tantôt on la mélange avec le stil de grain : ici plusieurs moyens chimiques se présentent pour découvrir la falsification; mais le plus simple est d'humidifier la poudre avec l'haleine; si la poudre est impure, elle acquiert une odeur argileuse. — Quant au suc de réglisse, pour qu'il soit bon, il ne faut pas qu'il ait le goût de brûlé; sa cassure doit être brillante, noire; il ne doit pas être visqueux au doigt. La négligence de ceux qui préparent le suc de réglisse fait qu'il contient souvent des parcelles de cuivre provenant des bassines; c'est au pharmacien à s'en assurer avant de le livrer à la circulation. — La réglisse, par ses usages nombreux, donne de gros bénéfices, et mérite à tous égards d'être cultivée plus généralement qu'elle ne l'est dans le midi de la France.

Les plantes féculentes sont presque cousines germaines des plantes émollientes.

Parmi les plantes féculentes, je m'empresse de vous montrer, bien qu'en échantillon sec, le Riz (*Oryza sativa*, Lin.). C'est une graminée des plus utiles à l'homme, d'abord parce qu'elle est alimentaire et parce qu'elle lui rend de très-grands services comme plante médicinale par la grande quantité de fécule qu'elle renferme. Souvent on s'est moqué, à la campagne, des chasseurs parisiens qui, en excursion dans les plaines, ne savaient distinguer le froment d'avec le seigle. Bien que vous n'ayez pas d'occasion de commettre une pareille méprise, puisque le riz ne croît pas dans nos pays, il est bon que vous sachiez que le riz est une graminée. C'est M. Poivre qui a importé le riz de Cochinchine à l'Ile de France. Des peuples entiers sont occupés à la culture du riz : en Égypte, dans l'Inde, en Chine, en Malaisie, dans les îles. C'est là la nourriture du pays, nourriture presque exclusive. On a essayé, sous le cardinal Fleury, de faire des rizières en Auvergne, au Roussillon un peu plus tard; mais le gouvernement fut forcé de les interdire, à cause des fièvres intermittentes et malignes que le voisinage des rizières fait développer.

La farine de riz sert, comme la fécule de pomme de terre, pour cataplasme : le riz crevé est employé pour le même cas. Les cataplasmes ainsi faits ont l'avantage ne pas rancir. Vous savez aussi que lorsqu'un vésicatoire est trop irrité, il se couvre d'une couche blanche, que l'on enlève facilement en plaçant sur le vésicatoire de petits cataplasmes de farine de riz. C'est encore avec l'eau de riz que l'on modère la diarrhée. C'est un des meilleurs émollients, et, à ce titre, il méritait une mention.

Le Riz de notre pays est le MAÏS (*Zea maïs*, Lin.) (fig. 11), aux tiges fortes, droites, articulées, qu'embrassent de larges feuilles glauques et coriaces, à la belle panicule composée d'épis nombreux; aux aisselles supérieures des feuilles vous voyez un ou deux gros paquets renfermés dans plusieurs membranes foliacées, du milieu desquelles sort une poignée de larges filets qui retombent négligemment sur la terre, comme une belle touffe de cheveux. Ces filets sont la partie supérieure de très-longs styles. Vous savez que les fruits forment un gros épis cylindrique, jaune, ou blanc, ou panaché de jaune, de violet, de noir, etc. Ce grain précieux est la nourriture de l'Orient, et, après le riz et le froment, le maïs est la plus utile des graminées. La farine de maïs pourrait, au besoin, remplacer celle de riz comme remède adoucissant et comme plante féculente. Les cataplasmes sont trés-émollients. A ce point de vue, je devrais vous en parler et vous recommander cette plante.

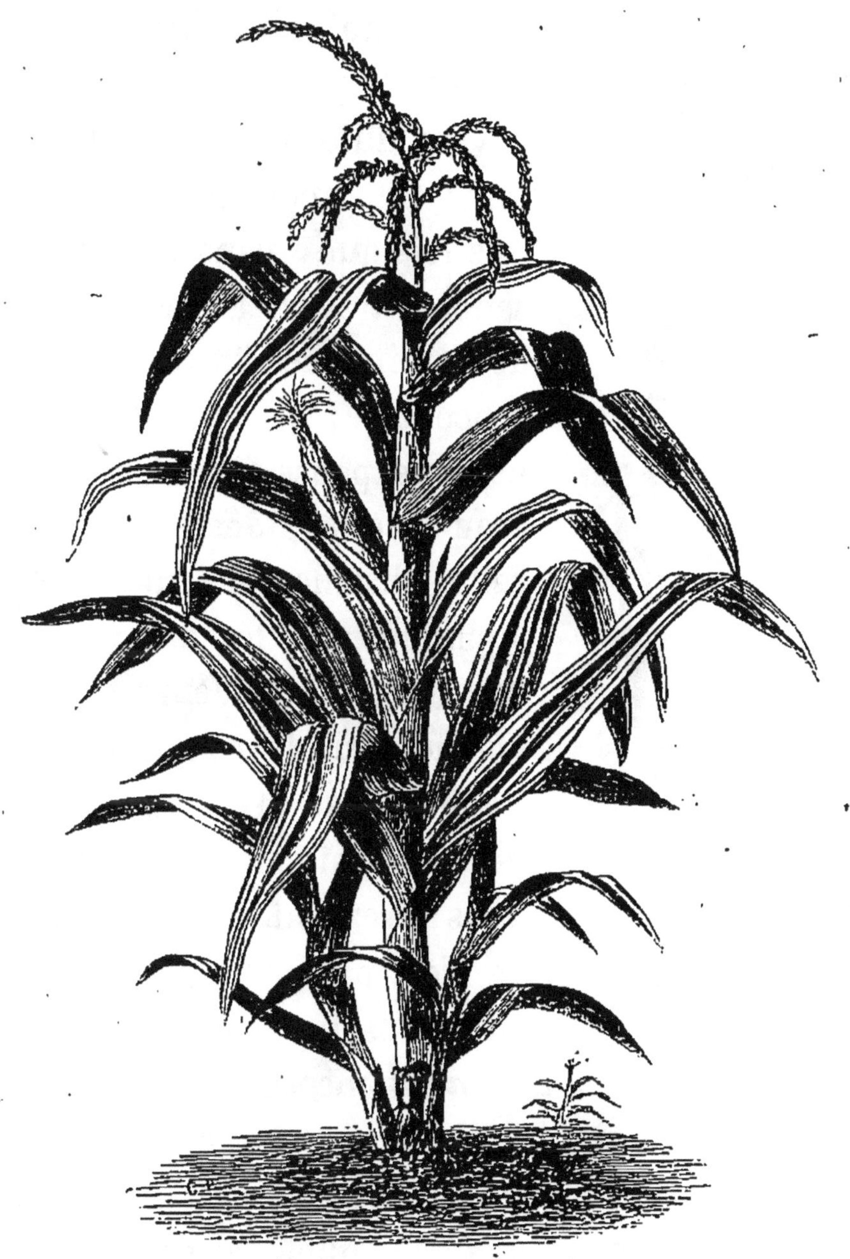

Fig. 11. — Maïs.

Quelle jolie miniature que l'*Illecebrum verticilla-*

tum, Lin. (fig. 12), aux tiges nombreuses et couchées, aux feuilles glabres, obovales, aux fleurs en apparence verticillées et entourées d'un calice blanc de lait! Tout est miniature dans cette plante, jusqu'aux cinq pétales filiformes, aux cinq étamines, aux cinq stigmates. Chaque fois que, dans une herborisation à travers les sables humides ou inondés l'hiver, j'ai pu la rencontrer, je l'avoue, j'aurais presque poussé l'exclamation de Jean-Jacques Rousseau. Eh bien, cette charmante plante pilée et appliquée sur les maux d'aventure les fait rapidement aboutir. Quand vous la rencontrerez, ne l'oubliez pas et ne craignez pas de vous baisser pour la cueillir; vous aurez double satisfaction, car ce n'est pas une ingrate : belle et utile, c'est beaucoup, n'est-ce pas?

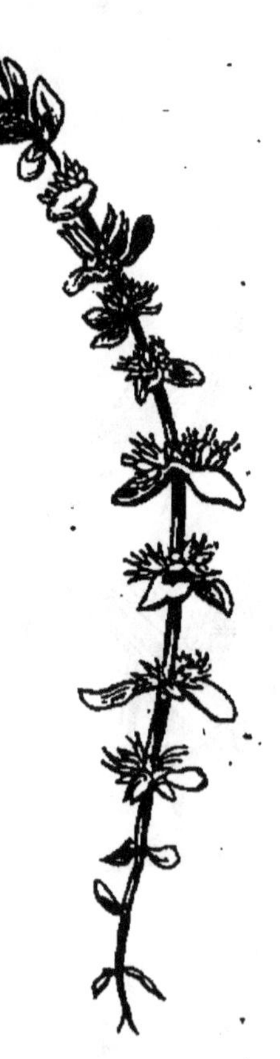

Fig. 12.
Paronyque verticillée.

La culture du *Lupin* est encore peu connue, surtout dans le nord de la France, et cependant c'est une des plantes les plus utiles : il n'est donc pas inutile d'entrer à ce sujet dans quelques détails.

Les Lupins sont de fort belles plantes, d'un port élégant, de la famille des légumineuses, à feuilles digitées, à fleurs nombreuses, grandes, blanches, jaunes ou bleues, disposées en un bel épi terminal, dont les caractères génériques consistent dans un calice à deux lèvres entières ou dentées, dans une carène à deux pétales presque entièrement distincts; les étamines sont soudées, à leur base, à cinq des filets plus courts, à anthères oblongues; les cinq autres plus longs à anthères arrondies. La gousse est oblongue, coriace, comprimée et renferme plusieurs semences. Les folioles des Lupins se plient en deux dans leur longueur, au coucher du soleil, de manière à rapprocher leurs bords l'un de l'autre; puis s'inclinent sur le pétiole et se réfléchissent vers la terre. Ils diffèrent des luzernes et des mélilots, surtout par leurs feuilles composées d'un grand nombre de folioles disposées en éventail et non au nombre de trois. Ils sont originaires du midi de la France et de l'Europe. On les trouve aussi à l'état sauvage en grande quantité sur les bords de la mer Caspienne. Le genre Lupin comprend beaucoup d'espèces, dont voici les plus intéressantes pour vous :

1° Le Lupin blanc (*Lupinus albus*, Lin.) était connu des anciens, comme le prouvent les écrits de Théophraste, Galien, Pline, Dioscoride, etc. C'est une plante annuelle, dont la tige, jaunâtre, dressée, cylindrique, fistuleuse et légèrement velue, s'élève à environ deux pieds; elle est un peu rameuse. Les feuilles sont alternes, à pédicelles épars, digitées à 7-9 folioles, ovoïdes, molles, entières, d'un vert foncé en dessus, couvertes en dessous et sur les bords de poils fins, luisants, argentés, soyeux et couchés. Les fleurs sont blanches, grandes, alternes, disposées en grappes, droites au sommet de la tige et des rameaux ; elles sont dépourvues de bractées ; la lèvre supérieure du calice est entière, l'inférieure tridentée. La gousse est épaisse, hérissée, jaunâtre, velue, et renferme 3-4 graines orbiculaires, lisses, blanches, amères. Il est originaire du Levant ; mais on le trouve dans les contrées méridionales, dans les moissons, aux environs de Bordeaux.

2° LE LUPIN D'ÉGYPTE (*Lupinus termis*, Forskal Descr.) ressemble au blanc ; ses feuilles sont à 7-9 folioles oblongues, obovales, velues en dessous ; les pédicelles sont épars ; les calices sont bractéolés, à lèvre supérieure entière, à lèvre inférieure subtridentée. Les fleurs sont blanches, mais le sommet de l'étendard est bleuâtre. A Naples, on en trouve une variété à fleurs violacées ; c'est peut-être une espèce?

3° LE LUPIN BIGARRÉ OU LUPIN BLEU (*Lupinus varius*, Lin.) a la tige grêle, rameuse au sommet, couverte de poils couchés ; les feuilles ont de 5-9 digitations linéaires oblongues, à folioles un peu velues en dessous, très-obtuses ; les stipules sont très-étroites, courant sur la base du pétiole. Les fleurs sont panachées de bleu, de violet et de blanc, quelquefois rougeâtres, assez petites, disposées presque en verticilles et renfermées dans un calice velu; la lèvre supérieure a deux dents, l'inférieure en a trois. Elle donnent naissance à des gousses comprimées, larges, acuminées, couvertes de poils un peu roussâtres, très-nombreuses. Les semences sont grosses, carrées, marbrées de noir. La grosseur de ses semences, qui approchent quelquefois d'une petite fève, le rend très-remarquable. Il se trouve à Narbonne, à Montpellier, au milieu des moissons, aux environs de Soissons. Il est annuel.

4º LE LUPIN A FEUILLES ÉTROITES (*Lupinus angustifolius*, Lin.) a la tige droite, un peu pubescente, à pétioles longs. Les feuilles, à pédicelles épars, sont composées de 7-9 folioles étroites, linéaires-tronquées, d'un vert gai, glabres ou un peu pubescentes, ciliées. Les fleurs, bleu de ciel, panachées de blanc, sont grandes, alternes, légèrement pédicellées, disposées en un bel épi terminal, et fournissent des gousses comprimées, étroites, acuminées, un peu sinuées à leurs bords, hérissées de poils roussâtres. Les graines sont arrondies, grisâtres, maculées de blanc. Il est annuel. On le cultive à Bordeaux, Montpellier, Orléans, au Mans, etc.

5º LE LUPIN HÉRISSÉ (*Lupinus hirsutus*, L.) est, comme l'indique son nom, couvert partout de longs poils roussâtres. Les tiges, presque simples ou rameuses dès leur base, sont très-branchues vers le sommet et s'élèvent quelquefois à 3 pieds. Les fleurs sessiles sont grandes, éparses sur un épi terminal, panachées de bleu et de violet, quelquefois rougeâtres. Les gousses comprimées sont très-velues, larges, acuminées et donnent naissance à des graines grosses, carrées, rougeâtres. Il croît à Montpellier. Il est indigène en Espagne, et est annuel.

Le Lupin, *plante fourragère.* — De temps immémorial, plusieurs espèces de Lupins ont été cultivées dans l'Europe centrale, en Orient, dans l'Afrique septentrionale, comme plantes fourragères. Les bestiaux, et surtout les moutons, sont très-friands des tiges fraîches ; dans quelques contrées, on le fait pâturer sur pied. On a remarqué qu'il engraisse et fortifie les brebis, pour lesquelles il est une nourriture saine et abondante.

Les Romains, comme nous le lisons dans Columelle, l'employaient comme fourrage. Dans certaines contrées de l'Allemagne, on le donne depuis quelque temps aux bestiaux ; les moutons surtout, comme nous l'avons dit plus haut, s'en accommodent fort bien. Malgré ces assertions établies par de nombreux exemples, nous croyons qu'il est préférable de laisser venir le Lupin en graine pour la nourriture des bestiaux ; car la graine est plus nourrissante, à coup sûr, que la paille. C'est ainsi qu'il est est administré en Corse et en Espagne ; mais il est bon, dans ce cas, de les dépouiller de leur amertume, en les faisant tremper dans de l'eau en ébullition.

LE LUPIN, *excellent engrais vert.* — Le Lupin, cultivé comme engrais, offre d'immenses avantages : les expériences faites sur les bords du Rhin, dans l'Eifel, dans l'Erzgebirg saxon, dans quelques contrées sableuses de la Prusse, dans la vallée du Rhône etc., l'ont démontré surabondamment. Le Lupin agit sur le sol, non-seulement comme engrais en lui restituant une partie des éléments qu'il a perdus et en l'amendant, mais encore par l'ombrage dont il le couvre, et qui protége et favorise les réactions chimiques entre les éléments constitutifs du sol. Quand le Lupin est destiné à servir d'engrais, sa culture exige peu de soin; il est enterré frais.

Le LUPIN, *plante alimentaire.* — Le Lupin peut servir d'aliment; les anciens le mangeaient, comme le prouvent les descriptions des naturalistes. Pline raconte que Protogène ne vécut que de Lupin pendant qu'il était occupé à peindre un célèbre tableau. Il est vrai qu'ils le donnaient à leurs esclaves, et le passage suivant, pris dans le *Banquet des savants,* prouve que c'était un légume peu estimé. Lycophron de Chalcide s'exprime ainsi en plaisantant le philosophe Ménédème sur ses soupers :

« Arrive ensuite un large plat de Lupin, régal ordinaire de la canaille, et convive de la table des gueux. »

Mais en revanche, Diphile de Siphne dit que les Lupins sont très-nourrissants, surtout lorsqu'on les a laissés macérer pendant quelques heures dans de l'eau bouillante : alors ils deviennent doux, leur amertume ayant disparu Sans remonter à des temps si éloignés de nous, disons qu'en Italie, en Corse, dans le Piémont, en Égypte, en Espagne, on les mange de nos jours ; seulement on prend la précaution de les faire macérer dans de l'eau salée, après les avoir dépouillés de leur robe. La purée de fèves de Lupins, assaisonnée avec du sel, du beurre et de l'huile, n'est vraiment pas à dédaigner, surtout dans un temps où les céréales et les pommes de terre font assez souvent défaut. Comme plante alimentaire, il faut choisir surtout le Lupin blanc et le Lupin d'Égypte. En tout cas, quand l'homme les dédaignerait, il suffit que les animaux le mangent pour que nous le cultivions.

Les anciens ajoutaient des tiges de Lupins dans leur zythum ou bière à la place du houblon, qu'ils ne connaissaient pas (voir Columelle). Le Lupin torréfié peut au besoin remplacer le café des îles; c'est un avantage auquel nous ne devons guère tenir.

Le Lupin, *plante médicinale.* — La décoction

des graines de Lupin est apéritive, diurétique, vermifuge et emménagogue. La farine s'emploie en cataplasmes émollients; elle est résolutive. La lupinine, principe obtenu de la farine du Lupin par M. Cassola, chimiste italien, qui a opéré sur le *Lupinus termis*, pourrait, a-t-on dit, remplacer le quinquina. Desséché, ce principe est solide, de couleur jaunâtre, ressemble à la gomme arabique, est transparent et fragile. Exposé à l'air, il se fond lentement et prend la consistance sirupeuse; il est très-amer et soluble dans l'eau comme dans l'alcool à 40°, il est insoluble dans l'éther, etc.

Le LUPIN, *plante industrielle et économique*. — Les tiges de Lupin peuvent se rouir comme de la filasse. On s'en sert pour faire des cordes en Allemagne et en Bretagne.

Les tiges brûlées font le meilleur charbon pour la poudre à canon; desséchées, elles chauffent le four et servent de litière aux bestiaux.

A Naples, on graisse les voitures avec les feuilles de Lupin qu'on place comme le vieux oing, à cause du gras de ses feuilles.

CHAPITRE VII.

Les Plantes tempérantes.

Les plantes tempérantes. — L'Oxalide. — Le Merisier. — L'Épine-Vinette. — L'Érable sycomore. — Le Viorne Obier. — Les Vacciniées.

De nombreuses plantes sont *tempérantes*, c'est-à-dire fournissant des préparations rafraîchissantes et propres à tempérer l'activité des fonctions organiques. Ce sont, en général, les fruits de ces plantes qui, pris à l'intérieur en limonade, étanchent la soif, augmentent les sécrétions urinaires. Tels sont, par exemple, les fruits de l'Airelle, du Cassis, du Citronnier, du Fraisier, du Grenadier, du Groseillier, du Mûrier, de l'Épine-Vinette. Je ne veux point vous parler de tous, car tout le monde connaît les usages des fruits que je viens de vous citer en premier, et ce sont des dons précieux que la Providence a prodigués pour la saison brûlante de l'été.

Voilà le printemps arrivé : il nous sourit ; les fleurs entr'ouvrent leurs corolles et les arbustes frémissent doucement sous un ciel paisible ; c'est le moment de nous diriger vers la forêt pour nous reposer sur la pelouse semée de Violettes et de Primevères; admirons en passant l'Hyacinthe parfumée, ce petit Géranium qui cache dans l'herbe ses fleurs mignonnes, cette Pulmonaire aux feuilles marbrées, et arrêtons-nous un instant sur ce tapis d'ALLÉLUIA (*Oxalis acetosella*, Lin.).

D'une racine écailleuse, comme articulée, rampante, naissent des feuilles nombreuses d'un vert gai, étalées, attachées à de longs pétioles, composées de trois folioles en cœur renversé. Comme ses fleurs blanches semées de violet, soutenues par de longues hampes uniflores, font un gracieux effet au-dessus de ce tapis verdoyant !

Goûtez ces feuilles; elles ont une saveur acide agréable qui les a fait nommer *Surelle*, *Oseille de Pâques*. Le surnom d'*Alleluia* vous indique l'époque où elle fleurit, vers les fêtes de Pâques; *Pain de coucou*.

Cette acidité est due à l'oxalate de potasse ou sel d'oseille; aussi du jus des feuilles fait-on une boisson rafraîchissante et apéritive. Les enfants, les chasseurs, les botanistes, les forestiers connaissent cette propriété et se plaisent à les mâcher pour apaiser la soif des longues marches; elles favorisent aussi la sécrétion de l'urine.

Tisane. — Faire bouillir une poignée dans un litre d'eau, ou mettre une grosse pincée dans le bouillon aux herbes. — Rafraîchissant.

Si on la mange en salade, c'est un antiscorbutique.

On peut en faire des cataplasmes comme avec les feuilles d'Oseille.

Cette petite plante vous offre un phénomène assez curieux : examinez-la le soir ; vous verrez les folioles fermées et rabattues sur le pétiole, les pétales contournés sur eux-mêmes : elle dort ; au retour du soleil, elle semble se réveiller, et toutes les parties reprennent leur premier état.

C'est avec le sel contenu dans cette plante que l'on enlève les taches d'encre de dessus le linge ; aussi dans certaines contrées on en fait un commerce.

Le MERISIER (*Cerasus avium*, variété *sylvestris*, Lin.) (fig. 13) est l'espèce type des nombreuses variétés de Cerisiers que nous rencontrons dans nos jardins.

Le Merisier se distingue par ses fruits petits, globuleux, noirâtres, d'une saveur douce et sucrée. Pline affirme que le Cerisier est originaire de l'Asie, et que ce fut Lucullus qui, au retour des campagnes contre Mithridate, l'apporta du royaume de Pont vers l'an 680. Il est probable que le Cerisier de Lucullus devait être une variété de Cerisier acide ou de Merise. Les fruits ou *merises* sont rafraîchissants, tempérants, un peu laxatifs, et vous savez que leurs pédoncules ou *queues* sont diurétiques et apéritifs ; il faut, comme dose, une proportion plus forte de merises que de cerises. Tout sert dans cet arbre, voire même l'écorce, qui est amère : de l'écorce découle une *gomme* qui pourrait être utilisée. Vous n'ignorez pas non plus que par la distillation des

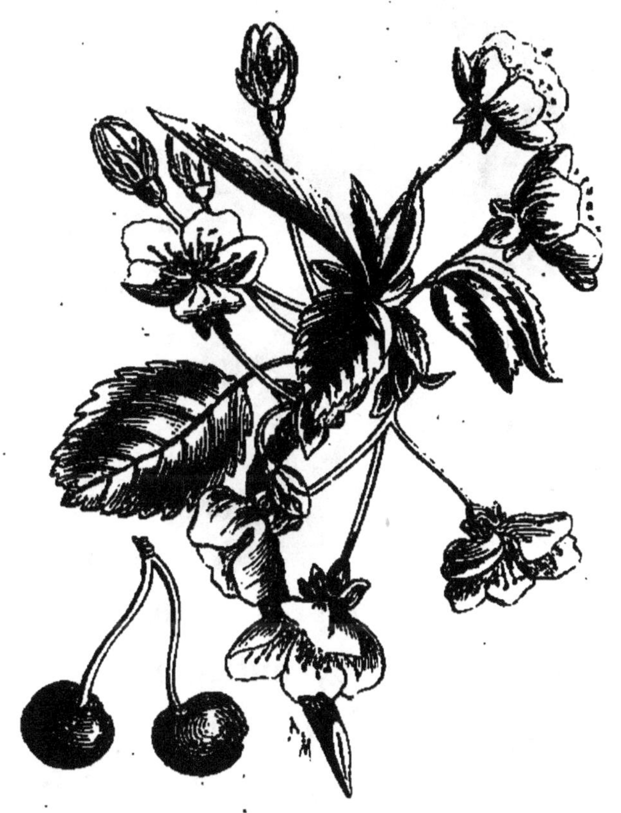

Fig. 13. — Merisier.

merises on obtient une liqueur spiritueuse, une sorte d'eau-de-vie connue sous le nom de *Kirschwasser*.

L'ÉPINE-VINETTE (*Berberis vulgaris*, Lin.) (fig. 14) est plus répandue encore que le Merisier ; elle croît dans les haies et sur le bord des bois, aux lieux incultes, dont elle défend les abords par ses tiges et ses rameaux épineux et diffus, par ses épines subulées, fines. Elle a les feuilles ramassées par paquets, ovales, pétiolées, à bords munis de dents très-aiguës. Les grappes de fleurs jaunes, un peu fétides, pendantes d'un même côté, se montrent en mai, entremêlées avec les fleurs blanches de l'Aubépine et produisent un effet charmant dans les bosquets. Les étamines, au nombre de 6, ont une sensibilité telle qu'elles se rapprochent vivement du pistil lorsqu'on les touche avec la pointe d'une aiguille. Aux fleurs succèdent de petites baies allongées d'un beau rouge contenant 1 à 3 graines. Ces baies ou fruits ont une saveur aigrelette, agréable; on en prépare des gelées, des boissons, des sirops humectants et rafraîchissants. C'est le citron de nos pays. Les feuilles ont une saveur analogue à celle de l'Oseille et on les emploie en décoction contre le scorbut, les hydropisies; la seconde écorce est usitée dans le traite-

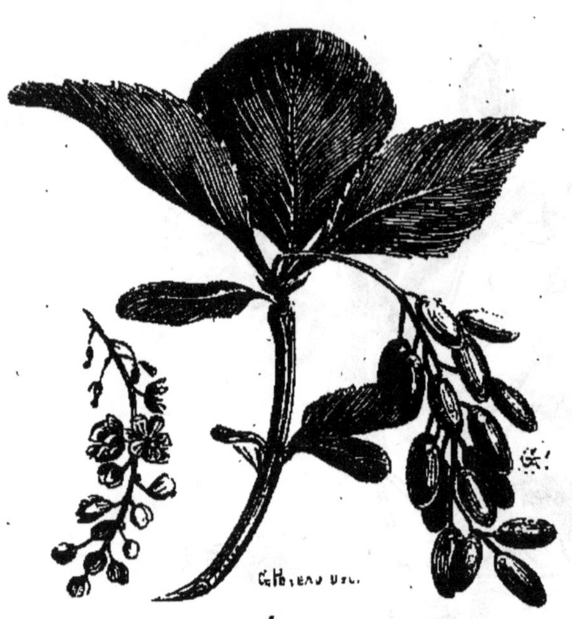

Fig. 14. — Épine-Vinette.

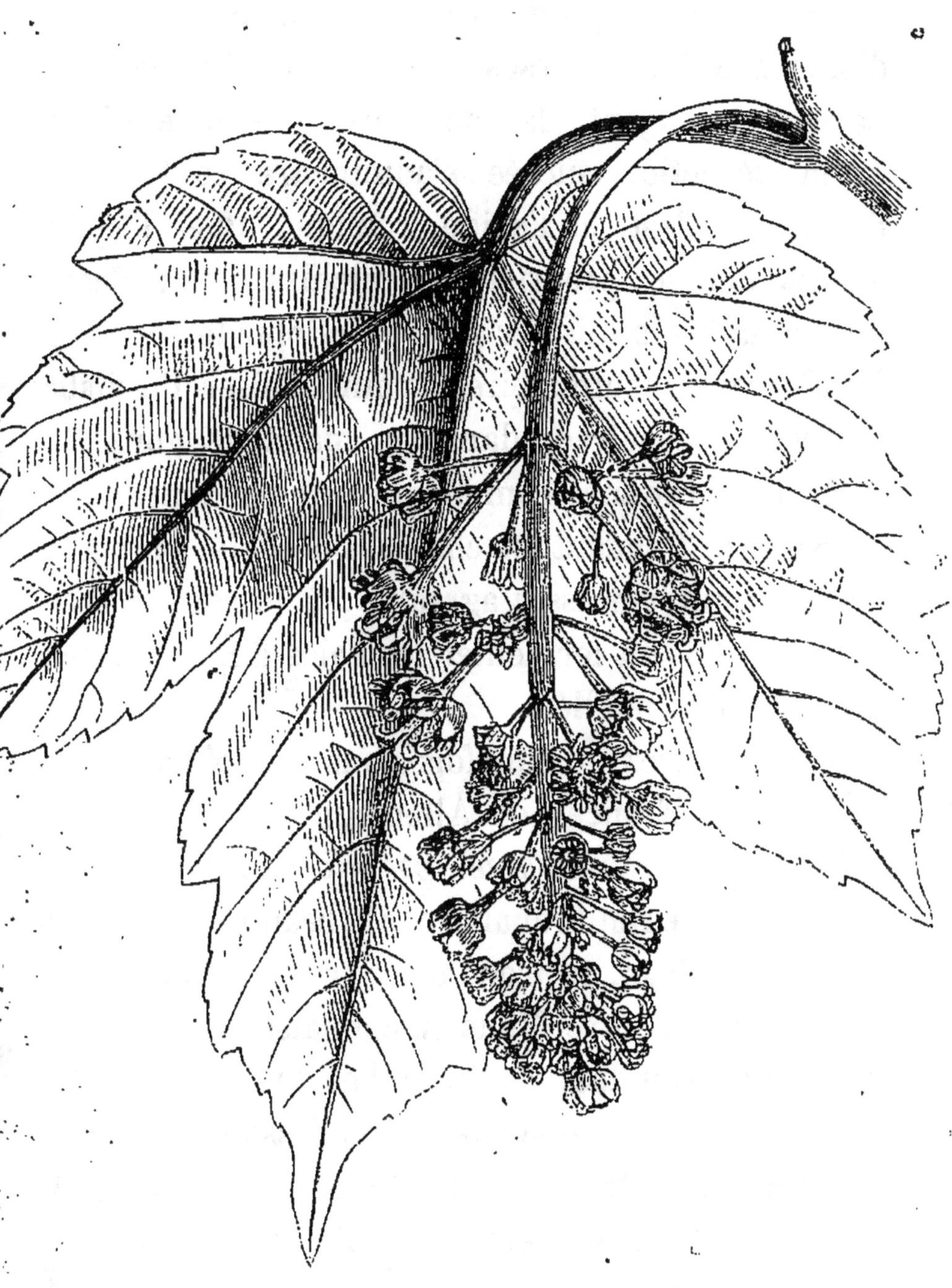

Fig. 15. — LE SYCOMORE.

Rameau garni d'une grappe de fleurs. — Floraison, mai; fructification, octobre; dissémination immédiate.

ment de l'hydropisie. Voici comment s'emploient d'habitude les diverses parties du Vinettier : les baies se mangent, le suc exprimé se mêle à l'eau, et la décoction sucrée s'administre contre l'hydropisie. C'est à l'acide malique que l'Épine-Vinette doit ses propriétés rafraîchissantes : c'est ce qui la fait administrer pour rafraîchir le sang dans les fièvres inflammatoires, pour apaiser l'irritation des voies urinaires, dans les maux de gorge. La gelée est ordonnée comme aliment pendant la convalescence. Pendant les chaleurs de l'été, on peut se préparer un vin assez agréable, à la saveur aigrelette, en faisant fermenter les baies d'Épine-Vinette avec de l'eau miellée.

Vous trouvez quelquefois dans les bois des montagnes, en France, en Allemagne, en Suisse etc., l'Érable Sycomore (*Acer pseudo-Platanus*, Lin.), (fig. 15) arbre remarquable par la beauté de son port et de son feuillage, au tronc droit, revêtu d'une écorce brune ou roussâtre. Vous en connaissez les feuilles : elles sont grandes, à cinq lobes dentés et pointus, vertes en dessus, blanchâtres en dessous. Avez-vous remarqué qu'elles ont des pétioles creusés en gouttière et d'une couleur ordinairement pourprée ? C'est au printemps que s'épanouissent les fleurs verdâtres, disposées en grappes pendantes.

Planté en avenues ou en massifs, il fait souvent

l'ornement des routes et des parcs. Mais là n'est pas son principal mérite. Son grand intérêt pour vous,

Fig. 16. — L'ÉRABLE CHAMPÊTRE.

Rameau garni de fleurs. — Floraison, mai; maturité, octobre; dissémination immédiate.

c'est que son écorce incisée donne une liqueur douce (la séve) dont on peut faire du sucre.

Des Érables, et principalement de l'*Érable plane*, de l'*Érable à sucre*, de l'*Érable rouge*, l'on peut tirer du sucre et de la *manne*, suc extravasé qui se rassemble en petits grumeaux blancs et sucrés.

L'Érable champêtre (*Acer campestre*, Lin.)

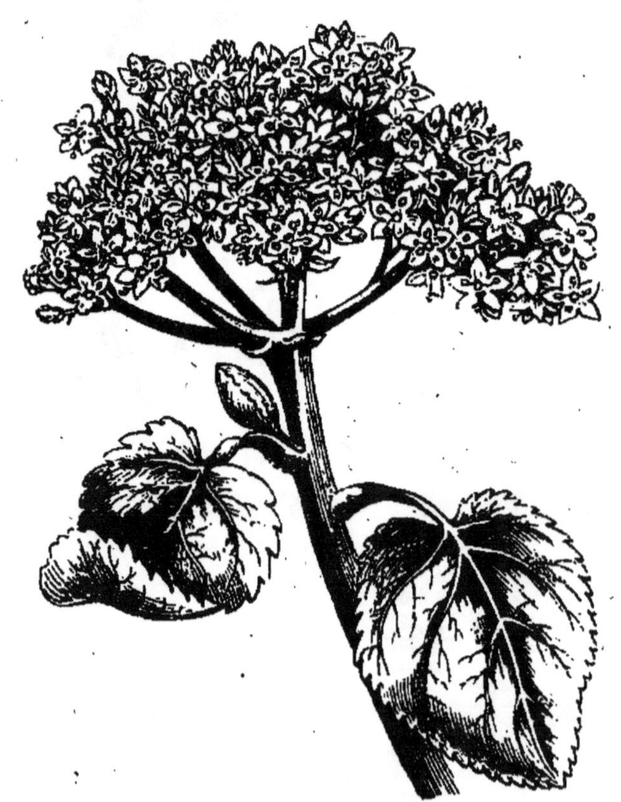

Fig. 17. — Le Viorne.

(fig. 16) jouit des mêmes propriétés, mais à un degré moindre.

Que de fois je vous ai entendu, en rencontrant le Viorne Obier (*Viburnum Opulus*, Lin.) (fig. 17), en vanter les fleurs blanches, réunies en vaste ombelle plane ou plutôt en corymbe qu'entourent à sa circonférence de grandes fleurs stériles, irrégulières ; ou bien encore je vous ai vu en admirer les baies globuleuses, rouges comme le corail, dont les oiseaux sont si affriandés ! C'est dans les bois que vous admirez ce type sauvage, et dans nos jardins il brille sous le nom de *Boule de neige*, de *Rose de Gueldre*, de beaux noms, il est vrai, mais qu'il n'a obtenus que par une complète stérilité. Cet arbuste a les fruits astringents et rafraîchissants ; il se rencontre partout : à ce titre je ne devais pas le passer sous silence.

Vous trouverez encore des plantes adoucissantes et tempérantes dans les Vacciniées, qui forment maintenant une famille distincte, différant de la famille des Bruyères par l'ovaire adhérent ou infère (soudé avec le calice). Elles comprennent des sous-arbrisseaux à feuilles alternes ou éparses, dont les fleurs ont deux enveloppes quadrifides et donnent naissance à de petites baies globuleuses, charnues, mangeables, couronnées par les dents du calice ou par la cicatrice ombiliquée qui résulte de leur destruction : les semences nombreuses sont renfermées dans quatre ou cinq loges. Les étamines sont au nombre de huit.

Le *Vaccinium myrtillus* (Lin.) est nommé vulgairement *Airelle anguleuse*, AIRELLE MYRTILLE, *Raisin des bois*, *Abr [illegible]ier*, *pe[illegible] Myrte* (à cause de la ressemblance des feuilles avec celles du Myrte). On le trouve dans le nord de l'Europe, en Allemagne, en Lorraine, aux environs de Paris, dans le pays de Bray, où je l'ai souvent moi-même cueilli; en général, dans les lieux frais et ombragés des terrains sablonneux. C'est un arbuste de 3 à 5 décimètres, de la taille du buis nain; ses rameaux sont anguleux (*Airelle anguleuse*), verts, abondants, rameaux flexibles, à écorce glabre; ses tiges sont ornées de feuilles caduques, ovales, alternes, presque sessiles, d'un vert pâle, finement denticulées aux bords, un peu nerveuses en-dessous. Le calice, à tube soudé avec l'ovaire, est entier ou à quatre dents; la corolle est urcéolée, insérée sur le calice, à quatre et cinq divisions plus ou moins profondes et réfléchies. Les fleurs sont d'un blanc nuancé de rose, pendantes, solitaires à l'extrémité de pédoncules axillaires inclinés. Les étamines, au nombre de huit et dix, sont insérées sur la corolle (ou sur le calice avec la corolle), les anthères sont bilobées, le style est simple, filiforme. Aux fleurs, qui paraissent en mars, succèdent des fruits globuleux appelés vulgairement *Abrêts* (chez nous); *Maurets*, *Bluets*, en Normandie et au Canada (à cause de la teinte noire des baies qui colorent les lèvres en violet); *Lucets*, en Bretagne (à cause de l'aspect luisant des feuilles); *Brimballes*, *Aires*, *Aïous*, en Gascogne. Ils sont d'abord rouges, puis noirâtres, et à maturité complète ils deviennent bleus par suite de l'efflorescence glauque ou du glacé qui les recouvre; leur saveur est acidule et ils ont la grosseur d'un pois. Le Myrtille, outre son utilité pour former les bordures de jardins, est encore une plante *tinctoriale;* le suc de ses fruits, mêlé avec de la chaux, de l'acétate de cuivre, du sel ammoniac, donne une belle couleur pourpre, bonne pour la peinture; les anciens s'en servaient pour teindre en pourpre les habillements des esclaves; si, au contraire, on le macère avec du sulfate de cuivre ou de l'alun, le suc donne une couleur bleue dont on se sert pour les papiers et pour les voiles. Les fruits du Myrtille le rendent encore plante *alimentaire.* Le botaniste qui brave les fatigues d'une longue course est souvent consumé d'une soif ardente; si par hasard il a oublié sa petite gourde de pèlerin, il bénit le Myrtille qu'il rencontre sous les belles palmes de la fougère ou au pied d'un vieux chêne, patriarche de la forêt. Avec les fruits du Myrtille, on fait des confitures assez semblables à celles de l'Épine-Vinette pour la saveur, confitures qui ont l'avantage de se conserver longtemps. Les baies fraîches peuvent se manger avec du miel, ou de la crême, ou du lait; elles ont une saveur acidule très-rafraîchissante. Le tannin, que l'analyse fait découvrir en grande abondance dans toutes les parties du Myrtille, lui donne de l'importance comme plante *industrielle*. Les chasseurs doivent, comme les botanistes, désirer rencontrer le Myrtille dans leurs courses. D'ailleurs le tannin que contiennent abondamment les baies donne de la fermeté et de la suavité à la chair des faisans et des coqs de bruyère; voilà pourquoi, suivant moi, les fins gourmets de l'Oise préfèrent les perdrix du Bray. L'Airelle, soumise à la fermentation, fournit une sorte de vin, peu alcoolique il est vrai, et qui ne se conserve pas longtemps, mais qui pourrait être d'un usage très-profitable, si l'on y ajoutait du sucre brut ou du miel. Dans une époque où les boissons manquent par un fatal concours de circonstances malheureuses, on ne saurait trop attirer l'attention des économistes sur les succédanés des boissons ordinaires. En Sibérie, on en tire de l'eau-de-vie. Dans quelques pays vignobles on met à profit la propriété colorante de l'Abrêtier, soit pour colorer le vin blanc, soit pour foncer la couleur des vins légers. Les vignerons conservent, à cet effet, les baies fraîches dans des vases de terre bien fermés, depuis le mois de juillet (époque de la maturité) jusqu'au mois d'octobre (époque de la vendange); on l'appelle alors *teint-vin*. On reconnaît cette sophistication (innocente du moins) en versant une solution de sulfate d'alumine, et en précipitant, par le carbonate de potasse, le précipité, qui doit être vert bouteille, si la couleur est naturelle, et rouge sale, si elle est due au suc d'Airelle. Le tannin contenu dans le Myrtille lui donne une astringence qui a été mise à profit en médecine, et a fait ranger l'Airelle parmi les plantes *médicinales*. Des baies de Myrtille on exprime un suc dont on fait un sirop employé avec succès contre la dysenterie; les sauvages, d'après le récit de quelques missionnaires, mêlent avec le tabac à fumer des feuilles de Myrtille pour empêcher l'excès de la salivation. Un docteur médecin nous disait dernièrement qu'il guérit les diarrhées, même les plus rebelles, au moyen de la teinture alcoolique de Myrtille. En voici la recette : un hectogramme de baies fraîches d'Airelle macérées dans un litre d'eau-de-vie pendant environ vingt jours; la dose est celle d'un petit-verre ordinaire. La médecine, il est vrai, possède des moyens plus énergiques; cependant pourquoi ne pas employer les remèdes si simples fournis par les végétaux qui croissent partout sous nos pas? Quant à moi, je préconiserai le plus possible la médecine végétale comme la méthode naturelle dans la plupart des cas. En vous livrant comme moi à la recherche des vertus médicinales des plantes, nous ferons un *travail d'apothicaire*, comme disait J. J. Rousseau, un jour où sa bile s'échauffait; quand il herborisait autour de Senlis, dans ces fraîches prairies où la Pâquerette et la Primevère luttent de grâce et de charme, sur les bords de ces frais ruisseaux où croissent l'élégante Cardamine et la blanche Saxifrage, sa plume prenait alors un ton plus haut; ce n'était plus le philosophe fantasque; il redevenait le chantre de la nature.

Le *Vaccinium vitis-idœa*, Lin., est connu ordinairement sous les noms de *Faux-Abrêtier*, d'AIRELLE PONCTUÉE, de *Vigne du mont Ida*, d'*Airelle rouge*, de *Myrtille ponctuée*. C'est un fort joli arbuste, toujours vert et touffu; il diffère du précédent par sa tige cylindrique pubescente au sommet, par ses feuilles persistantes parsemées en dessous de petits points noirs, presque entières, par ses fleurs campanulées d'un rose pâle, terminales, en petites grappes pendantes au sommet des rameaux, par ses fruits d'un rouge vif de corail à la maturité. Il participe des propriétés de ses congénères. Il fournit une boisson rafraîchissante, un vin assez estimé en Allemagne; on en fait aussi du vinaigre. Ses fruits servent à faire des gelées, des conserves; il donne une belle couleur rouge. La culture en a obtenu une variété à feuilles panachées, qui produit un effet charmant dans les bordures des jardins. Il croît de préférence dans les terrains frais des lieux sablonneux, dans les bois de conifères.

CHAPITRE VIII.

Les Plantes stimulantes.

Médication stimulante. — La Barbarée. — La Berce. — Les Cochléarias. — La Moutarde. — Le Cresson. — Plantes antiscorbutiques. — La Grande-Passerage. — Le Mélèze. — Les Pins. — La térébenthine. — Le goudron. — La poix. — La colophane. — La créosote. — Les Menthes. — L'Osmonde. — Le Millepertuis. — La Véronique. — La Dentaire.

La *végétation stimulante* est une des plus importantes et à laquelle on a le plus souvent recours, car elle a pour effet d'augmenter l'énergie des fonctions d'une manière momentanée et rapide et de les exalter au besoin. Je vous signalerai au fur et à mesure les *stimulants spéciaux* qui modifient plus ou moins directement un organe, comme les diurétiques, les sudorifiques. Mais les plantes qui ont pour effet de se faire sentir dans toute l'économie n'exercent leur influence que sur la circulation et la chaleur animale; cette influence n'est que passagère; si elle avait une plus longue durée, ce ne seraient plus des plantes stimulantes en général, mais des toniques. Les plantes qui sont stimulantes se font généralement remarquer par leur odeur forte ou aromatique due à une huile essentielle, résine, baume, etc., qui leur communique ses propriétés.

Beaucoup de plantes sont réputées stimulantes ; je vais vous en indiquer les principales, les plus faciles à trouver.

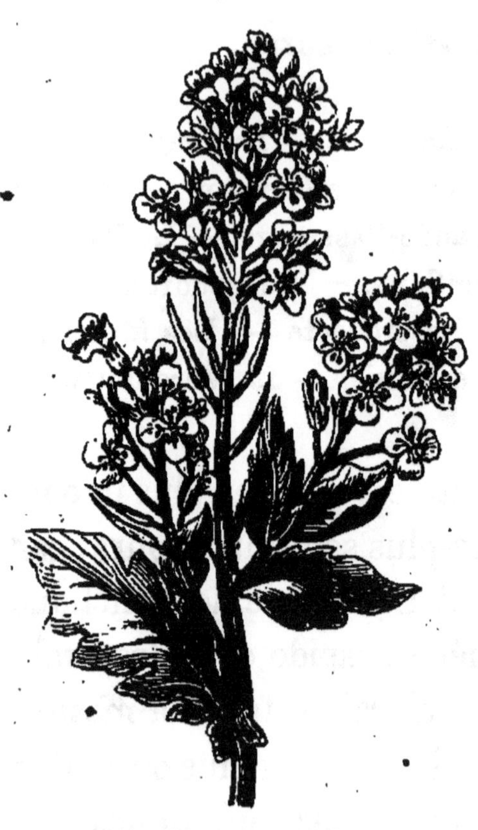

Fig. 18. — La Barbarée.

Voici, par exemple, la BARBARÉE (*Erysimum Barbarea*, Lin.) (fig. 18), le *Vélar*, l'*Herbe aux chantres*, comme on l'appelle vulgairement, l'*Herbe de Sainte-Barbe*, le *Cresson de terre*. Cette crucifère a la tige dressée, cannelée, simple en bas, rameuse en haut; elle est feuillée dans toute sa longueur; les feuilles inférieures sont sessiles, découpées en lyre, avec un lobe terminal fort grand, ovale ou arrondi; les supérieures sont plus petites, ovales, grossièrement crénelées. Les fleurs, petites, d'un beau jaune, forment des épis serrés au sommet de la tige. Les siliques sont grêles, rapprochées contre la tige, quadrangulaires, terminées par un style droit en forme de corne.

C'est dans les lieux humides, dans les bois marécageux, au bord des rivières que vous la trouverez en fleurs vers mai-juin.

Presque toutes les parties de la plante ont un goût piquant mêlé d'amertume. Aussi peut-elle avantageusement remplacer le Cresson ou la Roquette comme plante antiscorbutique ou comme plante économique. Quand on veut l'employer comme antiscorbutique, on pile les feuilles vertes de la Barbarée et l'on en exprime le jus, que l'on peut boire par demi-verre, ou bien vous mangez les feuilles en salade.

Plus grandiose dans ses proportions, la BERCE (*Heracleum Sphondylium*, Lin.) étale, dans les prairies, au bord des eaux, une ample végétation dans la force de ses tiges, l'étendue de ses feuilles et ses gros paquets de fleurs. C'est, sous notre climat, la plus belle ombellifère; le vulgaire l'a surnommée *Branche-Ursine*, *Acanthe d'Allemagne*. La racine est épaisse, fusiforme; sa tige robuste, rude, velue, hérissée, est quelquefois haute de 2 mètres; les feuilles sont très-grandes, d'un aspect rustique, rudes au toucher, velues en dessous. Les fleurs, blanches, sont en ombelles larges, planes et bien garnies. Le fruit est elliptique, comprimé, strié, à trois graines.

Dans le Nord, la Berce est considérée comme une plante alimentaire précieuse, servant à fabriquer l'eau-de-vie et la bière; les Russes la mangent en la dépouillant de son écorce. Nous autres, nous employons l'écorce de la racine comme vésicante, le suc comme anthelminthique, la décoction des racines et des semences contre la gale.

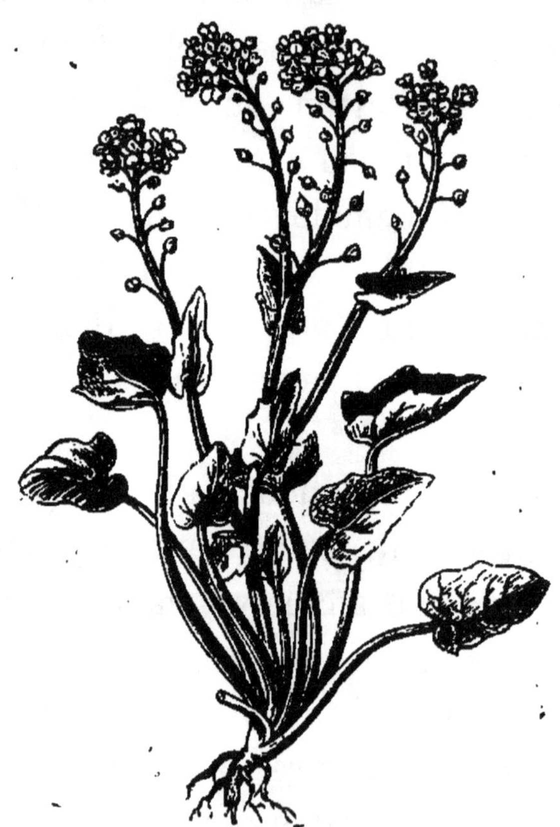

Fig. 19. — Le Cochléaria.

Vous connaissez mieux, mon ami, le COCHLÉARIA (*Cochlearia officinalis*, Linné) (fig. 19), ce que vous appelez *Cran officinal*, ou encore l'*Herbe aux cuillers*. C'est une crucifère comme la Barbarée; mais les tiges sont en partie couchées ou inclinées, faibles, succulentes, vertes et glabres.

Les feuilles sont alternes; les radicales nombreuses, longuement pétiolées, ovales ou arrondies en cœur à la base, très-obtuses, lisses, luisantes, en forme de cuiller; les caulinaires, sessiles, d'un vert foncé, prolongées inférieurement en deux petites languettes sinuées. Les fleurs ne sont pas brillantes : elles sont blanches, petites, disposées en grappes corymbiformes, et s'ouvrent en mai-juillet ; aux fleurs succèdent des silicules largement carénées. Cette plante croît aux lieux humides et tourbeux, sur le bord de la mer. Le Cochléaria peut aussi remplacer le Cresson et se manger en salade. Quand on écrase cette plante, on sent une odeur piquante, vive et pénétrante ; la saveur est piquante, amère et âcre. C'est un des meilleurs antiscorbutiques qui convienne dans toutes les affections scrofuleuses. Les feuilles peuvent s'appliquer fraîches sur les ulcères scorbutiques ; si vous souffrez de saignement, de ramollissement des gencives, il faut mâcher des feuilles de Cochléaria tous les matins.

Cette plante forme la base du sirop et du vin antiscorbutiques, qui est si souvent recommandé dans les affections du système lymphatique chez les enfants. On en prépare encore une eau distillée.

Retenez bien qu'il ne faut jamais ni faire bouillir ni faire dessécher le Cochléaria, qui perd ainsi toutes ses propriétés ; on peut en faire une infusion dans un litre d'eau, de lait, de vin, de bière, etc., en mettant environ 16 à 30 grammes. Le suc exprimé se prend à la dose de 30 à 100 grammes dans du petit-lait.

Aux lieux humides, sur le bord des ruisseaux, vous trouverez un autre Cochléaria, le Raifort

SAUVAGE (*Cochlearia armoracia*, Lin.), beaucoup plus grand, à racine blanche et fort grosse; les feuilles inférieures sont très-grandes, ondulées, pétiolées, ovales-oblongues, découpées ; tandis que les feuilles supérieures sont étroites. Les fleurs sont blanches, disposées en une ample panicule composée de grappes lâches.

Depuis longtemps vous le connaissez sous le nom de *Cran de Bretagne*, de *Cranson*, *Rave sauvage*, *Moutarde des capucins*.

Il est plus énergique que son voisin l'officinal.

La racine et les feuilles fraîches peuvent servir de sinapisme; le jus extrait de la plante pilée et édulcorée forme un excellent sirop contre l'enrouement.

La racine en infusion dans l'eau et le vin : 1 once pour 1 litre; on prendra trois ou quatre cuillerées par jour.

La tisane se prépare par infusion ou macération.

Le suc se prend dans du petit-lait.

Le Cochléaria, comme je viens de vous le dire, entre dans le sirop antiscorbutique ou le vin antiscorbutique; ce vin coûte assez cher; en général, vous pouvez le faire vous-même d'après la formule suivante:

Racine de Raifort, 3 onces.
Cochléaria, Cresson, 2 poignées.
Sommités d'Absinthe, 1 poignée.
Baies de Genièvre, 1 once.

Faites infuser pendant six jours dans 2 litres de vin blanc ou de bière ; passez la liqueur en y ajoutant 6 onces d'eau-de-vie.

C'est un excellent remède pris à la dose d'une cuillerée à bouche avant les repas ; il ranime l'appétit, fortifie l'estomac et fait digérer. C'est aussi un excellent diurétique.

Vous parler de la *Moutarde* (*Sinapis nigra*, Lin.), et vous la montrer, c'est rappeler à votre souvenir une plante dont la réputation est européenne ; elle est commune dans les champs arides et pierreux, ce qui ne l'empêche pas d'être cultivée en grand. C'est le fléau des cultivateurs dont l'œil est attristé par ces fleurs jaunes disposées en grappes le long des rameaux ; remarquez qu'à ces fleurs succèdent des siliques rangées contre la branche qui les soutient ; elles contiennent les graines qui servent en médecine et même en gastronomie ; le principe si vif de ses graines stimule puissamment les tissus organiques. Si vous les broyez légèrement et que vous ne les preniez qu'à petites doses, vous provoquerez l'écoulement des urines ; à plus fortes doses, elles purgent ; la graine de moutarde, associée avec le Cresson, le Cochléaria, le Raifort, prise en infusion, est un excellent antiscorbutique.

C'est avec les graines de moutarde pulvérisée dans le vinaigre et l'eau froide surtout que l'on obtient le *sinapisme* pour réveiller l'action générale du système et débarrasser les organes supérieurs.

Plus vous examinerez la famille des Crucifères, plus vous reconnaîtrez que ces plantes jouent le rôle de protectrices, en vous invitant à un parti sage, mais austère; en effet, l'angle que forme leur tige avec les branches est plus droit que dans la Mauve; leur aspect, sans inspirer la méfiance, engage à moins d'abandon que la Mauve; vous reconnaissez qu'il est dans leur maintien un certain air de sécheresse qui semble faire deviner cette astringence commune à toutes les espèces de la famille. Les feuilles sont petites et peu nombreuses, les tiges droites et rudes au toucher. Mais j'allais abandonner mes bienfaisantes Crucifères quand, en suivant le cours de ce ruisseau limpide qui serpente et murmure sous les saules à travers la prairie, mes yeux viennent d'apercevoir, au milieu de toutes ces herbes qui peuplent ce ruisseau, les gazons d'un vert réjouissant du CRESSON (*Sisymbrium Nasturtium*, Lin.) que relèvent agréablement de petites fleurs blanches. Voyez comme sa tige succulente, son beau feuillage frais, ses feuilles tendres, ces eaux limpides qui le baignent semblent vous inviter à le cueillir et vous dire qu'on a bien raison de crier dans toutes les rues de Paris: *Le bon Cresson de fontaine, c'est la santé du corps*. C'est qu'en effet, outre ce goût agréable et piquant, qui nous fait tant plaisir quand le Cresson sert de lit à la volaille rôtie, le Cresson rend de grands services en médecine comme antiscorbutique ; le Cresson est encore utile dans les maladies cutanées, les dartres; il purifie le sang et est excellent aussi pour les catarrhes.

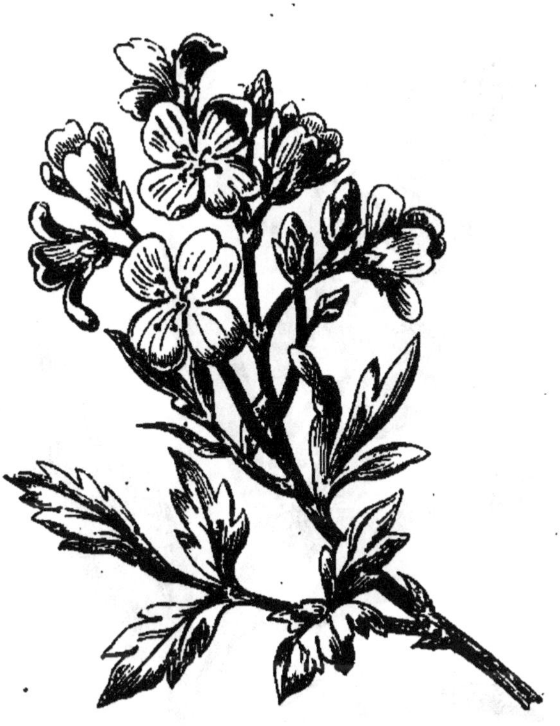

Fig. 20. — Cardamine.

Ce que le vulgaire appelle le *jus d'herbes* est composé en grande partie de Cresson. C'est là un excellent dépuratif; vous savez comment il se prépare : vous prenez une Laitue, une poignée de Chicorée sauvage, une botte de Cresson, un peu de Cerfeuil.

Pilez dans un mortier de manière à faire sortir de la pulpe le jus : liquide et pulpe se mettent dans un linge, que l'on tord, et à travers le tissu sort un liquide trouble qu'il faut boire, malgré son apparence peu agréable.

Aussi, partout où le scorbut est endémique, la Providence a répandu cette plante : vous la rencontreriez à chaque pas dans les contrées boréales.

La CARDAMINE DES PRÉS (*Cardamine pratensis*, Lin.) (fig. 20) peut, sans inconvénient, se substituer au Cresson des fontaines. On la nomme même *Cresson des prés*. Les feuilles découpées sont d'une saveur piquante, les inférieures à folioles arrondies, la terminale plus grande, les fleurs sont veinées d'un rose lilas; elle croît aux mêmes lieux que le Cresson, et quelquefois ses fleurs se doublent ou bien cette plante offre des bulbilles adventifs.

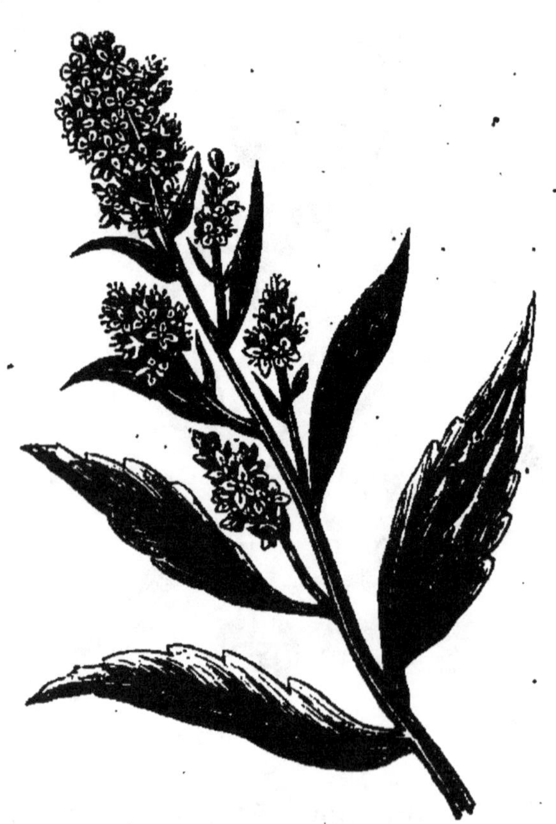

Fig. 21. — La Grande-Passerage.

La famille des Crucifères est la famille antiscorbutique par excellence. Voici encore la GRANDE-PASSERAGE (*Lepidium latifolium*, Lin.) (fig. 21). De sa racine traçante et jaunâtre s'élève une tige droite, un peu rameuse au sommet; les feuilles sont ovales, très-longues; les inférieures beaucoup plus longues que les supérieures, supportées par un pétiole; les inférieures beaucoup plus petites et sessiles. Les fleurs, fort petites et blanches, forment des grappes paniculées au sommet de la plante; la corolle, comme toutes les plantes de cette famille, est à quatre pétales disposés en croix. La Grande-Passerage est une espèce de succédané du Cochléaria; sa racine se fait remarquer par une saveur extrêmement piquante; si vous la mâchez, elle stimulera les glandes salivaires et vous comprendrez pourquoi les Anglais l'ont surnommée *Moutarde.* La plante entière, fraîche et appliquée sur la peau, est rubéfiante; c'est probablement à cette propriété qu'est due la guérison de cas de douleurs sciatiques et de lumbagos. La Grande-Passerage jouit encore de la propriété de modérer d'une façon toute spéciale la violence du centre circulatoire; c'est pour cela qu'on l'a recommandée contre l'hypertrophie du cœur, l'hydropisie. La méthode ordinaire pour l'employer est en applications extérieures, soit pilée, soit mélangée avec du beurre.

Ne partagez pas l'erreur qui a fait donner à cette plante le nom de *Passerage*, car elle ne possède nullement la vertu de guérir cette affreuse maladie qu'on appelle la *rage.* Nous sommes encore à chercher un remède, que les empiriques seuls prétendent posséder.

En jetant les regards par cette fenêtre, vous apercevrez ce que vous appelez des *arbres verts;* ces arbres appartiennent à la grande famille des *Conifères*, remarquable par les feuilles en forme d'aiguilles, par les fruits en forme de cônes. Celui de gauche que vous voyez non loin de vous, à l'angle de ce parc, est le Mélèze (*Pinus Larix*, Lin.) (fig. 22). Il fait exception dans cette famille des arbres verts : presque seul il perd ses feuilles à l'entrée de l'hiver et ne les reprend qu'au printemps. Je n'ai pas besoin de vous donner le signalement de cet arbre pyramidal qu'on ne peut confondre avec nul autre ; il se distingue des Pins et Sapins par ses aiguilles, qui sortent par houppes nombreuses des tubercules de l'écorce, par ses cônes à écailles minces, non épaissies au sommet. Sa place n'est pas dans un jardin ; mais, d'humeur sauvage, il aime à croître dans les hautes montagnes aux expositions aérées, isolé, près des neiges. Vous connaissez de tradition l'incorruptibilité de son bois et les services qu'il rend à la marine et à l'art des constructions.

Mais ce que vous ignorez probablement, c'est qu'il découle de cet arbre une résine abondante que l'on recueille avec soin et qui se vend sous le nom de *térébenthine ordinaire* ou *de Venise*. Vous ne sa-

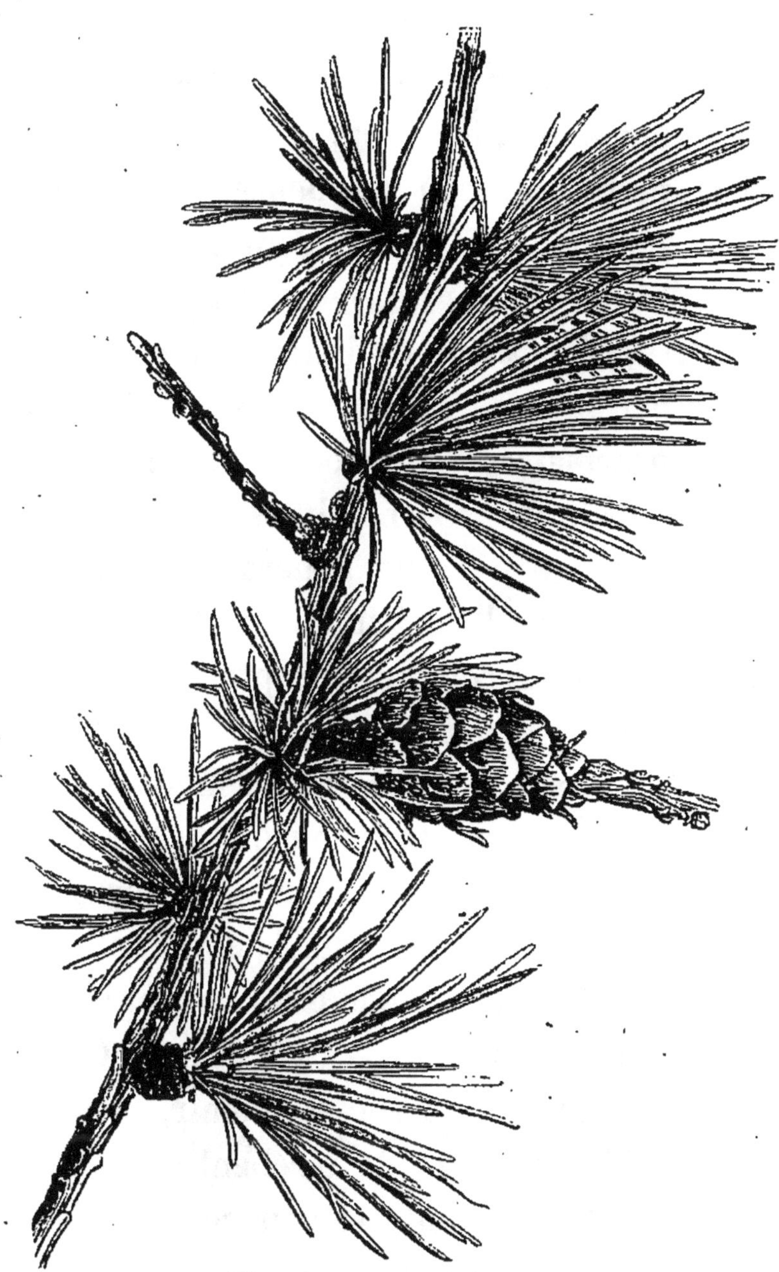

Fig. 22. — LE MÉLÈZE.

Jeune branche portant une galle à la base d'un rameau secondaire. — Floraison, mars ; maturité, novembre ; dissémination, juin-juillet suivant.

vez pas non plus, j'en suis sûr, qu'il suinte des feuilles du Mélèze, vers le mois de mai ou de juin, une sécrétion sous la forme de petites graines arrondies et jaunâtres, un peu visqueuses et qui s'écrasent sous les doigts, sécrétion connue en médecine sous le nom de *manne de Briançon* ou *manne de Mélèze*. La *térébenthine de Mélèze* est employée en médecine par suite de son influence spéciale sur les voies génito-urinaires ; elle modifie même l'état catarrhal. On l'administre en pilules, en collyre; on en prépare une eau ; c'est généralement dans les contrées que baigne l'Adriatique que l'on prépare la térébenthine. Voici comment on procède : on perce le Mélèze, avec une tarière, dans la base du tronc, sur le côté qui regarde le bas de ces montagnes, jusqu'au centre de l'arbre. On ferme le trou avec un bouchon de bois qu'il faut enfoncer avec force. C'est dans ce vide que s'amasse l'été la térébenthine ; à l'automne, on l'extrait à l'aide d'un fer, puis on rebouche et on recommence l'an suivant. On peut ainsi opérer pendant un siècle et obtenir, chaque année, 5 à 7 kilogrammes de térébenthine; elle est liquide, assez transparente et peu colorée, facile à dissoudre dans l'alcool.

L'arbre de droite que vous admirez au pied de ce rocher est un *Pin*. Les Pins sont, vous le voyez, fort rapprochés des Mélèzes; mais ils s'en distinguent par la disposition des aiguilles qui, par deux, trois ou cinq, sont réunies dans chaque gaîne. D'habitude ils occupent sur les montagnes une position inférieure à celle des Mélèzes. Ils ont une préférence marquée pour les terrains secs et sablonneux, à l'exception du Pin d'Autriche. Ces arbres verts ont une physionomie toute spéciale; chaque espèce a un port particulier et original, qu'elle s'élance en pyramide ou s'arrondisse en parasol. Vous pourriez quelquefois confondre les Pins avec les Sapins; rappelez-vous alors que dans lés cônes du Pin les écailles ont le sommet épais, ligneux, taillé en pointe de diamant. Je n'ai pas besoin de vous dire que la direction rectiligne des tiges des Pins les a rendus précieux pour la mâture des vaisseaux et que la résine qu'ils renferment les rend incorruptibles dans l'eau. Vous savez sans doute encore que jusqu'au temps où l'on fit usage de l'huile ou du suif on ne s'éclairait qu'avec des torches de Pins. La fable nous raconte que c'est avec ces sortes de flambleaux que les anciens célébraient les mystères d'Isis et de Cérès.

Sans vouloir vous décrire une espèce particulière de Pins, puisque toutes jouissent des mêmes propriétés, je dois cependant vous dire qu'il est peu d'arbres dont les étamines soient plus nombreuses, le pollen plus abondant et les grains plus volatils.

C'est ce pollen qui, emporté à une grande distance, remplit les plaines d'une poussière jaunâtre et a fait croire longtemps aux pluies de soufre.

Le rôle du Pin est un rôle vraiment utilitaire; car, outre les services que cet arbre rend aux constructions et surtout aux constructions souterraines, il fournit à l'homme des produits utiles, résine, térébenthine, goudron, etc.

Parmi les diverses espèces qui se recommandent d'une manière spéciale sont : le PIN PIGNON (*Pinus Pinea*, Lin.), qui présente la forme d'un vaste parasol; le PIN SYLVESTRE (*Pinus sylvestris*, Lin.) (fig. 23), qui s'élève à une grande hauteur; le PIN MARITIME (*Pinus maritima*, Lam.), qui s'oppose à l'impétuosité des vents, féconde les sables en en fixant la mobilité; le PIN DE CORSE, le plus grand de tous, etc.

Les Pins ont des propriétés médicinales qu'il est bon, le cas échéant, de mettre à profit, dans la phthisie et les catarrhes. Les amandes des fruits peuvent servir à faire une émulsion ou une décoction; il en faut alors de 30 à 60 grammes par litre d'eau. Le plus souvent on préfère l'infusion de bourgeons, à la dose de 20 à 30 kilogr. d'eau, ou le sirop de bourgeons, 30 à 125 grammes en potion.

Vous n'ignorez pas que la *térébenthine* est une substance demi-liquide, visqueuse, d'une odeur résineuse forte et pénétrante, d'une saveur amère et âcre, insoluble dans l'eau, mais soluble dans l'alcool,

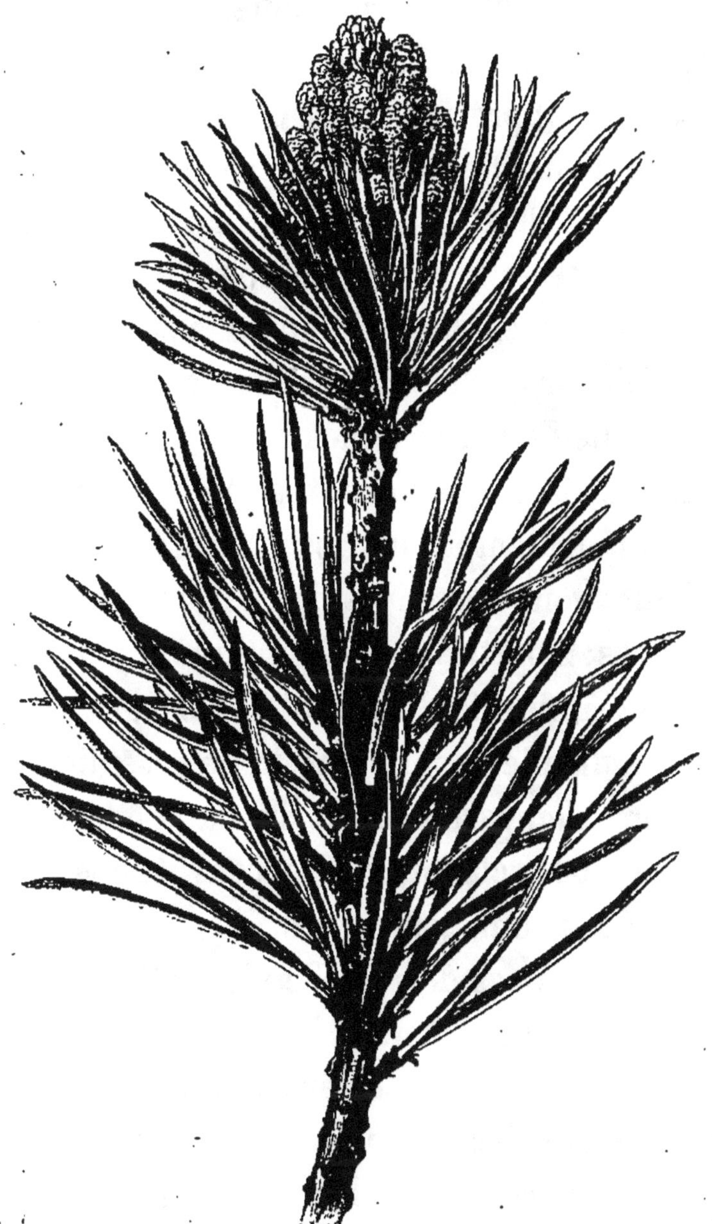

Fig. 23. — LE PIN SYLVESTRE.

Rameau avec ses chatons de fleurs mâles. — Floraison, avril-mai; maturité, octobre de la seconde année; dissémination, printemps suivant.

l'éther et les huiles, qui découle, sous forme de

suc résineux volatil, soit spontanément, soit d'incisions faites aux Pins, Sapins, Mélèzes. La térébenthine, ce produit précieux du Pin, exerce une action stimulante dans l'économie et se porte davantage sur les muqueuses, les voies urinaires et respiratoires. Aussi est-elle souvent employée et je ne puis que vous indiquer les principaux usages de cette essence. D'abord, elle est rubéfiante et peut servir comme révulsif dans certaines douleurs locales, dans la bronchite, la coqueluche. La térébenthine a une action antipurulente dans les plaies et les ulcères suppurants; voici la composition de l'onguent qui sert en pareil cas: 2 parties de térébenthine, 1 jaune d'œuf et quantité suffisante d'huile d'*Hypericum*. La térébenthine distillée donne une huile essentielle dont la médecine s'empare pour arriver à la guérison des névralgies, des sciatiques, des convulsions, du ver solitaire, des rhumatismes, etc.

Je ne connais pas de remède plus efficace et d'un prix aussi minime, contre le ver ténia, que 30 à 60 grammes d'essence de térébenthine. 30 gouttes de cette essence dans l'eau édulcorée avec un sirop aromatique guérissent les hémoptysies; comme médicament antinévralgique ne dépassez pas la dose de 10 grammes. Le docteur Récamier recommandait contre la sciatique 8 grammes d'essence de térébenthine, 120 grammes de miel rosat; il faut prendre de ce miel 3 cuillerées par jour, et à ce prix, vous verrez la douleur disparaître.

Saviez-vous que le *goudron* est un produit résineux qu'on obtient en brûlant les bois des Pins que les incisions ont épuisés? Eh bien! c'est encore un nouveau médicament que nous offre cet arbre précieux, et l'eau de goudron est mise en usage dans les catarrhes pulmonaires, qu'elle adoucit, en même temps qu'elle augmente l'appétit et favorise la sortie des urines. Les fumigations de goudron sont employées dans les maladies des bronches, des poumons et du larynx; c'est là un médicament précieux et économique que la Providence offre aux déshérités de la fortune.

Je vais vous étonner assurément en vous signalant la *poix commune* comme un autre produit du Pin. Oui, cet arbre ne nous marchande aucune de ses parties; il nous rend service le plus qu'il peut.

La poix est une substance résineuse, molle, odorante, fusible, inflammable, qu'on prépare en brûlant les entailles faites aux Pins et les filtres de paille qui ont servi à la préparation de la térébenthine. La *poix blanche* ou de *Bourgogne* n'est qu'une sorte de térébenthine sans essence, dernier produit des incisions. C'est elle que vous employez pour exciter la suppuration des furoncles, comme révulsive dans les cas de douleurs rhumatismales et de toux quinteuse.

Le résidu de la distillation de la térébenthine n'est pas perdu ; il entre dans la composition des emplâtres sous le nom de *colophane* ; réduite en poudre et appliquée sur les piqûres de sangsues et les coupures, la colophane coagule et l'hémorrhagie s'arrête.

D'un autre côté, le produit de la distillation du goudron est une huile volatile, brunissant à la lumière, à la saveur âcre, brûlante, à l'odeur désagréable ; c'est la *créosote*, qui jouit de la propriété de conserver les substances animales et de combattre la carie dentaire ; c'est là un remède que vous avez souvent employé, et vous maudissiez la créosote quand, par mégarde, vous aviez touché la muqueuse avec ce liquide ! Qnelle action caustique ! Quelle saveur désagréable !

Près des Pins se rangent les SAPINS (fig. 24), arbres communs et connus, mais dont les bourgeons ont des vertus médicamenteuses antiscorbutiques et pectorales. Les bourgeons sont des feuilles rudimentaires ramassées dans une tunique d'écailles et qui forment de petits cônes rougeâtres et pointus qu'on recueille alors qu'ils sont gluants et résineux. La tisane de sapins est renommée comme diurétique. Il faut avoir la précaution de faire blanchir les bourgeons avant de les faire infuser, c'est-à-dire de rejeter la première eau bouillante, qui enlève les principes trop amers et trop résineux qui répugneraient au malade. Choisissez spécialement le SAPIN PECTINÉ (*Abies*

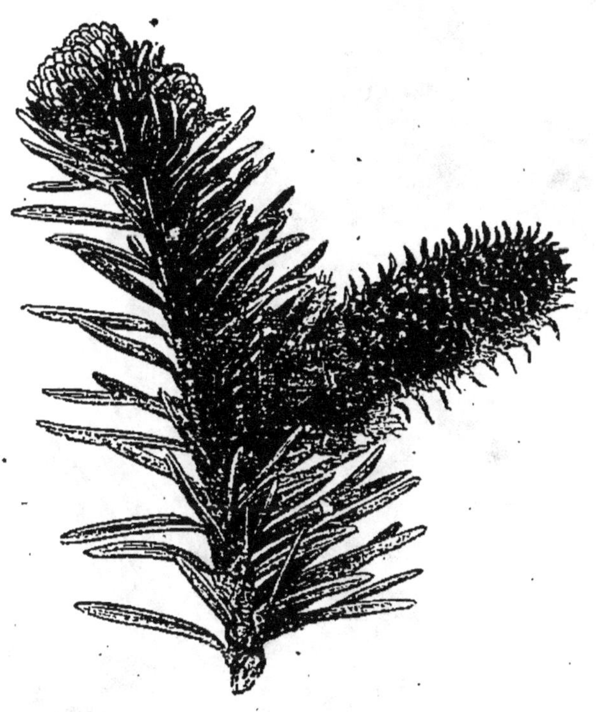

Fig. 24. — Sapin, chaton de fleurs femelles.

pectinata, DC.) (fig. 25) que vous rencontrez partout.

Après l'austère majesté et les formes grandioses des Pins, nous ne pouvons que descendre ; c'est ce que mon sujet me force de faire ; mais si l'ampleur des formes n'existe pas, nous aurons, pour compenser cette absence, une saveur aromatique et une odeur forte, balsamique, qu'on ne peut oublier. Car

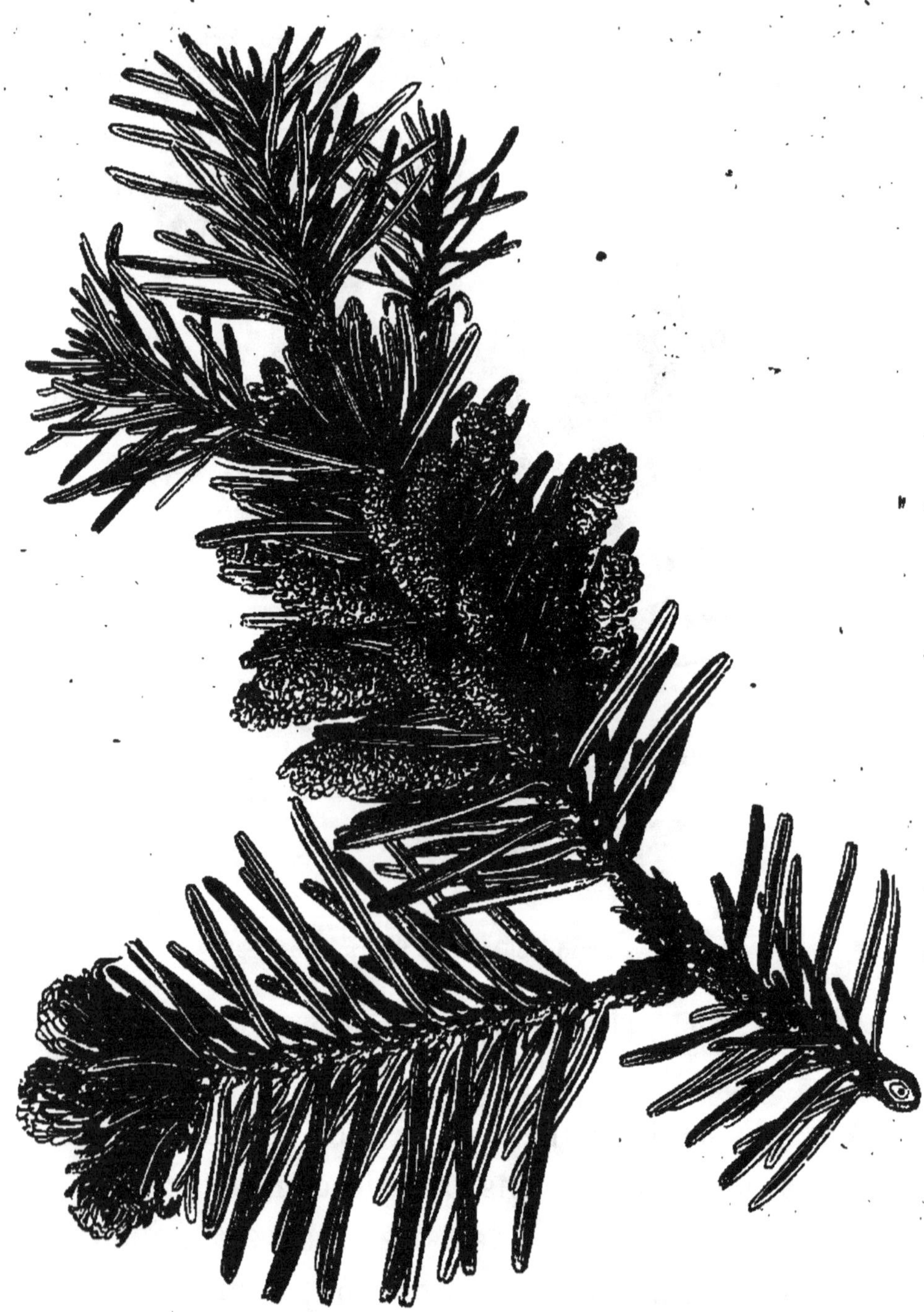

Fig. 25. — Le Sapin pectiné.

Rameau avec chatons de fleurs mâles. — Floraison, mai; maturité, septembre; dissémination, octobre.

parler des *Menthes*, c'est parler des baumes, puisque c'est ainsi que le vulgaire les désigne. Les Menthes sont des Labiées caractérisées par un calice tubulé à 5 dents, par une corolle à 4 lobes presque égaux, par 4 étamines écartées ; on les trouve partout, mais spécialement dans les sols humides. Au point de vue médical, elles jouissent toutes des mêmes propriétés et on peut prendre l'une pour l'autre. La MENTHE POIVRÉE (*Mentha piperita*, Lin.) seule fait exception. Elle jouit à un plus haut degré des propriété toniques, excitantes, stomachiques, antispasmodiques ; on lui reconnaît une action très-puissante sur le système nerveux, dans la débilité de l'estomac, les palpitations de cœur, etc. Elle a les feuilles pétiolées, le calice strié et glanduleux, les fleurs purpurines et les étamines plus courtes que la corolle. Vous connaissez la saveur de la Menthe, qui plaît tant dans les pastilles des confiseurs ; elles vous donnent une sensation agréable de froid piquant et qui succède à une sensation de chaleur stimulante.

La MENTHE VERTE (*Mentha viridis*, Lin.), glabre dans toutes ses parties, aux fleurs petites et à épis grêles, aux feuilles sessiles, a une odeur très-pénétrante qui révèle immédiatement sa parenté.

La MENTHE SAUVAGE (*Mentha sylvestris*, Lin.) (fig. 26) a les fleurs disposées en longs épis, non interrompus, les fleurs purpurines, velues en dehors, et se trouve aux lieux incultes, un peu humides, sur le bord des ruisseaux. C'est dans ces mêmes stations que vous rencontrerez la MENTHE A FEUILLES RONDES (*Mentha rotundifolia*, Lin.), très-velue, aux feuilles blanchâtres, aux étamines plus longues que la corolle, et sa variété *crêpue*, aux feuilles comme crispées, à l'odeur très-forte.

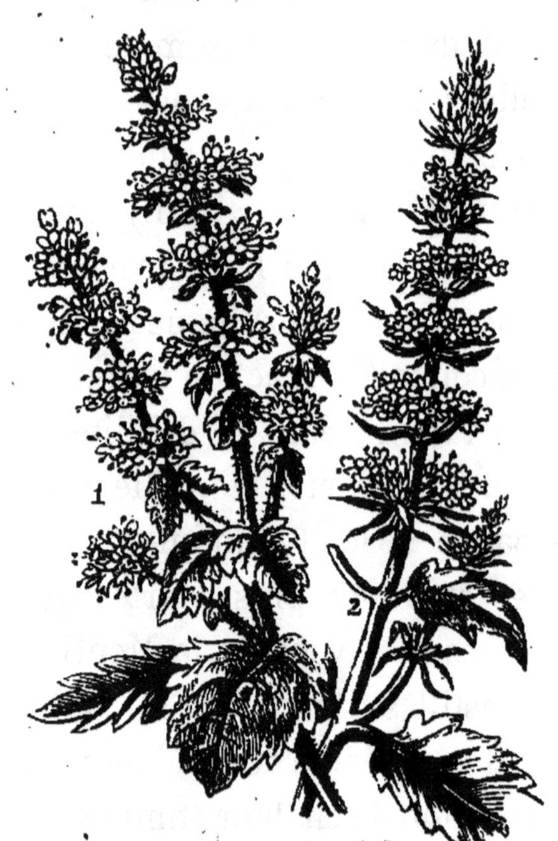

Fig. 26. — 1) Menthe à feuilles rondes; 2) Menthe sauvage.

Si vous allez dans les jardins, ce ne sont plus les mêmes espèces que vous verrez; c'est, d'une part, la MENTHE CULTIVÉE (*Mentha sativa*, Lin.), la MENTHE GENTILLE (*Mentha gentilis*, Lin.), qui n'offrent pas de propriétés spéciales et jouissent des vertus de la famille des Menthes.

Dans les marais et les terrains humides, vers le milieu de l'été, vous trouvez la MENTHE POULIOT (*Mentha Pulegium*, Lin.), qui, dit-on, chasse les puces par son odeur vive, pénétrante ; la saveur est comme camphrée ; aussi a-t-elle eu autrefois une réputation que ses congénères lui ont enlevée, mais qu'elle mérite toujours.

C'est généralement en infusion théiforme des sommités fleuries que l'on emploie les Menthes quand on sent des flatuosités, des palpitations, des tremblements nerveux, contre les vers, et vous savez que l'essence de Menthe, à la dose d'une goutte sur un morceau de sucre, est un remède excellent et usité, surtout par les dames. L'infusion des sommités sèches demande une pincée pour une tasse d'eau chaude et sucrée ; deux pincées si elle doit servir en fomentation contre la gale, les ecchymoses. Si l'on se sert de l'essence, une goutte sur du sucre suffit pour calmer les femmes hystériques.

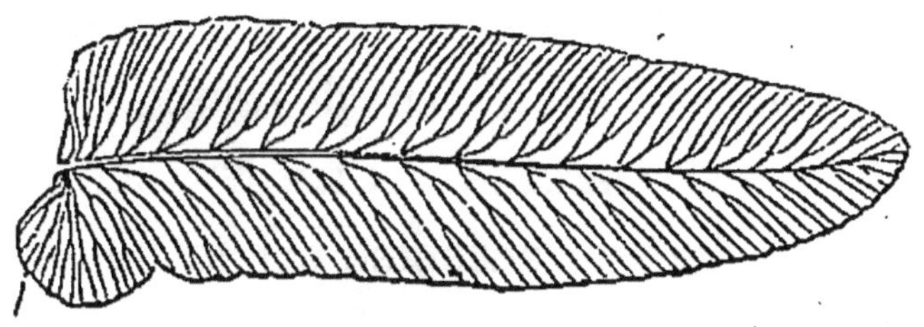

Fig. 27. — Fronde de l'Osmonde royale.

L'Osmonde royale (*Osmunda regalis*, Lin, (fig. 27) justifie par sa beauté le nom qui lui a été imposé. Elle n'a ni tiges ni fleurs. De la souche ou racine épaisse partent des feuilles longuement pétiolées, pinnatifides et dont les folioles ont l'insertion opposée. Le feuillage est ample, brillant, d'un vert glauque; c'est sur la face inférieure des feuilles supérieures que la fructification se développe; les feuilles se transforment, se rapetissent et apparaissent sous la forme d'une belle et longue grappe, droite, terminale, paniculée, composée d'une multitude de petits globules roussâtres; l'Osmonde croît dans les bois humides, les sols fangeux, dans les terrains rendus marécageux faute d'écoulement des eaux. L'Osmonde passe pour être souveraine contre le rachitisme, et cette idée est tellement acceptée par le vulgaire que les paysans en font sécher les feuilles au soleil pour que leurs enfants chétifs puissent coucher dessus. Sans avoir une foi aussi robuste, permettez-moi de vous la recommander assez sérieusement pour guérir les hernies, les chutes, les blessures.

Contre le rachitisme, prenez: décoction de la racine, 40 grammes par kilogr. d'eau ou 10 grammes d'extrait, chaque jour, délayé dans du lait. Pour guérir les hernies, voici une excellente recette : vous faites digérer pendant huit jours 8 grammes de racine concassée; vous buvez ce produit en deux fois le même jour; en même temps, vous prenez deux fois le jour une cuillerée à café de la plante pulvérisée, et vous appliquez sur la tumeur herniaire des compresses imbibées de la décoction. On cite dans nos campagnes beaucoup de cas de guérison.

L'Osmonde ne se trouve pas partout ; elle est rare dans beaucoup de cantons ; aussi dois-je plutôt vous indiquer le MILLEPERTUIS PERFORÉ (*Hypericum perforatum*, Lin.) (fig. 28) ou l'*Herbe de Saint-Jean*,

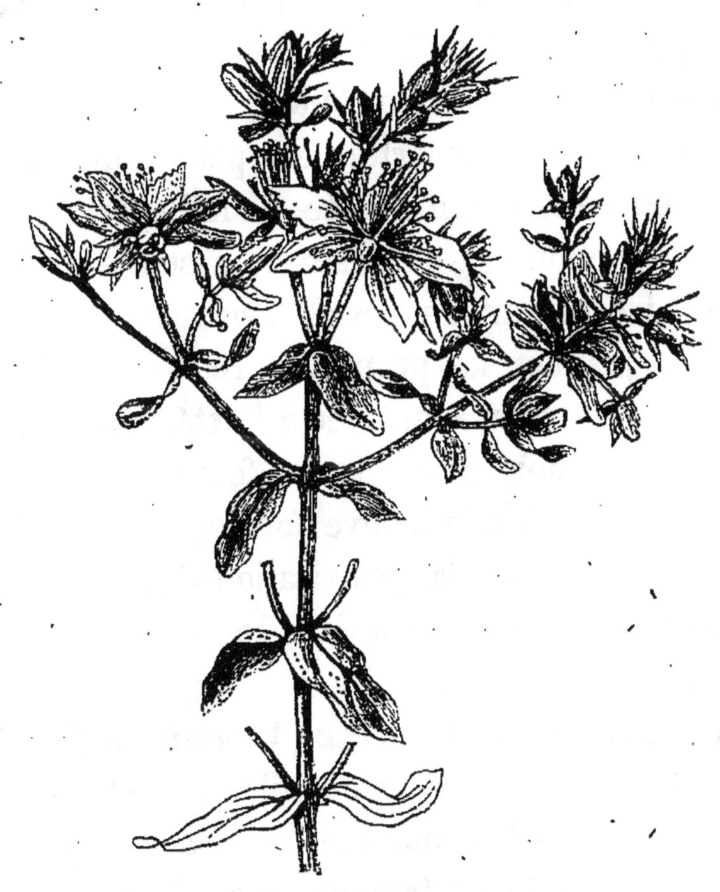

Fig. 28. — Millepertuis.

l'*Herbe aux piqûres*, *Trescalan*, *Chasse-Diable*. Au moins vous trouverez cette plante dans les endroits secs, les lisières des bois, aux bords des chemins, où elle est vivace et fleurit en juin-août. Les tiges de Millepertuis sont dressées, ordinairement rameuses avec des entre-nœuds, offrant deux lignes peu saillantes ; les feuilles sont opposées, oblongues, et paraissent, au soleil, criblées d'une multitude de petits trous ; ce sont autant de vésicules transparentes, remplies d'huile essentielle ; les fleurs sont disposées en un corymbe étalé.

L'odeur des Millepertuis est peu prononcée, la saveur amère est comme salée. Le Millepertuis paraît avoir une action marquée sur le système broncho-pulmonaire et sur l'appareil urinaire, action que semblent justifier ses propriétés résineuses. L'huile de Millepertuis est employée à l'extérieur dans les cas de contusions, de plaies ; les feuilles et les fleurs macérées dans l'huile d'olive forment un vulnéraire propre à favoriser la cicatrisation des plaies. Les sommités fleuries entrent dans le *baume du Commandeur*.

La Véronique officinale (*Veronica officinalis*, Lin.) (fig. 29) jouit auprès du vulgaire de la même faveur ; aussi l'a-t-il surnommé le *Thé d'Europe* ; quelques-uns l'appellent *Véronique mâle*. Vous récolterez cette plante dans les bois montueux, sur les collines sèches et arides ; vous la reconnaîtrez à ses tiges presque ligneuses, rampantes à la partie inférieure, mais redressées à leur sommet ; à ses feuilles tendres, velues, d'un vert douteux, un peu pétiolées, dentelées, ovales. C'est de l'aisselle des feuilles que s'élance un pédicelle chargé de supporter les fleurs d'un bleu pâle, disposées en grappes latérales, pubescentes; le calice, garni de poils, a 4 divisions; la corolle, s'élevant en entonnoir, s'étale aussi en 4 pétales bien distincts.

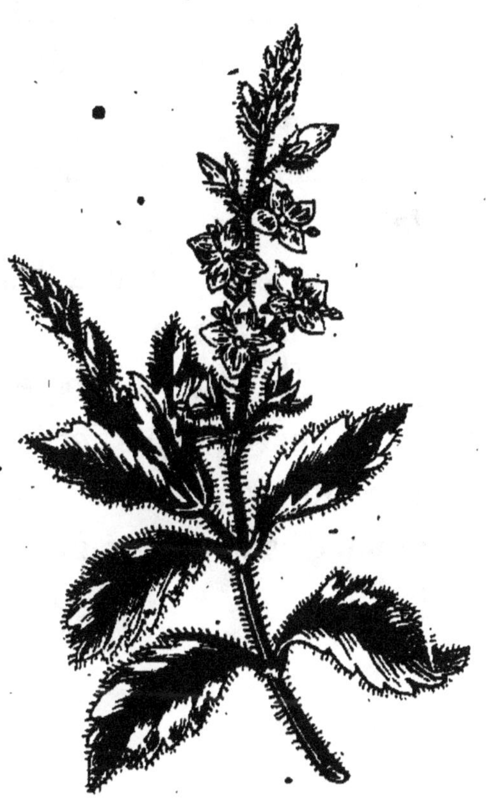

Fig. 29. — Véronique officinale.

Peut-être que cette plante ne justifie pas toutes les propriétés qu'on lui a accordées; en tout cas, c'est une plante précieuse et que j'aimerai toujours, car elle peut remplacer le thé; son infusion est agréable, tonique, adoucissante et diurétique; à ces titres, elle vaut probablement mieux que le thé; elle est au moins aussi digestive et a le grand avantage, rare dans les végétaux, d'avoir, sèche, les mêmes propriétés que dans la fraîcheur de la plante. Quand vous prendrez une infusion de Véronique, vous remarquerez que vos digestions sont moins laborieuses; elle donne de la force aux personnes débilitées. L'abus en tout cas, ne fait pas le mal que peut produire le thé. Il faut environ 15 à 30 grammes par kilogr. d'eau.

Bien que la DENTAIRE (*Dentaria bulbifera*, Lin.) jouisse des propriétés générales des Crucifères et n'offre pas de qualités spéciales, je veux, pour finir cet entretien, vous la signaler, car la souche présente des écailles blanches, charnues, rapprochées, qui ont été comparées à des dents; ce sont simplement des feuilles abortives; les empiriques se sont emparés de cette analogie pour la recommander contre le mal de dents, et je connais encore des personnes qui vont la cueillir aux endroits frais et montueux pour cet usage; les feuilles sont stimulantes.

CHAPITRE IX.

Les Plantes toniques-amères.

Le Houblon. — Le Lamier blanc. — Les plantes toniques et amères. — Le Polygala.

LE HOUBLON GRIMPANT (*Humulus Lupulus*, Lin.) (fig. 30) croît spontanément dans les haies, les lieux incultes et humides, sur le bord des bois, où il étale ses rameaux trop frêles pour se soutenir seuls ; les tiges sont un peu anguleuses ou striées, couvertes de poils courts et crochus ; les feuilles sont grandes, rudes, pétiolées, opposées ; à la base du pétiole se trouvent deux petites stipules pointues, bifides. Les fleurs sont

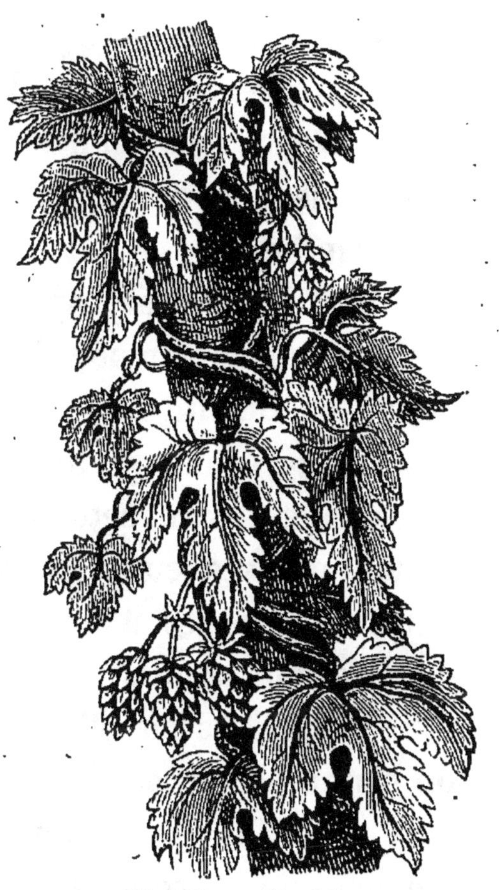

Fig. 30. — Houblon.

dioïques ; les mâles disposées en belles grappes

paniculées, terminales; chaque fleur est composée d'un calice à cinq folioles concaves, d'un vert jaunâtre, relevé par l'éclat de cinq anthères d'un jaune doré; les fleurs femelles sont contenues dans des cônes écailleux de couleur verte, qui passe au jaune rougeâtre : elles sont accompagnées d'une bractée membraneuse et composées d'écailles ovales qui enveloppent chacune un ovaire petit, auquel succède une semence à péricarpe jaunâtre chargé de glandes résineuses très-odorantes. Tel est le caractère du Houblon, dont vous connaissez depuis longtemps les cônes à odeur forte, narcotique, un peu vireuse, à saveur amère.

Je ne vous parlerai pas des usages économiques des cônes de Houblon pour la préparation de la bière : ce sont eux qui lui impriment cette saveur amère, franche et agréable, qui lui communiquent cet arôme particulier et rendent cette boisson salutaire. Vous savez aussi que ses jeunes pousses peuvent se manger en guise d'asperges et que ses sarments servent de liens aux cultivateurs.

L'infusion dans laquelle on a mis des cônes de Houblon brunit par le contact du sulfate de fer : concluez de là que le Houblon est un tonique pour l'économie animale et un narcotique pour le système nerveux, ce qui explique ses propriétés stomachiques, apéritives et diurétiques. Aussi vous conseillerai-je l'emploi du Houblon dans l'atonie générale, dans le rachitisme, les maladies constitutionnelles. Pour l'infusion des cônes, la dose est de 5 à 10 gr. par kilo d'eau ; à cette infusion, on peut ajouter un sixième de vin pour en faire une boisson agréable, salutaire

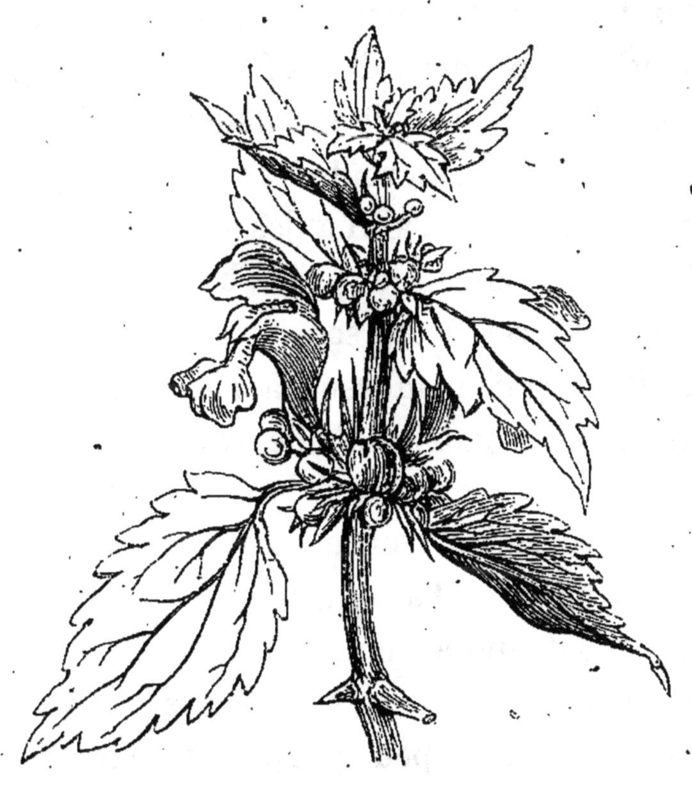

Fig. 31. — Lamier blanc.

aux enfants pâles, bouffis et qui ont peu d'appétit. La poudre des cônes passe pour être un aphrodisiaque.

Aussi commun que le Houblon, le LAMIER BLANC (*Lamium album*, Lin.) (fig. 31) pousse dans les haies, les bois, les lieux incultes, où vous le connaissez sous le nom de *Ortie blanche*, *Ortie morte*, *Lamier blanc*, *Lamion*, *Archangélique*. Les tiges carrées vous indiquent que c'est une Labiée : elles sont couchées à la base, puis dressées, pubescentes.

Bien que cette plante se trouve répandue partout, sur les bords des chemins et dans les décombres, elle mérite cependant d'attirer l'attention des passants par le blanc pur de ses fleurs, la lèvre supérieure de la corolle en voûte très-régulière, veloutée en dehors, servant d'abri à des anthères noires, entourées d'un liséré de poils blancs. Remarquez comme toutes ces fleurs sont disposées en verticilles (faux, il est vrai) nombreux à l'aisselle des feuilles supérieures. Le public, d'ailleurs, ne l'a pas dédaignée, puisqu'il a remarqué la ressemblance de ses feuilles avec celles d'ortie (d'où son nom d'*Ortie blanche*), puisqu'il l'a comparée à l'Archangélique, dont il lui a donné le nom.

Le Lamier ne se recommande pas par son odeur aromatique, qui est peu agréable, ni par sa saveur, dont l'amertume déplaît. Mérite-t-il sa réputation? Justifie-t-il les guérisons qu'on lui a attribuées dans certains cas d'hémorrhagie, d'affections scrofuleuses et de fleurs blanches ? Je l'ignore; mais je crois sincèrement que fraîche cette plante a des qualités qui disparaissent à la dessiccation, et que c'est de là que vient la divergence des opinions. Quand vous vous en servirez, prenez pour 500 grammes d'eau trois pincées des fleurs de Lamier ou six pincées des sommités fleuries : le cataplasme fait de feuilles cuites passe, à juste titre, comme émollient et résolutif.

Les plantes toniques-amères sont nombreuses, bien que je ne vous en cite à peine que quelques-unes : elles activent la nutrition par leur action générale sur l'économie et par leur action directe sur les organes digestifs. Si j'ai été sobre et si je passe sous silence l'Artichaut, l'Aunée, le Bluet, la Carline, l'Inule etc., c'est que quelques-unes, comme la petite Centaurée, rentrent dans une autre section, où elles sont mieux placées, et que d'autres ont en même temps un principe aromatique, comme l'Absinthe, qui en font des plantes excitantes. Et, d'ailleurs, le Quinquina n'est-il pas le roi des toniques, le prince des amers ?

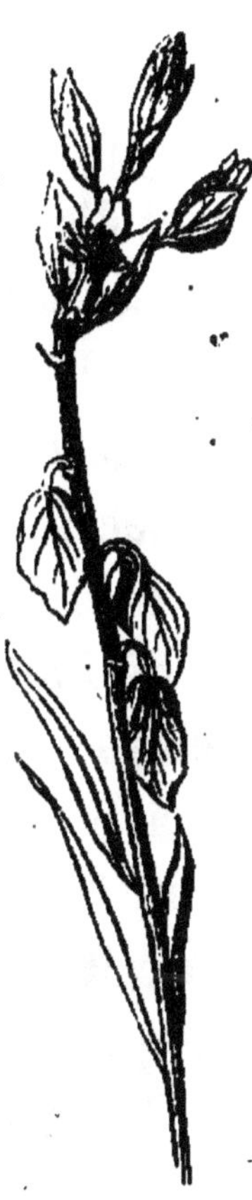

Fig. 32. Polygala.

Maintes fois, dans les pelouses des collines ou des prés, vous avez remarqué de charmantes plantes que je vous ai nommées *Polygala;* vous aimiez à cueillir ces fleurs très-variées en couleur, d'un bleu vif, violettes ou purpurines, rouges, blanchâtres, lavées de rose ou panachées. C'est le cas, en ce moment, de vous en dire un mot.

Le Polygala Commun (*Polygala vulgaris*, Lin.) (fig. 32) a les tiges grêles, étalées ou dressées, les feuilles sessiles, linéaires, lancéolées, les supérieures plus longues : les fleurs, qui apparaissent de bonne heure, sont disposées en une grappe rose et unilatérale. Le calice persistant, à cinq divisions très-profondes, dont deux beaucoup plus grandes, sont en forme d'ailes et souvent colorées ; la corolle semble papilionacée, roulée en tube à la base et s'ouvrant ensuite en deux lèvres.

Le Polygala a une saveur amère qui persiste longtemps : ses propriétés résident dans l'écorce de sa racine : l'eau et l'alcool s'emparent facilement de ses principes actifs, et vous obtenez, avec leur aide, un extrait aqueux et un extrait résineux, qui offrent les propriétés des plantes amères.

Si vous voulez employer cette plante comme fortifiant, l'emploi le plus commode est de faire infuser dans 1 litre d'eau 50 grammes de semences : c'est une tisane qui, coupée avec du lait, a paru fortifier les natures affaiblies par les toux persistantes.

CHAPITRE X.

Les Plantes toniques-astringentes.

Les Plantes toniques et astringentes. — L'Aigremoine. — L'Alchemille. — La Potentille. — La Tormentille. — L'Aune. — Le Frêne. — Le Noyer commun. — La Filipendule. — La Pyrole. — Le Prunier épineux. — La Ronce bleue. — La Sanicle. — La Scolopendre. — Le Chêne. — La noix de galle. — L'Ortie. — Le Micocoulier. — Le Cornouiller.

Les plantes *toniques-astringentes* sont, comme l'indique leur nom, des plantes qui, mises en contact avec les tissus vivants, y déterminent un resserrement moléculaire, en même temps qu'elles exercent une action tonique, excitatrice des propriétés vitales. Elles doivent généralement leur action à l'acide gallique et au tannin qu'elles renferment, et qu'elles abandonnent difficilement dans l'eau froide, mais facilement dans l'eau bouillante, et cette action est d'autant plus efficace qu'elles contiennent une proportion plus forte de ces deux principes. Leur effet est de diminuer la sécrétion muqueuse de la membrane qui tapisse l'intérieur de l'estomac et les intestins; de là la constipation. Le tannin combiné avec les peaux mortes les préserve de la putréfaction; aussi la poudre des écorces des plantes astringentes prévient la décomposition des ulcères gangréneux et sordides. Ce genre de plantes jouit en même temps de propriétés *styptiques*, c'est-à-dire que, mises en contact avec la peau, elles tendent à en fermer les pores et à oblitérer l'extrémité des vaisseaux capillaires : de là leur emploi pour arrêter l'écoulement du sang des petits vaisseaux, pour faire avorter l'inflammation externe du panaris, l'entorse, la brûlure, pour combattre les angines à l'aide des gargarismes etc.

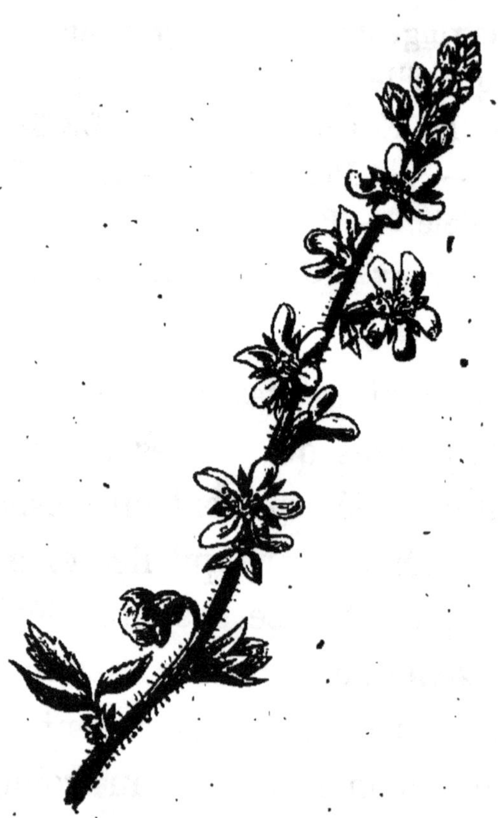

Fig. 33. — Aigremoine eupatoire.

Sans vous parler de l'*Orme* et du *Saule*, que vous connaissez bien, j'aborde de suite l'AIGREMOINE EUPATOIRE (*Agrimonia eupatoria*, Lin.) (fig. 33), qui croît abondamment le long des chemins, sur la lisière des bois, dans les champs. Cette plante a la tige droite, un peu dure, velue, ordinairement simple, garnie dans sa moitié inférieure de feuilles alternes, ailées avec une impaire.

Les folioles, au nombre de 7 ou 9, sont ovales, dentées, pubescentes et blanchâtres. Elle est hérissée de poils sur ses tiges et de pointes crochues sur ses fruits, et a une apparence sauvage en harmonie avec les lieux agrestes et solitaires qu'elle recherche. Les fleurs sont jaunes, petites, disposées en un long épi grêle et terminal.

Un calice persistant, à 5 découpures, 5 pétales, 12 à 20 étamines, 2 ovaires, surmontés chacun d'un style, voilà les derniers traits du signalement de notre plante.

La saveur amère et légèrement styptique indique les propriétés de la plante : le vulgaire l'emploie en gargarisme contre les inflammations de la gorge ; on l'a fort recommandée contre les maladies du foie, les crachements de sang, les foulures ; deux ou trois pincées par 500 grammes d'eau suffisent pour l'infusion des feuilles : 30 grammes par 500 grammes d'eau sont utiles pour la décoction, à laquelle on ajoute du miel et du vinaigre : excellent gargarisme, croyez moi.

La décoction des feuilles est vermifuge, et les Cosaques nomades de la Petite-Russie s'en servent contre les vers qui attaquent le bétail.

Contre les foulures et les engorgements articulaires on fait bouillir la plante entière avec du son et du gros vin rouge ; vous obtenez de cette façon un excellent cataplasme.

C'est dans les forêts montueuses du Nord, sur les Alpes, les Pyrénées, etc., que vous trouverez l'ALCHEMILLE VULGAIRE (*Alchimilla vulgaris*, Lin.) (fig. 34), plus connue sous le nom de *Pied-de-Lion*, *Manteau-des-Dames*. Sa racine est grosse et ligneuse, ses tiges rameuses, un peu velues; les feuilles assez amples, arrondies, à 8-10 lobes dentés, supportées par un long pétiole. Les fleurs sont nombreuses et se présentent en corymbes, qui s'épanouissent au sommet de chaque rameau : elles sont petites, verdâtres. Mâchez un peu les feuilles, et vous sentirez aussitôt une saveur acerbe, qui vous indique une plante tonique-astringente. Sans avoir les brillantes destinées que lui supposaient les anciens alchimistes, qui recueillaient la rosée de ses feuilles pour la préparation de la pierre philosophale, ce n'est pas moins une plante fort utile contre les dysenteries, les pertes rouges ou blanches, que vous pourrez employer en cataplasmes, en tisane (30 à 60 grammes par 500 grammes d'eau en

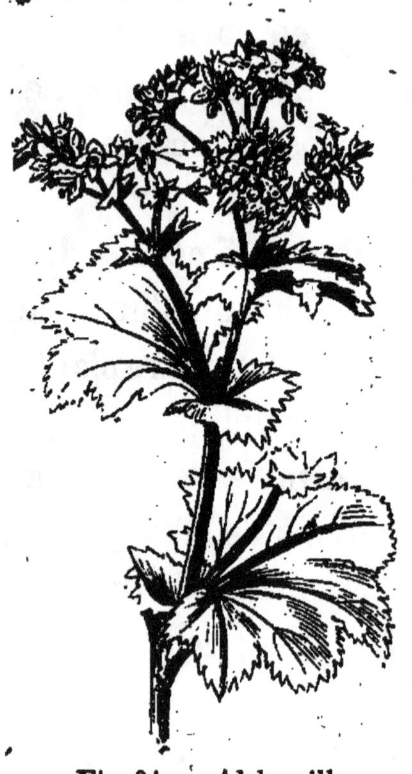

Fig. 34. — Alchemille.

infusion), en lotion (dose triple), en injection, en lavement.

Ne dédaignez donc pas cette plante, que ses feuilles plissées avec beaucoup d'élégance ont fait comparer à un mantelet de dames.

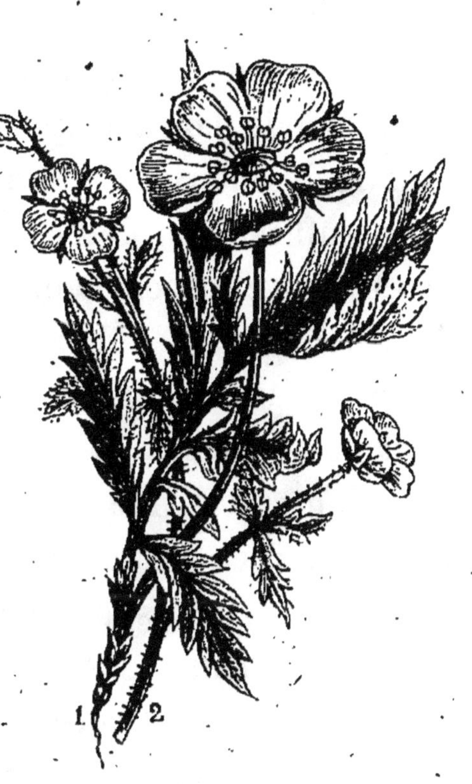

Fig. 35 et 36.
1) Potentille argentine;
2) — tormentille.

Il vous sera plus facile de trouver la POTENTILLE ARGENTINE (*Potentilla anserina*, Lin.) (fig. 35), le *Bec d'oie*, l'*agrimoine sauvage* des paysans. L'Argentine ou Ansérine, bien que vous la rencontriez partout sur le bord des chemins, parmi les gazons un peu humides, est une fort belle plante, qui étale sur la terre ses grandes feuilles ailées et qui cache dans sa modeste attitude la face satinée et soyeuse de ses feuilles. Ses fleurs sont jaunes, solitaires, axillaires, longuement pédonculées, et se montrent pendant toute la belle saison. Les divisions du calice sont soyeuses et blanchâtres, quelquefois un peu découpées sur leurs bords : la corolle, de 5 pétales ouverts, arrondis, renferme de nombreuses étamines à anthères en croissant.

Les feuilles ont une saveur un peu acerbe, qui les recommande dans les écoulements blancs et rouges, dans la dysenterie ; 20 grammes par 500 grammes d'eau suffisent en décoction. Si, au lieu d'être un bon et brave garçon habitué à affronter les ardeurs du soleil dans des herborisations quelquefois pénibles, vous étiez un jeune homme efféminé et coquet de son teint, je vous conseillerais de prendre en lotion sur le visage de l'eau distillée d'Ansérine, et vous auriez grande chance, dit-on, de voir disparaître les taches de rousseur et d'avoir la peau plus unie ; mais à quoi bon !

Une espèce bien voisine est la TORMENTILLE (*Tormentilla erecta*, Lin.) (fig. 36). Cette plante est, croyez-moi, un de nos meilleurs astringents, dont la racine, en décoction, à la dose de 16 à 30 grammes par kilogr. d'eau, guérit les diarrhées et les dysenteries chroniques, les hémorrhagies, le relâchement des organes, l'incontinence nocturne d'urine, le pissement de sang des troupeaux. Elle passe, et je crois que c'est à bon droit, pour un fébrifuge. La décoction de la racine, à la dose de 30 à 60 grammes par kilogr. d'eau, est employée en lotion contre les saignements et les ulcérations des gencives, pour résoudre les contusions. En Normandie on emploie même contre le panaris un cataplasme qui a pour base la Tormentille. Voici comment on l'utilise : on fait sécher au four la racine, on la pulvérise et, au moyen d'un jaune d'œuf, on lui donne une consistance pâteuse. On enveloppe le doigt malade d'un linge recouvert de cette pâte et le panaris se trouve assez rapidement guéri.

Malgré son nom de *Tormentille droite*, elle a souvent des tiges couchées, diffuses, mais redressées, un peu velues, ramassées, garnies de feuilles sessiles à 3 ou 5 folioles ovales-allongées, dentées, un peu pubescentes.

Les fleurs sont jaunes, solitaires sur des pédoncules axillaires : les pétales sont échancrés en cœur. Le calice est double, c'est-à-dire que, partagé en huit dentelures, il en emploie quatre pour former le calice proprement dit, et quatre pour former le calicule (petit calice). La racine est une souche épaisse, à surface rude, foncée, rugueuse, un peu chevelue inférieurement. C'est cette racine qui est la partie astringente de la plante. On peut faire prendre une pincée de la racine desséchée et pulvérisée aux personnes faibles, ou faire macérer cette poudre à la dose de 20 ou 30 grammes dans du vin généreux ; c'est une excellente lotion contre les plaies languissantes, contre les ulcérations blafardes.

L'Aune (*Alnus glutinosa*, W.) (fig. 37) se plaît gé-

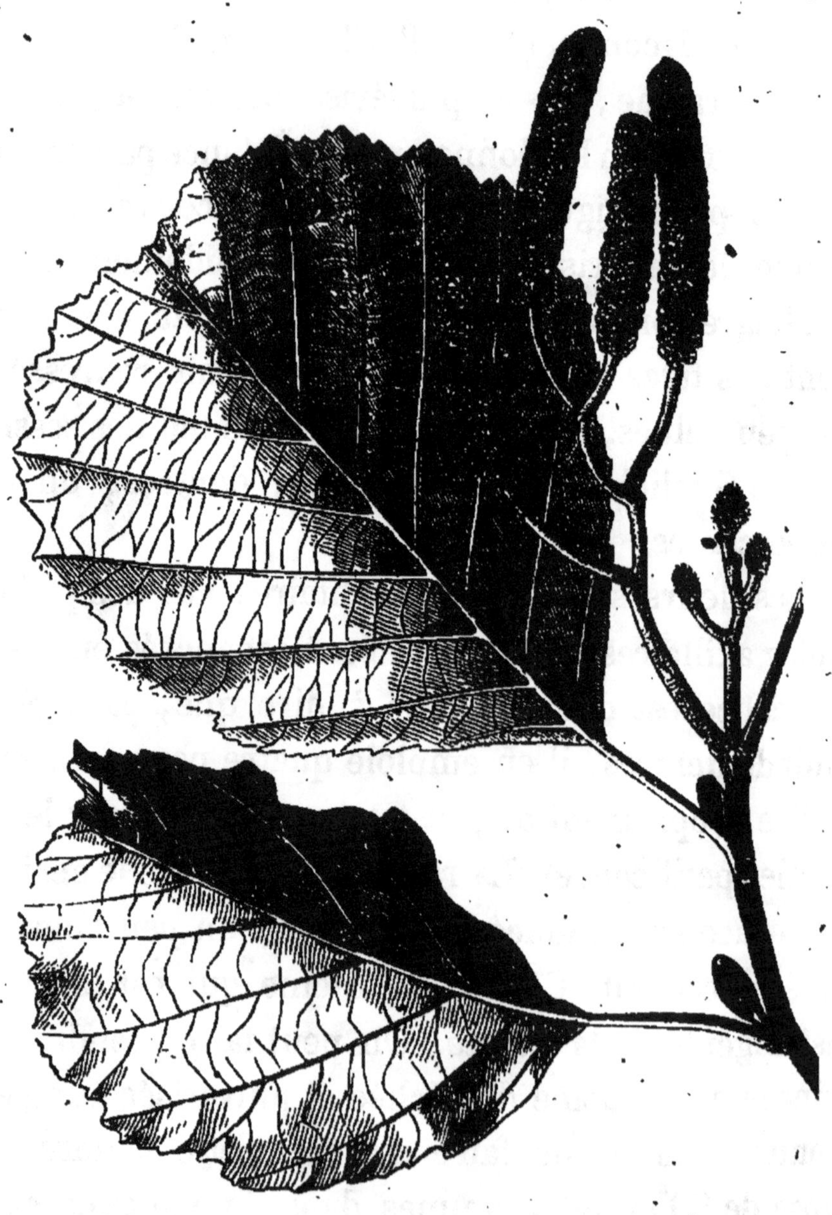

Fig. 37. — L'AUNE.

Rameau à l'automne, portant les chatons qui se développent au printemps. — Floraison, mars; maturité, octobre.

néralement dans les terres marécageuses : vous connaissez son bois, d'un grain fin, d'une teinte rougeâtre ; ses feuilles dentées à leur contour, enduites d'une matière visqueuse qui s'attache aux doigts. Les fleurs sont en chatons : les mâles sont oblongs, courts, obtus ; les femelles, ovales. Je n'ai pas à vous rappeler les nombreux usages de son bois, recherché des tourneurs et des ébénistes à cause de la finesse de son grain, des sabotiers, des vignerons, des boulangers ; il sert à fabriquer des chaises, des pilotis etc. Mais je préfère vous indiquer que, par suite du tannin qu'il renferme, il possède des vertus fébrifuges et astringentes que chacun peut utiliser. On se sert des feuilles fraîches appliquées sur les mamelles pour faire tarir le lait.

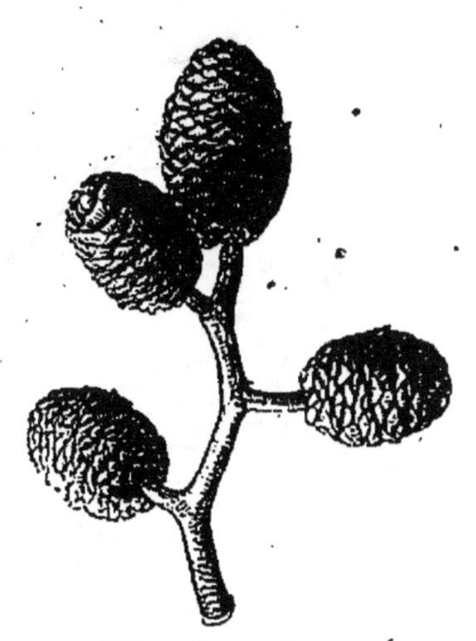

Fig. 38. — Aune.
Ramuscule à cônes fructifères.

L'écorce de l'Aune, d'une saveur âpre et astringente, est employée en gargarisme dans les angines et dans l'esquinancie.

Les arbres de nos forêts fournissent beaucoup d'astringents, qui viennent au devant des besoins de ceux que la profession oblige à vivre dans ces lieux déserts. L'Aune me conduit naturellement au Frêne élevé (*Fraxinus excelsior*, L.) (fig. 39), un des plus

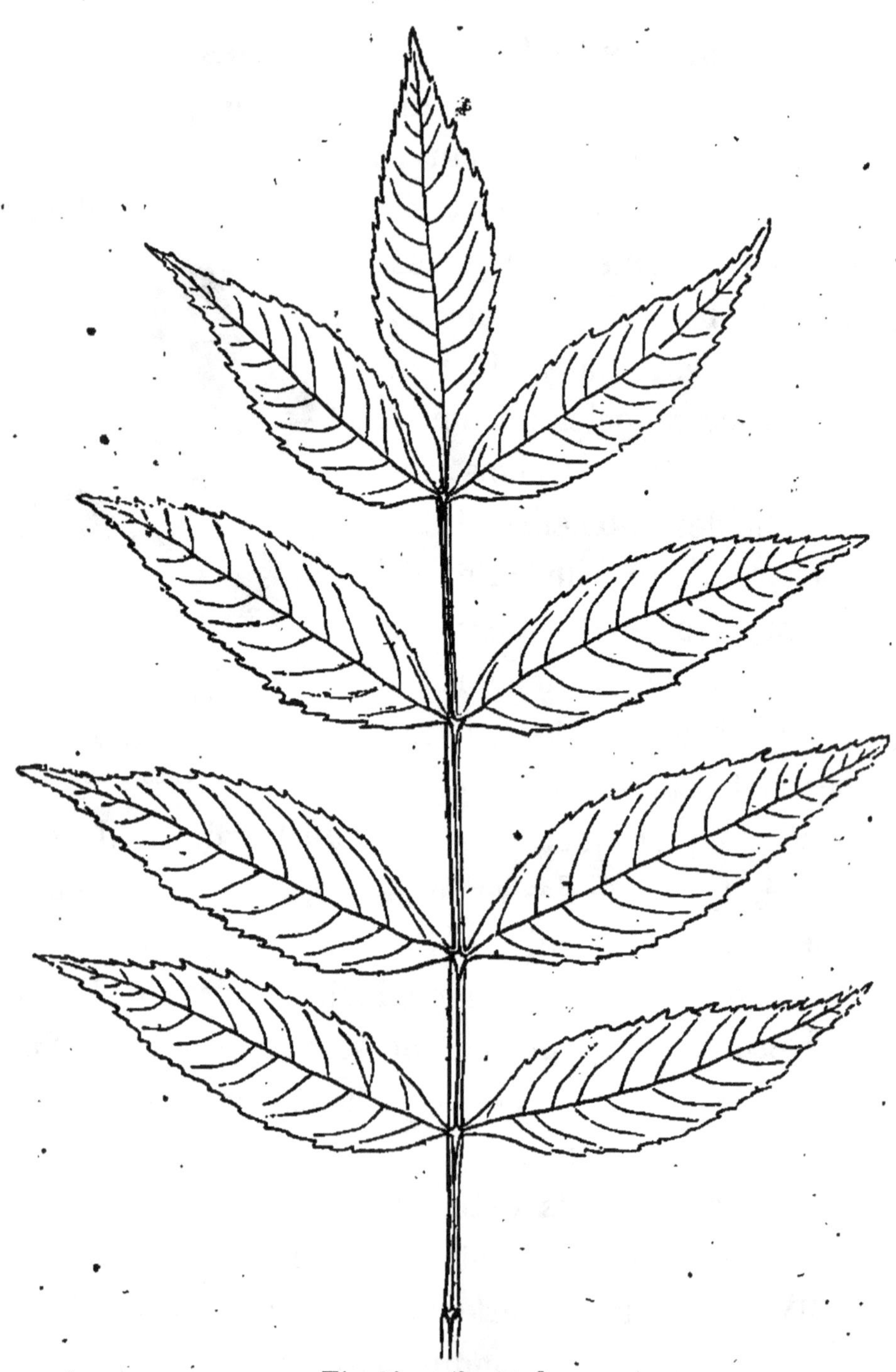

Fig. 39. — LE FRÊNE.

Feuille composée d'un pétiole sur lequel s'insèrent des folioles opposées. — Floraison, mai; maturité, octobre; dissémination, hiver.

grands arbres de nos forêts, aux feuilles ailées, avec une impaire, aux folioles glabres, dentées en scie, aux fleurs dépourvues de calice et de corolle en petites

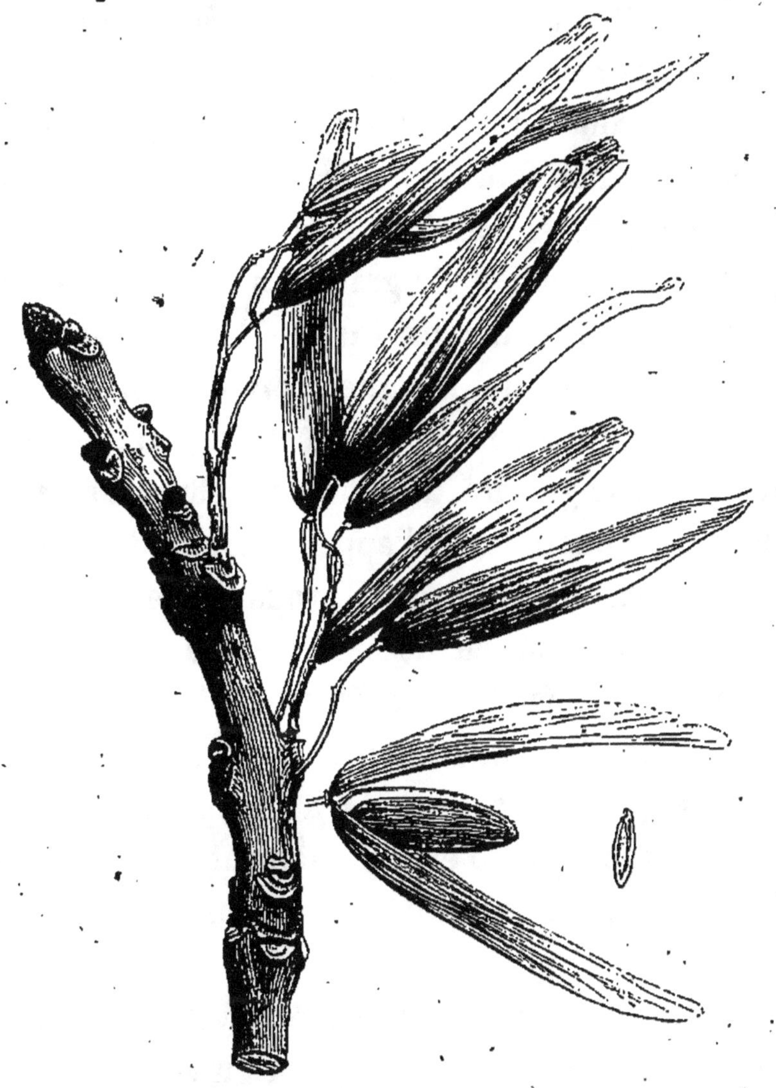

Fig. 40. — Frêne (fruit.)

panicules latérales et opposées, au bois blanc et dur, souple et veiné, aux nœuds recherchés des ébénistes. Cet arbre est trop répandu dans nos contrées pour que j'insiste sur son signalément. Apprenez que l'écorce et le bois sont regardés comme apéritifs, diurétiques et fébrifuges ; les feuilles (fig. 40) sont purgatives ; les graines âcres, amères, sont recommandées en infusion contre l'hydropisie. L'écorce (en poudre) s'emploie comme fébrifuge à la dose de 8 à 24 grammes : on répète ce remède 3 ou 4 fois par jour : il faut pour la décoction 30 grammes par kilogramme d'eau ; on fait bouillir un quart d'heure ; en ajoutant une pincée de menthe poivrée, on obtient une boisson qui, prise le matin et le soir, pendant un mois, vous guérira des douleurs rhumatismales. Je pourrais vous citer à l'appui de mon dire grand nombre de cas de guérison. Si vous prenez l'écorce, soit en poudre, soit en décoction vineuse, vous aurez un remède facile et efficace contre les fièvres paludéennes, la goutte et le scorbut.

Vous voyez que la nature n'a pas produit seulement le Frêne pour l'embellissement de nos forêts, mais encore pour les besoins de l'homme bien portant ou malade.

Le même rôle utilitaire a été dévolu au NOYER COMMUN (*Juglans regia*, Lin.), originaire des bords de la mer Caspienne, et que la mythologie a baptisé, car le fruit était pour eux le gland dont Jupiter devait se nourrir (*Jovis glans*). Cet arbre justifie bien, en effet, son nom divin, car tout est précieux en cette essence, depuis l'amande qui, confite, forme un aliment agréable ou donne les cerneaux, mets recherché des gourmets, fournit l'huile si usitée dans l'éclairage, la saponification et la composition des vernis, un marc qui engraisse les bestiaux, un brou qui, macéré dans l'eau, donne une couleur brune très-solide, ou une décoction vermifuge, jusqu'au bois flexible qui se taille sous le ciseau, se polit sous le rabot, se veine au tour, est utilisé chez les ébénistes, chez les sculpteurs, les tourneurs, les carrossiers, les armuriers, jusqu'aux racines qui servent aux teinturiers, jusqu'aux feuilles qui servent aux malades. N'avez-vous pas eu dans votre jeunesse des engelures pendant l'hiver? Oui, n'est-ce pas? Eh bien, si jamais vous en aviez aux oreilles, je ne sais rien de plus ennuyeux, car l'oreille est sujette à se fendre, à s'ulcérer; lavez l'oreille avec la décoction tiède de feuilles de noyer et vous verrez bientôt cette infirmité désagréable céder à cette médication astringente.

Il vous arrivera souvent de rencontrer des enfants à la peau blanche et fine, aux membres potelés, au regard doux, à la chair molle, au ventre bouffi: ce sont des enfants au tempérament lymphatique, au sang pauvre. Conseillez-leur, outre un régime tonique que la misère quelquefois ne leur permettra pas de suivre, des bains fréquents de feuilles de Noyer.

Ils obtiendront un résultat presque aussi efficace que les bains de mer réservés aux classes opulentes. A défaut de bains il leur sera plus commode de prendre deux ou trois tasses de tisane de feuilles de noyer.

Vous devez deviner par là que les feuilles sont efficaces dans les maladies scrofuleuses, les gonflements, la carie des os, les ophthalmies scrofuleuses. Je puis même dire que ces dernières maladies cèdent généralement au traitement des feuilles de Noyer. L'infusion employée en lotion guérit les ulcères : le cataplasme des feuilles, ou leur décoction concentrée est efficace contre la teigne.

Les doses à vous recommander sont les suivantes :

5 grammes par 500 grammes d'eau pour l'infusion des feuilles, comme tisane ;

2 à 8 grammes d'extrait de brou en gargarisme contre l'angine ;

30 à 50 grammes en décoction pour lotions, collyres, injections.

L'huile de noix est purgative et vous pouvez l'employer en lavements.

Plus humble dans ses proportions, la SPIRÉE FILIPENDULE (*Spircæa Filipendula*, Lin.) (fig. 41) nous montre des fleurs grandes, très-blanches, quelquefois lavées de rose, un peu odorantes, disposées en une panicule terminale. Voyez comme la nature est prévoyante : les tubercules de la racine semblent suspendus comme par un fil (*filum pendulum*) (fig. 42), ils renferment cependant un réservoir de fécule, destinée à nourrir la plante. Qui n'admirerait ses feuilles élégamment dessinées aux folioles fortement dentées? C'est dans l'été que vous trouverez dans les clairières des bois, les coteaux sablonneux et secs cette jolie

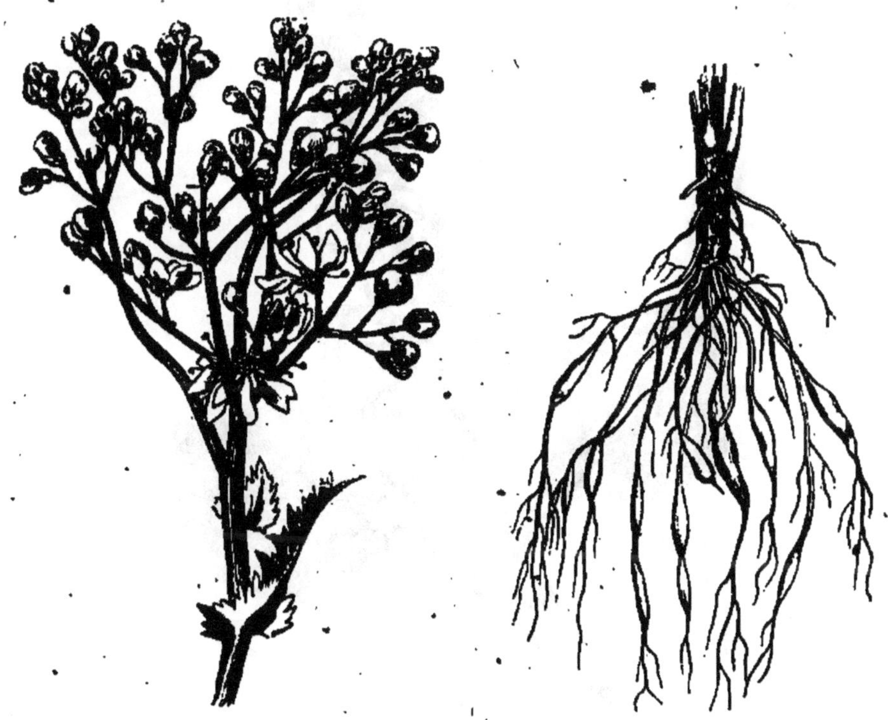

Fig. 41. — Spirée filipendule. Fig. 42. — Filipendule (racine noueuse.)

plante en fleur. Est-ce sa beauté qui la fait négliger? Mais on a tort de ne pas lui rendre la place qu'elle réclame. La fécule des tubercules renferme un principe amer et peut être utilisée contre les diarrhées et les dysenteries; il faut pour cela de 30 à 60 grammes par litre d'eau. Cette plante charmante; modeste et innocente peut, en temps de disette, servir de plante alimentaire. La beauté n'exclut pas l'utilité.

La PYROLE A FEUILLES RONDES (*Pyrola rotundifolia*, Lin.) (fig. 43) croît dans les lieux ombragés, au

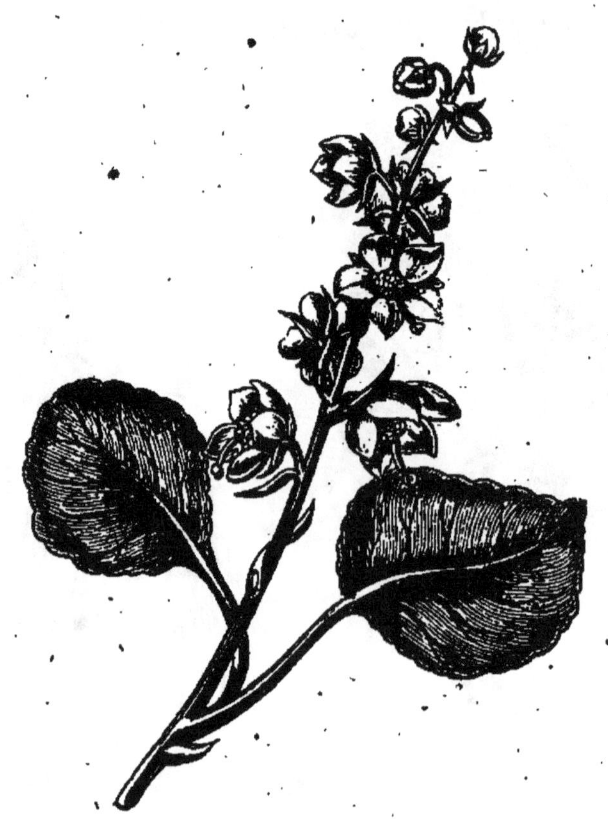

Fig. 43. — Pyrole à feuilles rondes.

milieu des bois. La tige grêle, droite, lisse et nue, offre des feuilles radicales, pétiolées, ovales, entières : les fleurs blanches sont disposées en une grappe lâche, terminale ; chaque pédicelle est muni à sa base d'une petite bractée : dix étamines ascendantes contrastent avec un style pendant et recourbé en forme de trompe.

L'infusion de la Pyrole forme dans les montagnes le *Thé suisse*. On la fait en mettant une pincée de feuilles par tasse d'eau. Elle est bonne contre les diarrhées et les hémorrhagies; mais elle n'est malheureusement pas très-commune dans nos bois, où elle occupe toujours une aire très-restreinte.

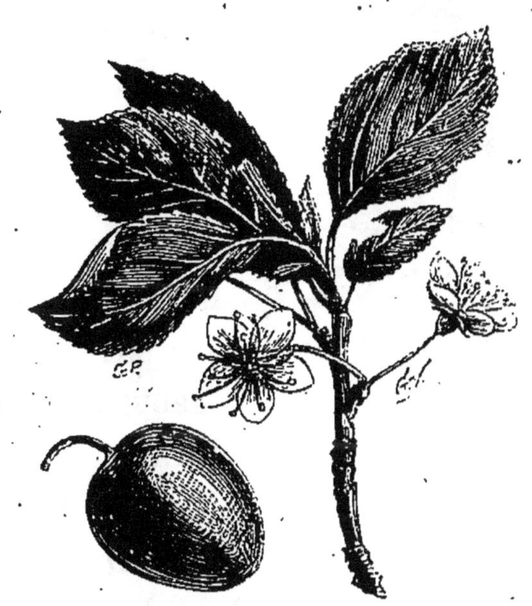

Fig. 44. — Prunellier.

Le Prunellier ou PRUNIER ÉPINEUX (*Prunus spinosa*, Lin.) (fig. 44), quand il n'est pas en fleur, n'a certes pas l'aspect aussi gracieux que la Filipendule. Hérissée de fortes épines, sa tige montre une écorce brune, et les feuilles sont petites, ovales et dentées; il ne croît que dans les buissons et les bois, mais quand les fleurs éclosent au retour du printemps, elles rivalisent d'éclat, de nombre et de beauté avec les fleurs de l'Aubépine. Mais hélas! elles n'en ont pas la suave odeur. Elles font place à des fruits petits, globuleux, bleuâtres, d'une saveur acerbe, qui diminue aux premières atteintes des gelées.

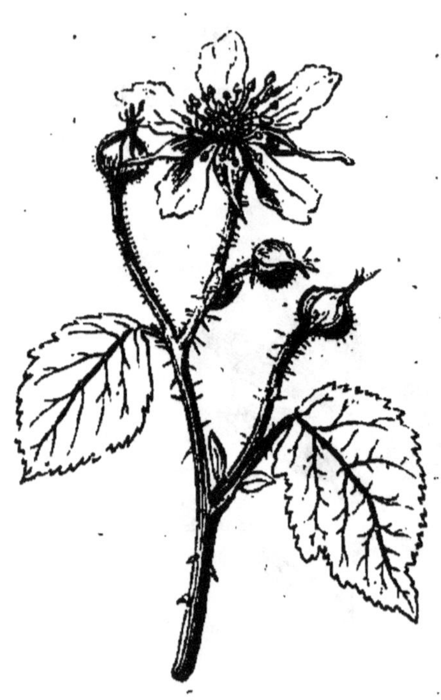

Fig. 45. — Ronce.

Vous n'ignorez pas que ces fruits macérés dans l'eau fournissent aux pauvres une boisson acidulée agréable l'été, que les marchands s'en servent pour colorer les mauvais vins, que les habitants font avec les feuilles des infusions théiformes, et que l'écorce des tiges est tinctoriale et bonne pour le tannage des cuirs. Pour nous, la vertu intéressante de cet arbuste si commun dans les haies, les taillis, sur le bord de tous les chemins, c'est que le Prunellier est astringent et dans ses fruits et dans son écorce.

Il l'est au moins autant que la Ronce bleue (*Rubus cœsius*, Lin.) (fig. 45), rosacée sauvage et impertinente, dont les aiguillons vous accrochent au passage, dont les racines osent arrêter la charrue, dont les tiges grêles, cylindriques, couchées, rampent sur la terre, embarrassent le sol, enguirlandent les ruines. Elle a malgré tout un bon côté, cette ronce intraitable: ce sont ses fruits couverts d'une couleur glauque, dont les grains se séparent à la maturité; ils sont fades, moins agréables que ceux que les enfants cueillent à la ronce des haies et qu'ils croquent avec tant de plaisir sous les noms de *Mûres*, de *Meurons*. Sans ces baies, qui viennent nous rafraîchir pendant les ardeurs de l'été, nous maudirions la ronce, alors que nos herborisations nous poussent à explorer les lieux sauvages et les broussailles. Oublions qu'elle a peut-être ensanglanté nos jambes, et rappelez-vous plutôt que ses feuilles et les tiges tendres servent à guérir le mal de gorge. Leur décoction forme un gargarisme excellent et les fruits sont adoucissants; la tisane a guéri plus d'une diarrhée chronique, et le service que la Ronce rend à l'humanité compense bien les piqûres qu'elle s'est plu à nous faire quand nous la rencontrons.

Mais la plante qui jadis dépassait en renommée les plantes qui précèdent, c'est la SANICLE (*Sanicula europæa*, Lin.) (fig. 46), la *Sanicle d'Europe ou la Sanicle mâle*. Elle était tellement en honneur et on la considérait comme une telle panacée qu'elle a donné naissance au proverbe :

Qui a la Bugle et la Sanicle
Fait aux chirurgiens la nique.

La rime n'est pas riche, n'est-ce pas? Eh bien! elle est au niveau de la réputation actuelle de la Sanicle. Cependant elle n'est pas à dédaigner; c'est une ombellifère herbacée, d'un port agréable, dont la tige est droite, presque nue, ne portant qu'une ou deux feuilles. Les feuilles radicales sont longuement pétiolées, glabres, luisantes en dessus et disposées en rosette. Les fleurs sont blanches, fort petites, ramassées en ombellules globuleuses, munies d'un involucre à plusieurs folioles. Le fruit est arrondi, hérissé de pointes dures et crochues. Cette plante se plaît à l'ombre dans les bois, dans les buissons. C'est un astringent utile dans les diarrhées, les dysenteries, les hémorrhagies et que je vous recommande. Trop prônée autrefois, elle est tombée dans

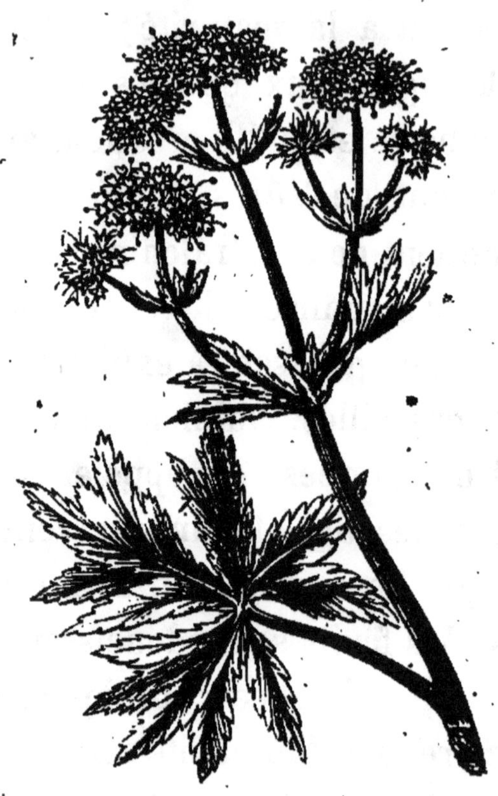

Fig. 46. — La Sanicle d'Europe.

le dédain. Réhabilitez cette plante en l'employant dans les cas que je viens de vous citer. D'ailleurs les cultivateurs s'en servent sous le nom d'*Herbe de Deffant*, et la donnent aux vaches qui viennent de vêler, afin de favoriser l'expulsion de l'arrière-faix. Elle entre encore dans la composition du *Vulnéraire suisse*; à ces deux titres c'est donc une plante recommandable.

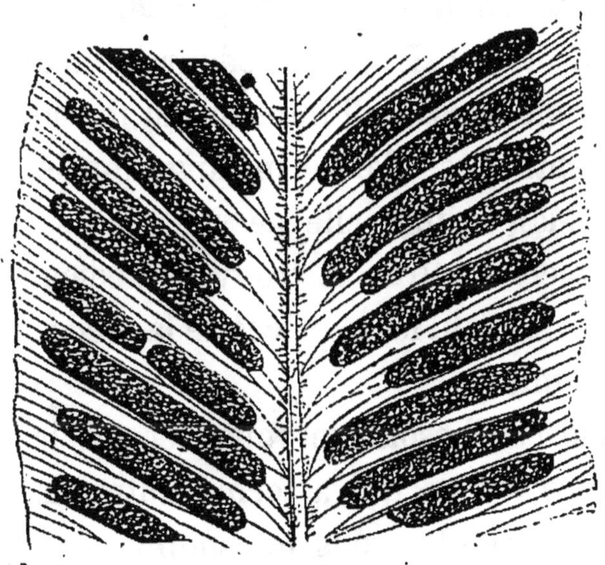

Fig. 47. — Scolopendre.
Portion de fronde, vue en dessous.

Je ne puis oublier dans cette énumération des plantes astringentes la SCOLOPENDRE DES OFFICINES (*Scolopendrium officinale*, Lin.) (fig. 47) que vous connaissez déjà sous le nom de *Langue de cerf*. Venez avec moi la cueillir au puits de la cour; c'est dans les fissures humides qu'elle aime à implanter ses racines et à étaler des touffes vertes et luisantes de feuilles coriaces et vernissées ; elles portent à leur face inférieure de gros paquets de capsules nombreux, linéaires, presque parallèles entre eux. Elles sont cordées à la base et à oreillettes obtuses. Ce n'est pas un puissant astringent, mais il est souvent sous la main, car il se trouve dans les vieilles murailles, dans les fentes des rochers humides. On l'emploie d'habitude en infusion de 10 à 25 feuilles par 500 grammes de lait. La légère odeur aromatique qu'elle exhale rend agréable l'infusion du malade. La Scolopendre entre aussi dans le mélange appelé *Vulnéraire suisse*. Malgré tout elle ne vaut pas sa réputation. Et combien d'autres se trouvent dédaignées de nos jours, et ont subi les caprices de la mode ou le creuset de la chimie !

Je n'ai pas besoin de vous décrire le CHÊNE, ce roi de nos forêts, qui a formé autrefois le peuplement de la Gaule, sous les sombres ombrages duquel les Druides se réunissaient pour célébrer les rites mystérieux qu'ils enseignaient, sur les rameaux duquel ils coupaient avec tant de solennité le *Gui*, cette plante mystérieuse. Le Chêne est resté le symbole de la force, du courage, et ses rameaux, tressés en couronnes, sont aujourd'hui, comme autrefois à Rome, le signe de la valeur. Pourquoi tous ces hommages ? C'est que le Chêne offre des fruits alimentaires qui, plus d'une fois, ont prévenu la disette; c'est que son bois rend de grands services dans l'art des constructions et pour le chauffage; c'est que son écorce produit le *tan*, et à ce titre c'est un astringent puissant, c'est un fébrifuge; c'est qu'elle est efficace en décoction pour lotion ou pour gargarisme contre la gangrène, la pourriture d'hôpital, les ulcères mauvais, les angines gangréneuses, la diarrhée chronique etc.; c'est que les *glands* torréfiés et pulvérisés sont utiles contre les diarrhées, les hémorrhagies, et qu'infusés ils donnent un café employé contre les affections scrofuleuses, les engorgements abdominaux, l'atonie des organes digestifs; c'est que les feuilles, infusées dans du vin rouge, forment un excellent gargarisme contre le relâchement des gencives et l'angine chronique; c'est que la piqûre de certains insectes aux fleurs, aux feuilles, aux rameaux, détermine des excroissances de forme, de consistance et de grosseurs diverses, que l'on appelle *galles* ou *noix de galle* (fig. 48). C'est probablement un fait nouveau que je vous apprends en ce moment: oui, la noix de galle est le résultat de la piqûre d'un cynips; les meilleures noix sont celles obtenues sur le *Quercus infectoria*. Recueillies avant la sortie de l'insecte, les noix sont dures, brunes, tuberculeuses et pesantes; ce sont les galles noires du commerce; quand l'insecte est sorti, ce que vous reconnaissez au trou qu'il a fait, la qualité de la galle n'est plus aussi bonne; c'est la *galle blanche*. L'encre avec laquelle vous écrivez s'obtient par la noix de galle; vous voyez que c'est un produit utile, et que les Druides n'avaient pas tort, jusqu'à un certain point, d'adorer le Chêne; ils en comprenaient le rôle utilitaire.

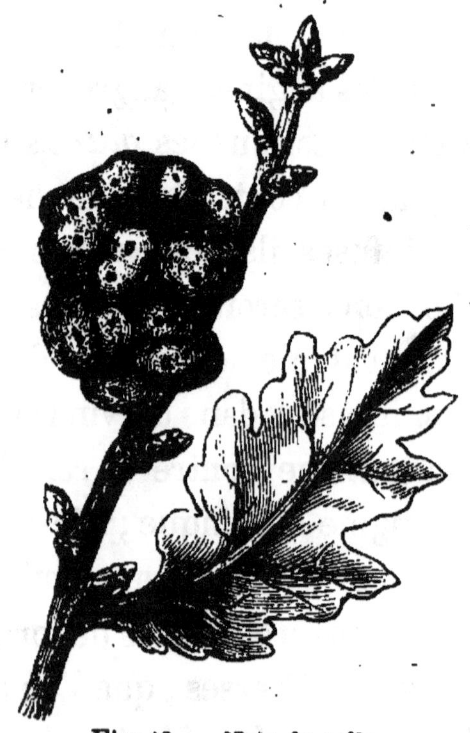

Fig. 48. — Noix de galle.

Tout le monde connaît l'*Ortie ;* chacun l'évite et cherche à la détruire. Pour moi, je vais entreprendre la réhabilitation de l'Ortie, et je vais essayer de vous démontrer que cette plante peut être utile, soit en agriculture, soit pour l'industrie, soit en médecine, voire même pour l'art culinaire. J'espère vous prouver que cette plante ne mérite pas les dédains que l'homme lui prodigue et qu'elle renfre, comme tout objet créé, dans les desseins du Créateur, qui a assigné à chaque chose, comme à chaque être, un rôle utile sur cette terre. Je ne vous ferai point la description scientifique de l'Ortie; car la diagnose, soit de l'Urtica dioica, soit de l'Urtica urens, ne servirait nullement, puisque les deux espèces jouissent des mêmes propriétés, et que la confusion, dans ce cas, ne produirait aucun inconvénient.

L'Ortie, *plante fourragère.* — Il me coûte d'autant moins de présenter l'Ortie comme plante fourragère, que moi-même j'ai vu l'Ortie cultivée déjà dans le département de l'Oise, à Frocourt, près Beauvais. C'était, il faut l'avouer, une innovation hardie, car le cultivateur, en général, considère l'Ortie comme entièrement nuisible et voudrait pouvoir l'arracher partout où elle pousse. Cependant, depuis longtemps déjà, la Suède regarde l'Ortie comme un excellent fourrage, et partout dans cette contrée elle est cultivée en grand. C'est, en effet, une ressource précieuse pour l'agriculteur; car l'Ortie, d'une part, pousse partout; le sol le plus aride lui est propre; elle ne demande aucun soin, supporte toutes les intempéries, se reproduit d'elle-même et peut être coupée cinq ou six fois dans un été; et, d'autre part, elle est plus précoce que tous les autres fourrages, et elle précède d'un bon mois les Luzernes les plus hâtives. Les vaches la recherchent. On a remarqué, comme fait curieux, que toutes celles qui s'en étaient spécialement nourries fournissaient un lait plus abondant en quantité et plus savoureux en qualité. Le caseum augmente et le beurre est plus agréable au goût. Il est vrai que ces animaux dédaignent les Orties trop récentes, dont ils redoutent les piqûres ; mais le cultivateur n'a qu'à prendre la légère précaution de les laisser faner quelques heures avant de les mêler aux aliments des bestiaux. Elles sont alors complétement inoffensives. Quand on met des Orties cuites et hachées dans la pâtée des poules, celles-ci fournissent des œufs en plus grande quantité et engraissent rapidement. C'est ainsi qu'en Allemagne on engraisse les jeunes oies. Les dindonneaux sont très-délicats à élever et demandent beaucoup de soins. Voici la meilleure manière de les nourrir : donnez-leur des feuilles d'Ortie cuite, hachées menu, avec des jaunes d'œufs durcis ; puis faites-leur prendre un remède qui les préserve de la *figère* ou des *ourles* (deux maladies auxquelles ils sont sujets). Ce remède est un composé de 4 poignées de feuilles d'Orties et 2 de Fenouil, qu'on fait cuire ensemble pour les hacher bien menu avec 5 jaunes d'œufs durcis, 3 poignées de son, un quart de poudre à tirer et une demi-once de fleur de soufre. On leur donne cette nourriture pendant huit ou neuf matins de suite, à jeun, en ayant soin de supprimer la fleur de soufre au bout de deux jours. Dans le cours de la journée on leur donne leur pâtée ordinaire, dans laquelle il n'y aura pas de ce remède.

A mesure qu'ils croîtront, nourrissez-les d'Orties cuites, de Pommes de terre, et vous ne perdrez point de dindonneaux et ils seront d'une chair grasse et savoureuse.

Les maquignons s'en servent aussi; car, en mêlant de l'Ortie au fourrage des chevaux avant de les vendre, on fait prendre à ceux-ci un poil plus vif.

L'Ortie, *plante potagère.* — Dans le Nord on mange les jeunes pousses de l'Ortie en les apprêtant comme nos cuisinières arrangent les épinards, et on les considère comme un mets délicat. Vous avez lu, du reste, dans les auteurs grecs, que les anciens les mangeaient au printemps. Les ménagères, d'ailleurs, l'utilisent en s'en servant pour conserver les écrevisses fraîches.

L'Ortie, *plante tinctoriale.* — De la racine, peut-être, pourrait-on tirer un principe tinctorial; à la campagne, du moins, on se sert de cette racine pour teindre en jaune les œufs de Pâques : on y joint un peu d'alun et de sel commun.

L'Ortie, *plante oléagineuse.* — La graine jouit de quelques propriétés oléagineuses, car les Égyptiens en exprimaient autrefois une huile qui était alimentaire.

L'Ortie, *plante textile.* — Il suffit pour cela de couper les Orties au milieu de l'été et de faire rouir les tiges comme le Chanvre. On en tire une filasse, inférieure sans doute à celle du Chanvre, mais cependant avantageuse pour la fabrication des tissus grossiers, des cordes, des filets, du papier. Nous ne pouvons nier la solidité de cette filasse, puisque quelques momies d'Égypte, soumises à l'analyse, ont montré que les bandelettes qui les entouraient étaient tissues avec les fils de l'Ortie. Les Hollandais ont su les premiers l'utiliser, sous ce rapport, et en retirer de grands avantages.

De nos jours, dans la Sibérie, chez les Baskirs, au Kamtschatka, et chez quelques autres peuples du Nord, on tisse les filets et les cordes avec les fils de l'Ortie.

L'ORTIE, *plante médicinale.* — La médecine a su profiter des piqûres de l'Ortie pour produire une irritation semblable, avec leur aide, sur certaines parties du corps affectées de rhumatismes chroniques ou de paralysie, et dans la répercussion de certaines maladies cutanées.

Cette opération que, par harmonie imitative, les médecins ont appelés *urtication*, pourrait remplacer les vésicatoires, les sinapismes, les liniments cantharidés et ammoniacés. On appelle ainsi cette opération qui consiste à battre, avec une poignée d'Orties fraîches, une région du corps sur laquelle on veut appeler ou produire l'irritation. C'est un remède domestique peu coûteux et toujours à portée; je sais bien qu'il est d'une originalité tout à fait bizarre et piquante; mais ce remède, expérimenté souvent, a toujours produit de bons effets. L'analyse chimique a découvert dans les feuilles de l'Ortie une forte proportion de nitrate de potasse; aussi elles sont diurétiques. Leur astringence leur donne une vertu hémostatique très-prononcée. Il est reconnu actuellement que le suc d'Ortie est éminemment utile dans les hémorrhagies internes, dans l'hématémèse, dans l'épistaxis et d'autres flux de sang. Dans ce cas on peut croire que cette puissance astringente réside dans le suc âcre contenu dans les glandules des poils, et que ce suc arrête immédiatement le sang, comme le suc toxicifère du venin des vipères etc. Il suffit de quelques gouttes du suc d'Ortie appliqué sur les piqûres des sangsues, après en avoir essuyé le sang, pour arrêter l'hémorrhagie qu'elles ont causée. La décoction d'Ortie augmente le lait des nourrices et est utile dans l'hydrothorax et dans l'hydrocéphale, à cause de l'urtication et presque de la vésication générale qu'elle produit sur les parties supérieures du corps.

L'Ortie est l'antidote de la Jusquiame. Rappelez-vous, pour terminer, que l'Ortie plantée autour des ruches d'abeilles a la propriété d'en chasser les grenouilles : leur décoction est mortelle pour les Batraciens, et cette recommandation est d'autant plus utile que les forestiers sont presque tous apiculteurs.

Le *Micocoulier* mérite une mention particulière : d'abord, c'est un astringent et même un excellent astringent; mais au point de vue forestier, c'est un arbre essentiellement recommandable, sur lequel vous allez me permettre de vous donner quelques détails.

Le Micocoulier de Provence (*Celtis australis*, Lin.) est appelé vulgairement *Fabrecoulier*, *Falabriquier*, *Fabréquier*, noms qu'il avait déjà du temps de Garidel. Il est de la famille des Amentacées, de la tribu des Ulmacées et du groupe des Celtidées. On le trouve indigène en Provence, dans le Languedoc, en Italie, au nord de l'Afrique. C'est un arbre de très-beau port qui s'élève de 50 à 60 pieds. Sa racine est noire, sa tige est entourée d'une écorce unie, grisâtre pendant la jeunesse de l'arbre; mais cette écorce devient rugueuse et noirâtre à mesure qu'il approche de la caducité. Ses branches partent de la tige à peu de distance de terre ; elles sont nombreuses et étalées; les jeunes pousses sont pubescentes vers le sommet, allongées, flexibles et parsemées de petites verrues blanches. Les feuilles sont alternes, pétiolées, d'un vert sombre, un peu coriaces, ovales-cuspidées, dentées, tronquées obliquement à la base, rudes en dessus, un peu pubescentes en dessous. La nervure longitudinale les divise en deux parties inégales, la pubescence disparaît avec la vieillesse; d'ailleurs ce n'est pas un caractère constant dans cette espèce. Les feuilles sont accompagnées de stipules linéaires, caduques. Les fleurs sont verdâtres, petites, peu nombreuses, non disposées en chaton, mais solitaires ou agglomérées à l'aisselle des feuilles; les unes mâles, les autres hermaphrodites. Le Micocoulier ressemble assez au Nerprun par la disposition de ses fleurs. Le calice, sans corolle, est à cinq divisions ovales; les cinq étamines sont sessiles; dans les fleurs hermaphrodites, l'ovaire est à deux styles divergents; l'embryon est replié sur lui-même; la radicule est redressée, les cotylédons sont plissés. Le fruit est une petite drupe sphérique, noirâtre, du volume d'une merise, renfermant un noyau sphérique, osseux, monosperme, formé d'un têt et d'une amande douce et émulsive. Les fleurs paraissent au printemps, alors que les feuilles, protégées par le bourgeon, ne sont pas encore développées.

Le Micocoulier contraste admirablement, dans les jardins paysagers, par son feuillage sombre assez semblable à celui de quelques Malvacées (*Grewia*), avec les teintes différentes de verdure des autres arbres; il dure, d'ailleurs, jusqu'à la fin de l'automne, sans passer par les différentes nuances des feuilles qui jaunissent; de plus, il ne sert de pâture à aucun insecte; son feuillage donne beaucoup d'ombre et abrite les plantes qui réclament la fraîcheur. On peut employer les feuilles en médecine comme astringent. Le Micocoulier subit, sans souffrir, la taille, la tonte et l'émondage, aussi on peut en modifier la forme et lui donner place dans les bosquets, les palissades et les rideaux de verdure. Planté le long des routes, des promenades et des avenues, il procurera une agréable fraîcheur et reposera délicieusement la vue. Dans le nord et au centre de la France on le plante surtout comme arbre d'agrément; mais il mérite la culture à un haut degré comme arbre utile.

Son bois est compacte, pesant, dur, sans aubier, susceptible d'un très-beau poli, d'un brun noirâtre, tenace, souple, flexible. Par sa couleur il imite l'ébène et sert dans la construction des instruments à vent, des brancards de chaise, comme bois pliant et facile à travailler. On l'emploie souvent dans les ouvrages de tour et de marqueterie, de menuiserie, de fabrication de meubles; la force et l'élasticité de ses fibres le font rechercher pour les travaux de charronnage. Quand il est jeune, ses branches sont tellement souples qu'on peut les plier en forme de cercle sans qu'elles rompent; aussi est-il précieux pour faire les verges de fouets, les gaulettes, les cercles de cuves, les flèches de voitures. Coupé obliquement à ses fibres, il imite le bois satiné. Il vient immédiatement après le Buis par sa force, sa dureté, sa beauté. Il a, de plus, l'avantage d'être à l'abri des insectes qui rongent nos Chênes, nos ormes etc. Il n'est nullement attaqué par la vermoulure et est réellement inaltérable, éternel, comme le nomment Pline et Théophraste. Il n'éclate ni ne gerce jamais; cette propriété le fait convenir parfaitement aux sculptures et aux dessins d'ornementation. Je n'ai nullement besoin de faire remarquer que c'est un excellent combustible. Le bois de sa racine est plus noir, plus dur; on utilise cette couleur en faisant des manches à couteaux et d'autres légers outils. Les feuilles, l'écorce du tronc et des branches sont astringentes et peuvent remplacer le Chêne dans les tanneries. La racine et l'écorce renferment une substance colorante d'un jaune chamois pour laine, substance peu difficile à extraire: faire bouillir dans l'eau des morceaux d'écorce ou de racine pendant une heure; voilà la recette. Les moutons et les chèvres, en général tous les bestiaux, sont très-friands de son feuillage. Les fruits n'aboutissent à complète maturité qu'à l'approche des premières gelées. La pulpe en est ferme, acidule, âpre; mais quand les fruits sont mûrs, elle perd beaucoup de son âpreté et est assez agréable, sucrée, quelque peu styptique; il y a peu de chair et par suite ils ne sont guère nourrissants;

cependant les enfants font concurrence aux oiseaux pour les manger.

Les fruits donnent, par la pression, une huile dont la saveur rappelle celle d'amandes douces et qui produit une flamme blanche et vive. Le Micocoulier peut être planté partout; cependant il préfère les terrains légers, frais, de bonne qualité. Il se multiplie, soit de greffes, soit de drageons ou de graines. Dans ce dernier cas, on met les graines en terre au mois de novembre; elles lèvent au printemps suivant et donnent un plant qu'il faut abriter pendant trois hivers successifs, après lesquels il devient robuste et croît avec rapidité. Il est bon de rebotter en pépinière les individus grêles et vigoureux, afin de leur faire produire des jets robustes dont on élève le meilleur. Au bout de sept ans on peut le mettre en futaie ou en taillis. Dans le Nord, il faut abriter les jeunes arbres contre la gelée en les entourant de paille jusqu'à ce qu'ils aient atteint 6 pieds. Le *Micocoulier oriental* (*Celtis Tournefortii*, Lin.) est petit mais buissonnant, et à tous égards c'est un des meilleurs arbustes pour les haies épaisses et fortes.

Le *Micocoulier à feuilles épaisses* (*Celtis crassifolia*, Lam.) croît surtout dans les bas-fonds, au bord des rivières; son bois est blanc, d'un grain fin, serré, sans être pesant. Coupé parallèlement à ses couches concentriques, il présente de petites ondulations semblables à celles de l'Acacia. Il pourrit promptement et n'est pas propre au charronnage. Le bois fournit un bon charbon et peut servir à faire des clôtures; le corps de l'arbre est droit, sans nœuds, se fend facilement, et de droit fil.

Je me rappelle avoir vu, au Jardin-des-Plantes, quelques variétés de Micocouliers; leurs fleurs et leurs feuilles fraîches, sur un rameau que l'on venait de détacher, exhalaient une odeur de seringat très-prononcée.

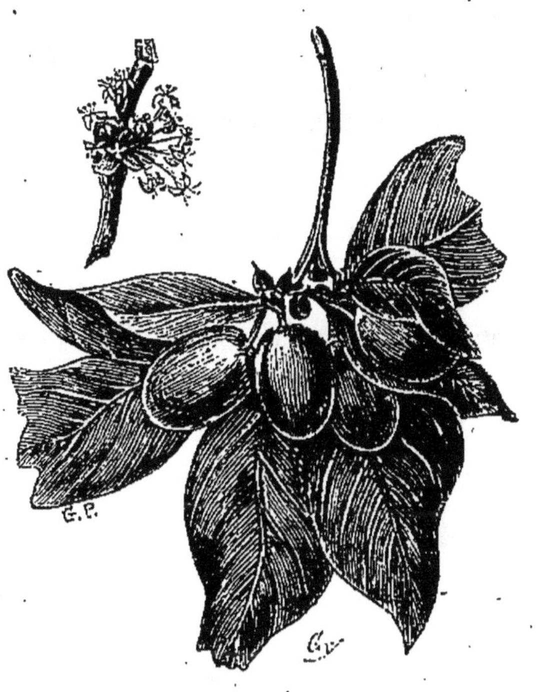

Fig. 49. — Cornouiller.

Je m'étendrai peu sur les propriétés du CORNOUILLER MALE (*Cornus mas*, Lin.) (fig. 49), arbre connu dès l'antiquité et que la dureté de son bois faisait employer à la construction des armes. Vous savez qu'il croît dans les haies et les bois, où les enfants se plaisent à en recueillir les fruits ou *Cornouilles*. Leur saveur acerbe et astringente disparaît à la maturité ou quand les fruits sont confits, ou préparés en confitures et en marmelades. Les Cornouilles sont un remède à la portée de tous, économique et astringent : l'amande jouit des mêmes propriétés : il en est de même de l'écorce et des rameaux.

L'astringence est tellement prononcée que beaucoup de médecins ordonnent les fruits du Cornouiller comme fébrifuges. C'est néanmoins un arbuste recommandable et qu'on néglige peut-être trop en médecine, d'autant plus qu'on le rencontre presque partout et qu'il est facile d'en conserver les préparations.

CHAPITRE XI.

Les Plantes antihystériques.

Les plantes antihystériques. — L'hystérie, état nerveux. — Les vapeurs. — Le Sabinier; son emploi; ses dangers.

Il peut vous sembler singulier que je vous dise un mot de l'*hystérie*, de cette maladie spéciale au sexe féminin, que l'on rencontre surtout chez les femmes du monde, chez les jeunes filles, chez les personnes à tempérament nerveux. Mais vous êtes jeune en ce moment : il arrivera un moment où vous vous marierez, où vous aurez peut-être une fille, et qui sait si elle n'aura pas un tempérament prédisposé à l'*état nerveux?* Les symptômes de l'hystérie sont très-variés : tantôt légers, ils constituent ce qu'on appelle les *vapeurs ;* d'autres fois plus graves, ils peuvent amener la perte du sentiment, voire même de la connaissance. Alors les accès deviennent inquiétants et on ne saurait trop tôt recourir aux potions et aux plantes antispasmodiques.

La SABINE (*Juniperus Sabina*, Lin.) ou *Sabinier*, *Savinier*, appartient au genre Genevrier et fait partie de la famille des Conifères ; c'est une plante antihystérique et que vous rencontrerez souvent à la campagne; c'est une raison de plus pour que je vous la fasse connaître.

La Sabine forme un arbrisseau de 4 mètres environ de hauteur, d'un aspect fort agréable, d'une belle verdure, mais d'une odeur repoussante. Sa tige se divise en un grand nombre de rameaux grêles, étalés, couverts de feuilles extrêmement petites, squamiformes, dressées, imbriquées sur la tige, opposées, non épineuses. Les fleurs sont dioïques; les chatons sont portés sur de petits pédoncules recourbés et écailleux; les baies sont d'un bleu noirâtre à la maturité, globuleuses et à trois semences. On en distingue généralement deux variétés : l'une, la *Sabine stérile*, ou *femelle*, ou *commune*, est moins élevée; elle a les tiges moins fortes, les rameaux plus étalés; l'autre, *Sabine mâle*, s'élève à 4 mètres.

La Sabine a une grande réputation à la campagne. Ses feuilles sont d'une saveur amère et âcre, d'une odeur forte et aromatique; elles contiennent de la résine, de l'huile volatile, et vous reconnaîtriez aisément, si vous appliquiez sur la peau pendant quelque temps des feuilles de Sabine, que la peau se trouve enflammée. Si ces feuilles vous étaient administrées à haute dose, alors vous seriez assailli par le cortége des accidents qui accompagnent les plantes irritantes: inflammation de l'estomac, vomissements, coliques etc.

La Sabine a joué autrefois un rôle considérable en médecine ; aujourd'hui elle a encore une célébrité dangereuse et elle n'est guère plus utilisée que dans la médecine vétérinaire comme détersive.

Je préfère vous la recommander comme vermifuge, soit qu'on mêle le suc des feuilles avec du lait, soit qu'on emploie les feuilles cuites dans du lait. Sa décoction est utile à l'extérieur contre la gale et les ulcères putrides. Cette plante est tellement vermifuge que l'on cite un enfant de trois ans guéri par un cataplasme de son et de décoction de Sabine appliqué sur l'abdomen. En moins de trois jours, cette médication avait favorisé la sortie de treize lombrics. L'huile de Sabine est efficace contre les douleurs névralgiques.

Pommade : 2 parties de poudre et 5 parties d'axonge.

Poudre (feuilles) : 50 centigr. à 1 gramme en pilules.

Infusion : 1 à 8 grammes par kilogr. d'eau et 15 à 30 grammes en lotion contre la gale.

Chaque fois que vous verrez la Sabine dans un jardin, engagez le propriétaire à l'arracher, car cette plante a une fâcheuse influence sur les poiriers. En effet, un champignon propre à la Sabine (le *Gymnosporangium Sabinæ*) est le point de départ de la rouille du poirier, connue en botanique sous le nom d'*œcidium cancellatum*. Ce fait a été contesté longtemps, mais aujourd'hui la science est d'accord avec l'observation et il est maintenant reconnu que le champignon parasite de la Sabine, transporté sur le poirier, passe à l'état d'*œcidium cancellatum*, et réciproquement, il redevient le *Gymnosporangium Sabinœ* s'il est rapporté sur la Sabine; c'est là un fait très-curieux de génération alternante qui prouve, dans tous les cas, la nécessité d'éloigner la Sabine des vergers de poiriers.

CHAPITRE XII.

Les Plantes réfrigérantes.

Les plantes réfrigérantes. — Le Gui. — Le Nénuphar blanc et le Nénuphar jaune. — Le Caille-Lait. — Le Jasmin.

Les plantes réfrigérantes offrent des médicaments dont l'action se porte spécialement sur le système nerveux et calme l'acuité de certains organes. Seulement ces médicaments n'exercent généralement qu'une action fugace, d'un effet souvent prompt, quelquefois nul.

Je vous citerai d'abord le Gui (*Viscum album*, Lin.), que vous connaissez parasite sur les poiriers, les pommiers, les noyers etc. Cette plante a un calice fort petit, une corolle à quatre divisions profondes. Les semences qu'elle produit ont la faculté de germer sur tous les corps, mais elles ne peuvent prendre d'accroissement que sur les arbres. Les feuilles sont épaisses, sessiles, oblongues, opposées et réunies dans la bifurcation des rameaux. Vous n'ignorez pas que le Gui a été l'objet d'un véritable culte chez les anciens Gaulois; le moyen âge lui a aussi reconnu certaines propriétés, telles que de calmer les convulsions et la mobilité; de nos jours, on l'a employé avec succès dans des cas de coqueluche, de hoquet, de danse de Saint-Gui. Servez-vous alors de la décoction de la plante sèche en mettant 20 à 60 grammes par kilogr. d'eau ou d'extrait à la dose de 4 à 6 grammes.

De tout temps le vulgaire a remarqué la beauté du NÉNUPHAR BLANC (*Nymphœa alba*, Lin.) et a admiré ses fleurs d'un blanc virginal s'épanouissant à la surface des eaux; aussi lui a-t-il donné le nom de *Lis d'étang*, de *Blanc d'eau*, de *Plateau blanc*, de *Lune d'eau*. Ces fleurs, solitaires au haut d'un très-gros pédoncule, ont une corolle à pétales nombreux insérés sur deux rangs au moins sur toute la surface externe et inférieure de l'ovaire; les pétales intérieurs sont plus courts et diminuent de grandeur à mesure qu'ils approchent du centre; on les voit presque se changer en étamines. Voyez comme la blancheur des pétales est relevée par une couronne d'étamines d'un beau jaune; elles sont en nombre indéfini et sont *hypogynes*, c'est-à-dire insérées à la surface de l'ovaire par la soudure de leur partie inférieure avec un disque très-développé. Cette couronne d'étamines contraste avec le plateau agréablement ciselé du stigmate sessile. Ne dirait-on pas, à voir le fruit, que c'est le fruit d'un Pavot d'Orient?

Si vous attiriez à vous une tige de Nénuphar, vous arracheriez du limon où elle repose une longue et forte souche noueuse et plus grosse que le bras, couverte d'empreintes brunâtres; cette souche remplace la tige. C'est des nœuds garnis de nombreuses radicules que s'élèvent sur de très-longs pétioles des feuilles qui gagnent la surface de l'eau. Ces feuilles méritent de fixer l'attention par le merveilleux phénomène qu'elles présentent : voyez-les quand elles sont roulées sur elles-mêmes, vous supposeriez un fer de lance à deux oreillettes ; mais attendez, elles vont se dérouler et grandir en se développant peu à peu. Cette racine contient une grande quantité de fécule unie à un principe un peu âcre et narcotique. Les fleurs, de leur côté, offrent un autre phénomène fort curieux : à la fin du jour elles se ferment pour ne reparaître qu'à la lumière du soleil. Vous devez comprendre pourquoi cette fleur merveilleuse a été appelée par les Grecs *Nymphe des eaux*.

Le NÉNUPHAR JAUNE (*Nymphœa lutea*, Lin.) (fig. 50) ressemble beaucoup au blanc par son port, par la forme de ses feuilles larges, épaisses, arrondies, échancrées à leur base; les fleurs diffèrent par leur couleur, par leur grandeur et leur forme. Il est plus petit, le calice a cinq sépales au lieu de quatre;

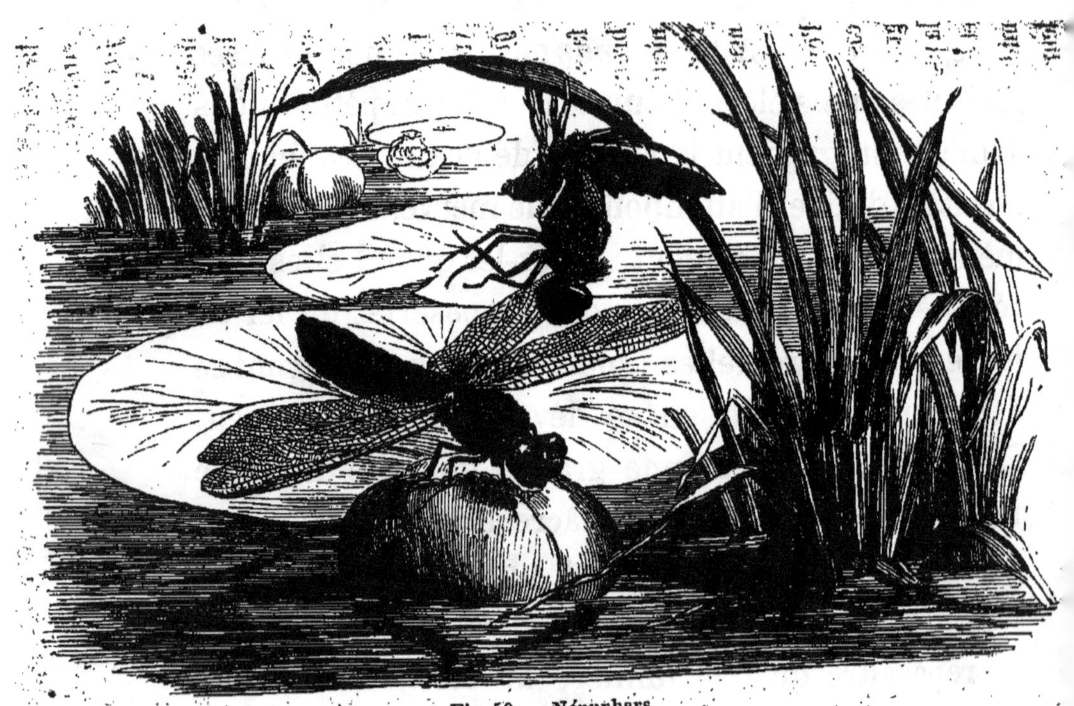

Fig. 50. — Nénuphars.

la corolle, beaucoup plus petite, est jaune. On le surnomme *Lis jaune d'eau*, *Jaunet d'eau*, *Plateau jaune*, *Baratte*, *Volet*.

Vous trouverez ces deux espèces associées dans les mêmes localités, les mares, les lacs, les étangs, dont les eaux peu agitées ont un fond limoneux.

Ces deux plantes ont eu, de tout temps jusqu'à ce jour, la réputation d'être réfrigérantes.

C'est dans les prairies, sur les pelouses sèches, sur les rideaux des routes que vous cueillez le CAILLE-LAIT (*Galium verum. L.*), connu sous les noms vulgaires de *Caille-Lait jaune*, *Gaillet*, *Petit Muguet*.

Cette plante est trop connue pour que je vous en fasse la description : ses fleurs jaunes, petites, nombreuses, disposées en une panicule allongée à rameaux multiflores, ont une odeur de miel qui n'a rien d'agréable. Elle donne une teinte jaune au fromage lorsqu'on en fait infuser les fleurs dans le lait.

Le Caille-Lait est réfrigérant et calme assez bien l'excitation nerveuse; vous pourrez employer dans ce cas l'infusion des sommités fleuries à la dose de 20 grammes par kilogramme d'eau. Il vous faudra récolter la plante par un temps sec, la disposer en guirlandes et la faire sécher promptement, car elle craint l'humidité, qui fait noircir les fleurs et leur fait perdre leurs propriétés.

Vous pouvez considérer encore comme réfrigérant le Jasmin (*Jasminum officinale*), que vous trouvez dans tous les jardins, en palissade le long des murs, ou garnissant les treillages. L'arome délicieux qu'exhalent les fleurs se conserve difficilement ; il faut pour cela des opérations particulières, car cette odeur ne passe point avec l'eau dans la distillation. On extrait l'huile essentielle à l'aide de l'huile d'amandes douces. Le Jasmin est utile dans tous les cas de spasme, quand les nerfs sont excités à l'excès.

CHAPITRE XIII.

Les Plantes altérantes.

Les plantes altérantes; leur effet. — L'Orme; son emploi. — La Vermiculaire ou Orpin; son efficacité.

Depuis une heure qu'assis au pied de cet Orme, vous dessinez le paysage champêtre qui se déroule devant nous et que vous prenez le croquis de cette chaumière rustique, je n'ai voulu vous distraire en rien de cette agréable distraction. Pour que ce souvenir reste gravé chez vous, je vais profiter des quelques instants qui nous restent avant de rentrer au logis pour vous montrer qu'en dehors des usages domestiques et forestiers que vous connaissez à l'Orme, en dehors des services passagers que cet arbre vous a rendus en vous ombrageant, il fournit à la médecine ordinaire et simple des remèdes qu'il est bon de connaître.

Les remèdes qu'il procure appartiennent généralement à la *médication altérante*. — Qu'est-ce? allez-vous me dire. — Une médication bien simple, croyez-moi. Admettez que vous ayez l'organisme profondément atteint, ce que vous reconnaissez à un malaise général; admettez, en outre, que vous ne sachiez à quelle cause attribuer ce malaise, dont la source n'est pas apparente, n'est-il pas naturel de chercher à agir sur les humeurs de l'économie, en les modifiant, en les dénaturant, de telle sorte que, par une action latente, peu sensible, mais continue, l'organisme soit changé : cette modification amènera probablement dans l'économie un contre-poids à la maladie non localisée, et c'est ainsi qu'agissent les *altérants*.

Je ne vous ferai pas connaître beaucoup de plantes modifiant sensiblement l'économie sans troubler la tonicité des tissus, parce qu'en général ces plantes sont douées d'autres propriétés plus spéciales et rentrent dans une section déjà étudiée ou que nous connaîtrons plus tard. L'Orme et les Vermiculaires vous suffisent.

Ais-je besoin de vous donner le signalement de l'ORME (*Ulmus campestris*, Lin.) (fig. 51), que vous trouvez planté aux bords des grandes routes, dans les promenades publiques, dans les forêts? Qu'il vous suffise de savoir qu'il fait partie de la famille des *Urticacées;* que vous cueillerez ses fleurs verdâtres, un peu rougeâtres, vers février-mars; que vous verrez le plus souvent ses fruits mûrir avant le développement des feuilles. Remarquez les fruits : ce sont ce qu'on appelle des *samarres*, ou des fruits membraneux, orbiculaires, minces, glabres, à une seule loge.

Vous n'emploierez de l'Orme que l'écorce et sur-

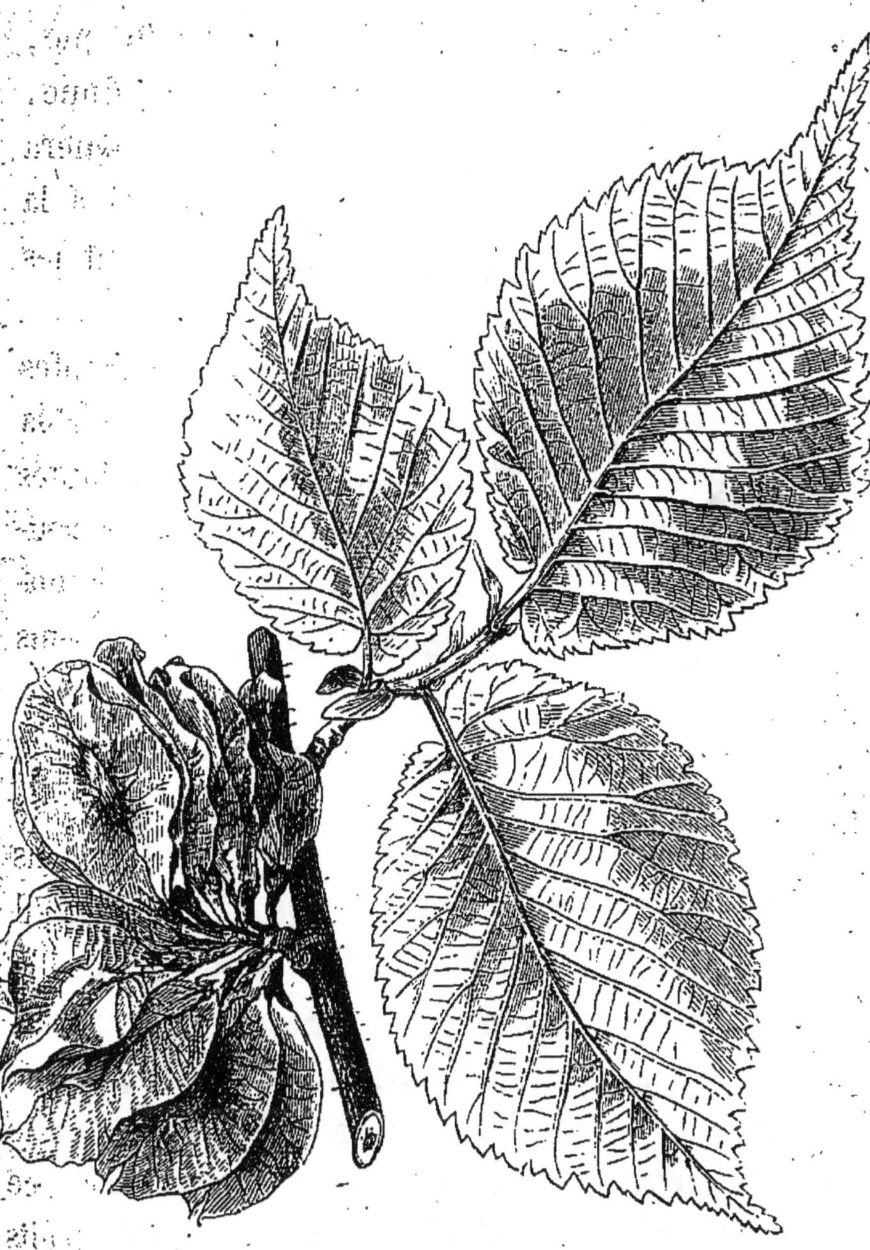

Fig. 51. — L'Orme.

Rameau portant une touffe de graines. — Floraison, fin mars; maturité, fin mai; dissémination, mi-juin.

tout l'écorce des racines : la pommade faite avec cette écorce, macérée pendant longtemps, est une des meilleures médications pour modifier les organes malades sans cause ostensible. Je l'ai vu employer avec succès — quoi qu'en dise la docte Faculté — par un empirique contre la gangrène, et surtout contre les douleurs rhumatismales.

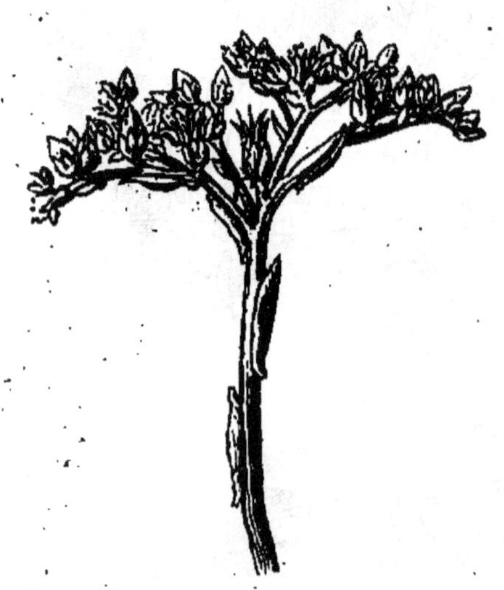

Fig. 52. — La Vermiculaire.

Sur le mur de la chaumière que vous avez su si bien encadrer dans votre paysage, vous pouvez remarquer ces gazons touffus de *Vermiculaire* ou de *Petite-Joubarbe*. La VERMICULAIRE (*Sedum acre*, Lin.) (fig. 52) s'appelle encore *Poivre de muraille*, *Pain d'oiseaux*, *Orpin brûlant*, *Trique-Madame*. Elle appartient à la famille des *Crassulacées*, au genre *Orpin*. C'est une plante vivace de 8 à 15 centimètres, à tiges glabres et multipliées, rapprochées en touffe; toutes ne portent pas des fleurs, et celles qui en sont chargées se ramifient à leur sommet ; les fleurs sont en épis tellement rapprochés qu'elles ressemblent à des corymbes ; elles sont jaunes et paraissent en juin-juillet. Le fruit est capsulaire; la souche est rameuse, émettant des tiges radicantes à la base.

Si vous mâchiez des feuilles de Vermiculaires, vous comprendriez, à la saveur âcre, piquante, poivrée, pourquoi cette plante s'appelle *Poivre de muraille;* le suc est irritant et caustique; malgré tout, la médecine peut l'employer en beaucoup de cas.

En Suède, si nous en croyons Linné, on prend la décoction de feuilles de Vermiculaires dans de la bière (une poignée dans un kilogramme) une heure avant l'accès de fièvre; cette même boisson est efficace contre les affections scorbutiques. On emploie principalement la Vermiculaire dans les cas d'épilepsie, où elle réussit très-souvent, probablement comme médication altérante; la Vermiculaire pilée et appliquée sur les parties malades guérit les ulcères sanieux, les plaies gangréneuses, les cors, soulage la teigne, le cancer.

Pour se servir de la Vermiculaire dans l'épilepsie, on prend la *poudre* (de la plante séchée au four) à la dose de 50 à 75 centigrammes, mêlée avec du sucre, en augmentant progressivement la dose jusqu'à 2 grammes; il faut continuer ce traitement pendant quelques mois.

La *Pulsatille* est encore une plante altérante; mais je préfère vous la faire connaître en parlant des espèces rubéfiantes.

CHAPITRE XIV.

Les Plantes antispasmodiques.

Les plantes antispasmodiques. — Le Tilleul. — La Moschatelline. — La Mélisse.

Vous n'avez pas été, quoique jeune encore, sans entendre parler des *vapeurs* de certaines femmes, de l'état nerveux et d'irritabilité que présentent quelques hommes. Vous reconnaissez cette prédisposition à une mobilité nerveuse, à une impressionnabilité excessive, à des tressaillements involontaires, voire même à des pleurs et à des rires sans motifs, à des bouffées de chaleur, des spasmes, des troubles nerveux en un mot. C'est là le vrai caractère des personnes prédisposées aux spasmes, et vous les retrouverez surtout chez l'homme qui mène une existence oisive ou que surexcitent les passions, chez la femme qui concentre ses émotions morales pendant le cours de son existence sexuelle. Les plantes qui ont pour effet de modifier cet état nerveux et de le calmer sont appelées *antispasmodiques*.

La première plante antispasmodique, la plus connue, la plus répandue, la plus usitée est, à n'en pas douter, le Tilleul d'Europe (*Tilia europæa*, Lin.) (fig. 53), que nous appelons chez nous *Tillau*, *Tillet*.

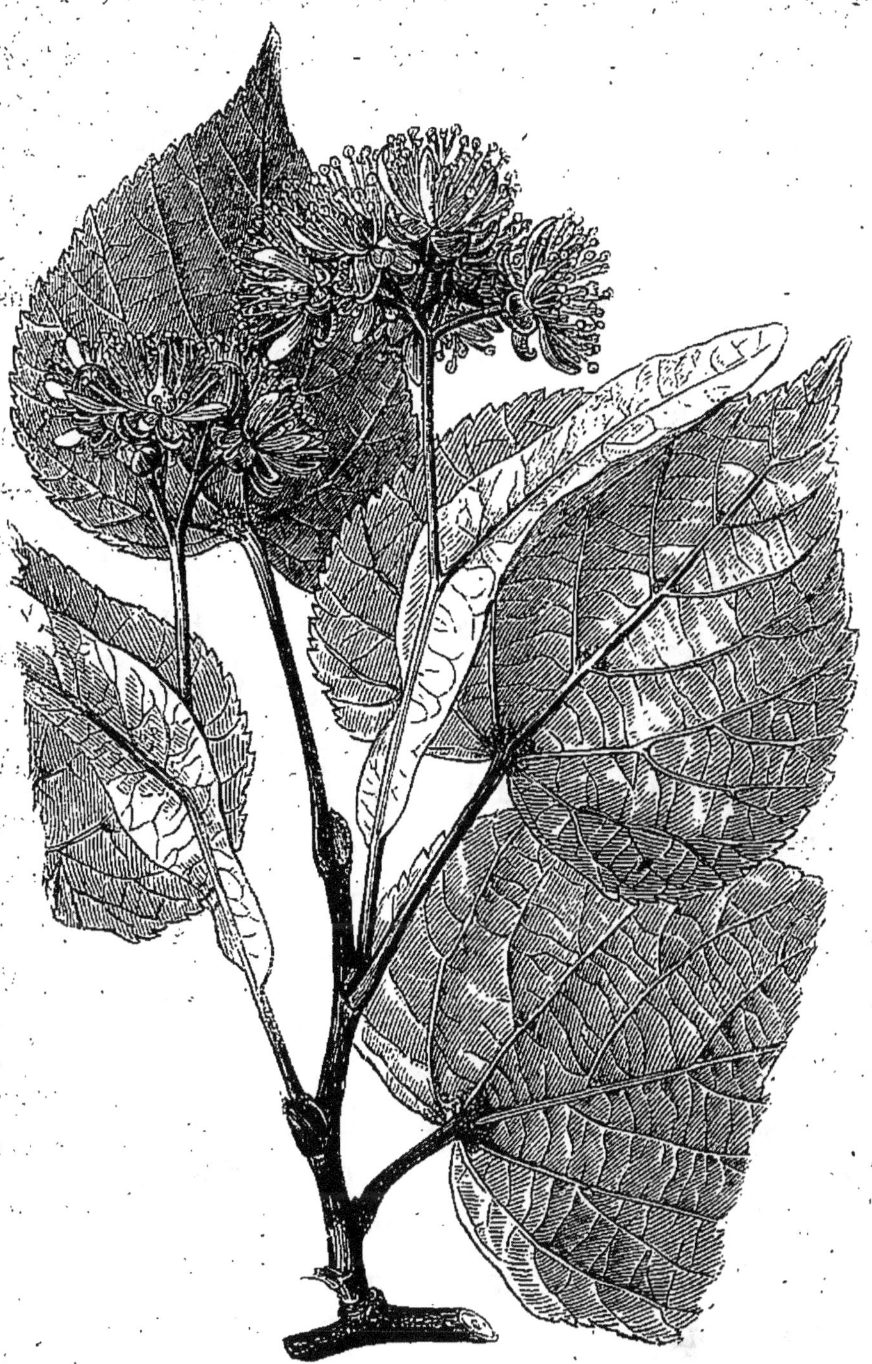

Fig. 53. — LE TILLEUL.
Rameau garni de fleurs hermaphrodites. — Floraison, juin; maturité, septembre.

Je ne vous donnerai pas la description de cet arbre connu de tous, et que recommandent aux amateurs la beauté de sa forme, l'élégance et l'épaisseur de son feuillage, l'odeur suave de ses fleurs, sa docilité à prendre toutes les formes. Ce sont ses fleurs (d'un jaune tendre, réunies 2-6 en une petite grappe, portée sur un pédoncule commun, lequel est soudé avec une bractée foliacée, longue, étroite, d'un jaune pâle) que l'on emploie comme antinerveuses en infusion théiforme.

Si jamais vous achetez des fleurs de tilleul — au lieu de les récolter vous-même — prenez garde qu'on ne vous vende sous ce nom la grande bractée qui supporte les fleurs. Cette bractée n'a pas cette odeur suave en laquelle résident les qualités antispasmodiques du Tilleul et dues à une huile aromatique. Vous achetez un médicament tout à fait inefficace. Ai-je besoin de vous apprendre que l'infusion des fleurs se prend à la dose de une ou deux fortes pincées par 750 grammes d'eau ; si vous avez ces bractées qui augmentent le volume et le poids, il faut au moins doubler ou tripler la dose ; souvent on a l'habitude d'ajouter à l'infusion quelques feuilles d'oranger.

Quand on prend un bain de Tilleul, on fait infuser séparément huit à dix poignées de fleurs de Tilleul dans quelques litres d'eau ou on met directement le Tilleul dans le bain chaud.

Quand, dans les beaux jours de l'année, vous rêverez sous l'ombrage des Tilleuls et que vous vous plairez à respirer le suave parfum de leurs fleurs odoriférantes, rappelez-vous les vertus bienfaisantes de cet arbre qui vient, heureusement, dans nos campagnes, fournir des médicaments simples, peu coûteux et préférables aux drogues des officines.

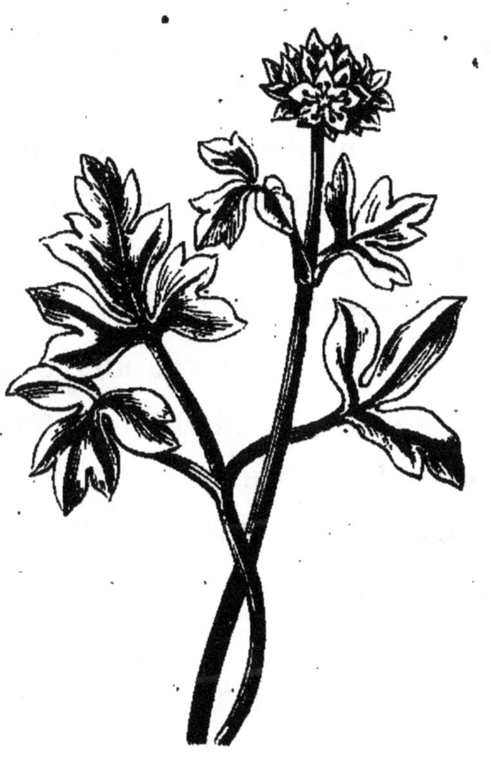
Fig. 54, — La Moschatelline.

Quand vous vous promenez dans nos bois et que vous admirez le port majestueux du Tilleul, abaissez vos regards, et vous verrez souvent la MOSCHATELLINE (*Adoxa moschatellina*, Lin.) (fig. 54), cachée dans l'herbe, mais dont la douce odeur de musc qu'exhalent les fleurs révèle la présence. Plus humble, plus modeste dans son apparence, elle vous offre une tige simple, fort grêle et peu élevée; des racines partent un long pétiole ou deux, qui se divisent au sommet en deux ou trois autres, supportant des folioles tendres, d'un vert glauque, très-glabres; le haut de la tige est occupé par deux autres feuilles plus petites, et de leur centre s'élève un pédoncule grêle, terminé par une petite tête de 4 ou 5 fleurs sessiles, très-serrées, sans corolle, à 10 étamines et 4 styles.

La Moschatelline a une odeur musquée excessivement pénétrante, dont vous vous apercevrez plus facilement à l'aide de quelques gouttes d'ammoniaque caustique. Cette plante, surnommée le *Musc végétal*, est recommandée contre les attaques d'hystérie et les accidents nerveux qui compliquent les fièvres typhoïdes; on l'administre en pastilles, en sirops, en pilules, en électuaire. Ainsi donc, au lieu de Tilleul vous pourrez prendre la Moschatelline, que vous êtes presque toujours sûr de trouver au milieu des gazons dans les lieux frais de nos forêts.

A défaut de fleurs de Tilleul qu'on n'a pas toujours fraîches, à défaut de Moschatelline qu'on ne peut avoir toujours à portée, on cultive souvent dans les jardins une plante médicinale indigène, et qu'au moyen âge Charlemagne avait comprise dans la liste des plantes à cultiver; je veux parler de la Mélisse.

La MÉLISSE OFFICINALE (*Melissa officinalis*, Lin.)

(fig. 55) est connue de toute antiquité par ses propriétés médicales. Les Latins lui ont donné le nom que portent les abeilles en grec, sans doute par suite de l'avidité avec laquelle ces in-

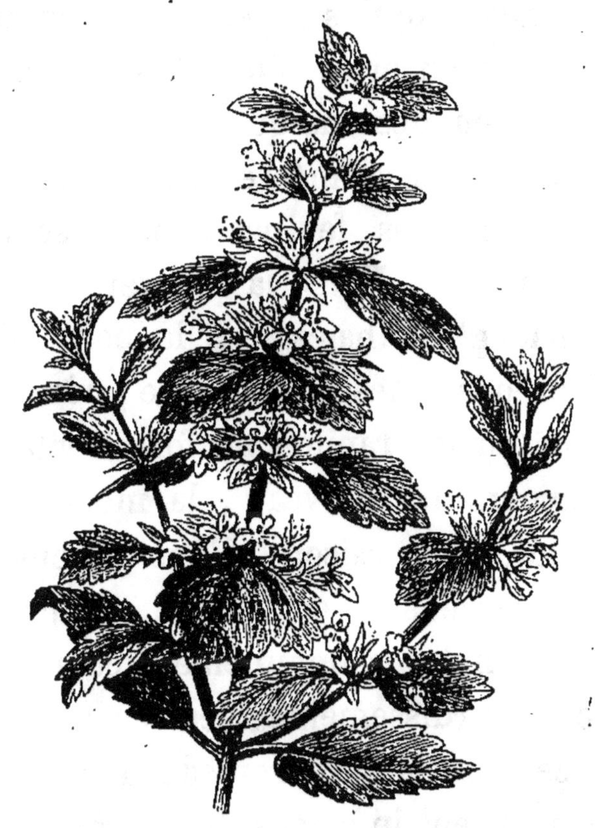

Fig. 55. — Mélisse officinale.

sectes recherchent cette plante. Dioscoride, le naturaliste grec, l'avait nommée *Melissophyllon* (feuille de miel) : nous l'appelons encore *Citronnelle*, *Herbe au citron*, à cause de l'odeur aromatique analogue à celle du citron qui s'échappe de ses feuilles, *Ponchirade*, *Piment des ruches*.

Sa tige carrée, comme les plantes de la famille des Labiées, est plus ou moins velue; les feuilles sont larges, ovales, pétiolées, crénelées à leurs bords, recouvertes d'un léger duvet, d'un vert plus pâle en dessous qu'en dessus; les fleurs sont verticillées ou agglomérées en touffes qui partent de l'aisselle des feuilles : elles sont blanches ou incarnates. Vous la trouverez aux lieux incultes, le long des haies, sur le bord des bois, en été. Son odeur est très-suave, vive, pénétrante : cette plante ranime les forces vitales, dissipe les vapeurs du cerveau, la mélancolie; en un mot, jouit, avec raison, d'une excellente réputation antinerveuse, en même temps que le public peut l'employer impunément contre les migraines, les étourdissements, les vertiges, les défaillances : ce n'est pas un remède dangereux. Ses feuilles, prises en infusions théiformes, rendent de vrais services : on peut couper cette infusion avec du lait. Il faut recueillir les verticilles de fleurs avant la floraison, et le plus souvent les employer vertes : aussi vous trouverez cette plante cultivée partout où existe même une simple platebande.

Il suffit, d'ailleurs, pour que vous compreniez

le rôle utilitaire de cette Mélisse, de vous rappeler qu'elle fait la base de cette eau spiritueuse, connue sous le nom d'*Eau des Carmes* ou *de Mélisse*, très-agréable à respirer et que l'on trouve d'habitude dans la pharmacie des familles.

CHAPITRE XV.

Les Plantes sudorifiques-dépuratives.

Les plantes sudorifiques et dépuratives. — L'Astragale. — La Laîche. — La Pensée sauvage. — La Scabieuse des veuves. — Le Sureau à fruits noirs.

En commençant à vous parler des plantes *sudorifiques*, je ne puis m'empêcher de me demander si ces plantes, que l'on prend en infusion ou en décoction, ne produisent leur effet que grâce à l'eau chaude, qui est éminemment sudorifique. Mais je serais mal venu de mettre en doute leurs propriétés sudorifiques, moi qui me suis posé auprès de vous en patron des plantes médicinales. Malgré mon scepticisme, que je désire ne pas vous faire partager, l'action des plantes sudorifiques se porte vers la membrane cutanée et fait éliminer, en dehors de l'économie, les produits morbides. Aussi se sert-on de cette médication dans les maladies constitutionnelles, le rhumatisme, la goutte, les scrofules, les dartres chroniques. Vous devez comprendre que les plantes sudorifiques sont en même temps *dépuratives*, puisqu'elles purgent les humeurs par la peau. La première que je désire vous faire connaître est l'Astragale ou Réglisse batarde (*Astragalus glycyphyllos*, Lin.) (fig. 56), que vous trouverez dans les bois et les buissons. Elle est facile à reconnaître à ses tiges couchées de 5 à 10 décimètres, anguleuses, glabres; à ses feuilles à 7 - 13 folioles entières, stipu-

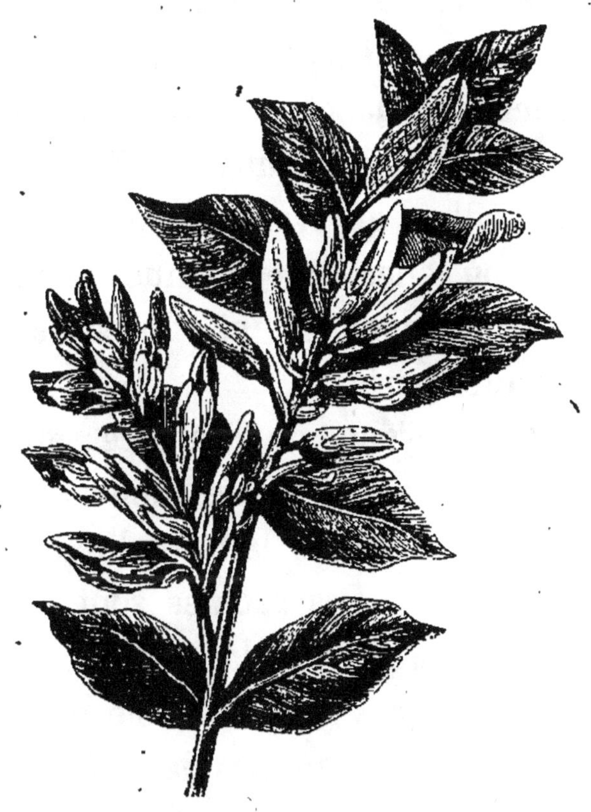

Fig. 56. — L'Astragale.

lées; aux grappes de ses fleurs d'un jaune verdâtre, sur des pédoncules axillaires plus courts que les feuilles. La décoction est utile contre le rhumatisme et la goutte.

On lui préfère d'habitude la Laîche des sables

(*Carex arenaria*, Lin.) ou *Salsepareille d'Allemagne* et *Salsepareille des pauvres*. Cette plante vivace, petite, rampante, a une souche souterraine noueuse, horizontale, très-longue, d'où s'échappent des feuilles linéaires; les fleurs roussâtres sont en chatons; les épillets inférieurs sont formés des fleurs femelles; les supérieurs, des fleurs mâles et femelles mélangées. C'est dans les sables stériles et mouvants qu'il faut récolter les racines de la Salsepareille, qui rampent à la surface du sable mobile, où elles sont retenues par les nombreuses radicules menues et fibreuses qu'elles émettent de toutes parts.

Admirez la prévoyance de la nature, qui a placé la Salsepareille dans les sables mouvants pour en fixer la mobilité et préparer la fécondité du sol en y déposant ses débris. Les racines sont rougeâtres en dehors, blanchâtres en dedans, d'une odeur très-légèrement aromatique. On l'emploie en décoction à la dose de 20 ou 30 grammes dans un litre d'eau qu'on laisse en ébullition jusqu'à réduction d'un bon tiers. Au sortir du feu, vous décantez, vous sucrez et buvez.

La Salsepareille ne croît que dans les sables: vous ne pouvez donc pas toujours la trouver sous la main: alors choisissez la PENSÉE SAUVAGE (*Viola tricolor*, Lin.) (fig. 57), que vous trouvez dans les champs, qui n'a pas l'odeur suave de la Violette des buissons, dont elle est sœur, ni la richesse et la va-

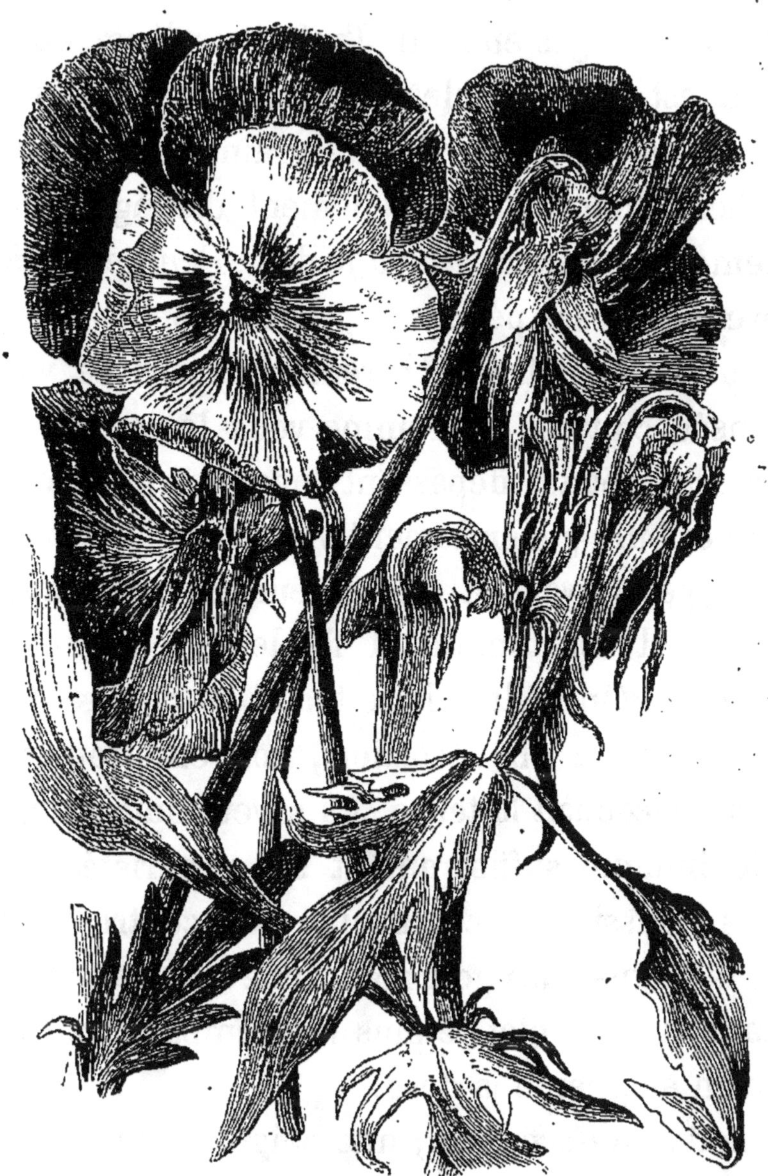

Fig. 57. — Pensée tricolore.

riété de couleurs qu'elle étale dans nos jardins. La racine est fusiforme ; la tige diffuse, glabre ; les feuilles pétiolées, crénelées ; les feuilles inférieures presque cordées à la base. La corolle a les pétales supérieurs et latéraux dirigés en haut, l'inférieur dirigé en bas ; le fruit est une capsule trigone, glabre, s'ouvrant par 3 valves, et remplie de graines nombreuses, blanches. Vous pouvez facilement distinguer botaniquement la *Pensée sauvage* de la *Pensée cultivée.* La première a ses pétales dépassant à peine le calice, de couleur jaunâtre et rarement tachés de violet ; la Pensée cultivée a, comme vous le voyez dans la figure, les pétales dépassant longuement le calice, les supérieurs généralement violets.

Le type sauvage a une saveur amère et mucilagineuse ; il est tonique à faible dose, vomitif à haute dose. On l'administre tantôt en poudre, tantôt en infusion ou en décoction, soit en sirop soit en suc, ou décoction laiteuse. La saveur amère de cette plante indique suffisamment ses propriétés dépuratives ; aussi la recommande-t-on contre les dartres, la teigne, les gourmes ; elle est d'autant plus efficace qu'on prolonge plus longtemps le traitement et qu'on augmente la dose.

Il faut, en *décoction*, une poignée pour 1 kilogr. de lait ou d'eau ; en *infusion* (de poudre), 2 à 4 grammes dans une tasse de lait que vous devez prendre chaque matin ; le suc s'administre à la dose de 60 à 120 grammes ; le sirop à la dose de 30 à 60 grammes. Si vous subissez un traitement qui réclame l'emploi de la Pensée sauvage, vous verrez votre urine prendre une odeur fétide analogue à celle de l'urine de chat. Le sirop est assez employé et facile à préparer : vous n'avez qu'à prendre 30 grammes de Pensées sauvages sèches, les faire infuser dans 500 grammes d'eau pendant 4 ou 5 heures; puis, vous passerez et ajouterez le double en poids de sucre, c'est-à-dire 1 kilogr.

La SCABIEUSE DES VEUVES (*Scabiosa atropurpurea*, Lin.) vous est au moins aussi connue. Qui n'a admiré dans nos parterres ses fleurs d'un pourpre foncé, avec ses anthères blanches? Je vous la recommande de préférence aux autres Scabieuses, bien qu'elles soient plus employées ; mais la coloration des pétales a concentré davantage dans cette espèce ses propriétés médicales utilisées dans les maladies cutanées. 30 à 50 grammes par kilogramme d'eau en infusion ou 60 à 125 grammes du suc forment des médicaments peu coûteux et vraiment dépuratifs. Je ne vous parlerai pas de sa haute réputation, augmentée encore par le charlatanisme, de plante guérissant la rage et la gale. Il faut bien le reconnaître, elle est bien au-dessous de sa réputation, et il ne faut pas s'en étonner, car peut-elle être souveraine alors qu'elle n'a ni odeur ni saveur ?

Il n'en est pas de même du SUREAU A FRUITS NOIRS

(*Sambucus nigra*, Lin.) (fig. 58), qui croît dans les bois, dans les haies, les terrains gras, et que vous connaissez sous les noms de *Grand-sureau*, de *Sureau commun*, de *Sureau noir*. Le bois est dur, l'écorce cendrée, et les jeunes rameaux fistuleux sont remplis d'une moelle abondante et blanche : c'est en débarrassant ces tubes de leur moelle, qu'enfant

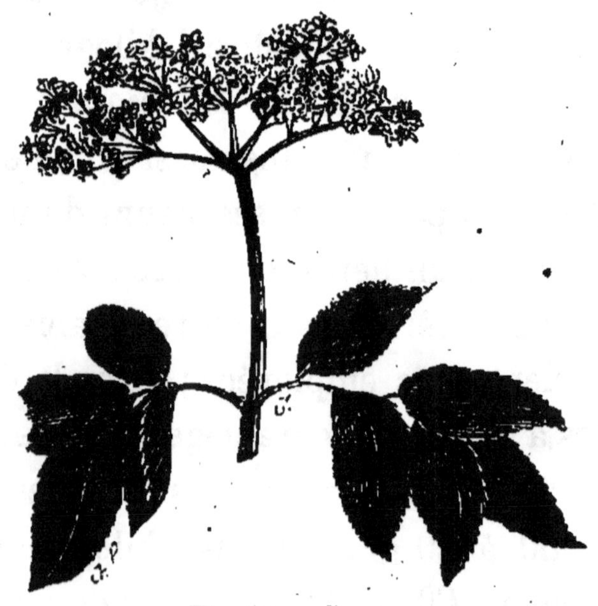

Fig. 58. — Sureau.

vous faisiez des sarbacanes. Les feuilles sont ailées et opposées; les folioles ovales, dentées en scie; les fleurs blanches, odorantes, disposées en une large ombelle rameuse; à ces fleurs succèdent des baies rouges d'abord, noirâtres ensuite. Les fleurs de Sureau, à l'état sec, sont d'excellents sudorifiques, surtout au début des rhumes ou de ces inflammations de la gorge occasionnées par un refroidissement : elles ont pour effet de rappeler la transpiration cutanée ; on peut encore les appliquer, comme topique, sur les humeurs froides. Votre mère les employait encore à un usage plus innocent, à aromatiser le vinaigre, à faire, en un mot, le *Vinaigre surал*, et vous verrez parfois les vignerons les ajouter au moût du raisin pour lui communiquer une odeur de muscat. Comme infusion, retenez bien cette observation connue des garde-malades : les fleurs doivent être employées sèches comme sudorifiques ; fraîches, elles sont purgatives et diurétiques.

Le Sureau a d'autres usages médicaux que vous pouvez mettre à profit : les feuilles et l'écorce intérieure sont purgatives et diurétiques ; il est même à remarquer que les feuilles infusées dans du bouillon augmentent considérablement la sécrétion urinaire. Il en est de même des feuilles infusées dans du vin blanc : c'est là un excellent remède de la médecine rurale. La racine jouit de propriétés diurétiques et purgatives analogues. Les baies sont sudorifiques à petite dose, purgatives à dose plus élevée. A l'extérieur, l'emploi des feuilles de Sureau appliquées, soit fraîches, soit en cataplasme et cuites avec du persil, sont efficaces contre les hémorrhoïdes.

Quant aux doses que je puis vous recommander, les suivantes sont généralement usitées :

L'*infusion* (de fleurs sèches) : 2 à 10 grammes par kilogramme d'eau, comme sudorifique.

La *décoction* (feuilles et seconde écorce) : 20 à 30 grammes par kilogramme d'eau, comme purgatif.

Le *suc* (de la racine) : 15 à 30 grammes.

Le *rob* (ou le suc épaissi des baies) : 4 à 8 gr.

CHAPITRE XVI.

Les Plantes diurétiques et apéritives.

Les plantes diurétiques. — La Capillaire noire. — Le Bouleau blanc. — Le Genévrier. — L'Hépatique des fontaines. — Le Fragon. — Le Pissenlit.

Vous parler des plantes diurétiques et apéritives, c'est vous signaler les plantes qui exercent une action stimulante sur les reins, augmentent la sécrétion de l'urine, facilitent la sortie des humeurs ou des principes altérés retenus dans les voies sécrétoires; c'est vous signaler la Capillaire noire, le Bouleau blanc, le Genévrier, l'Hépatique, le Petit-Houx, le Pissenlit, toutes plantes faciles à reconnaître, faciles à trouver.

Voyez plutôt, je les ai toutes tirées des casiers de mon herbier, parce que toutes se fixeront aisément dans votre mémoire, car la dessiccation ne les a pas altérées.

Prenons, par exemple, la Capillaire noire ou la Doradille noire (*Asplenium Adiantum-nigrum*, Lin.) (fig. 59); c'est, parmi les Doradilles, la plus grande espèce et la plus composée; regardez ces feuilles, plusieurs fois ailées, d'un vert noirâtre et comme vernissées en dessus, d'un gris cendré en dessous ; c'est l'infusion des feuilles qui se trouve diurétique.

Peut-être qu'elle doit ses propriétés au nitre qu'elle puise, par ses racines, dans les fissures des

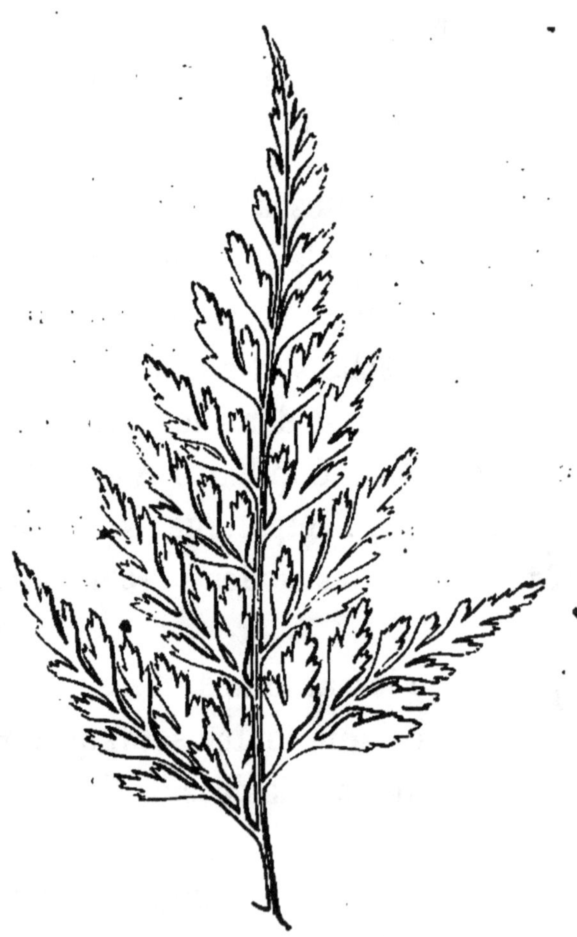

Fig. 59. — Fronde de la Capillaire noire.

rochers où elle se plaît à croître. Elle ne vaut pas, cependant, le Bouleau blanc (*Betula alba*, Lin.) (fig. 60), dont l'écorce, aux crevasses noirâtres, offre à nos regards les rides de la vieillesse, surtout quand

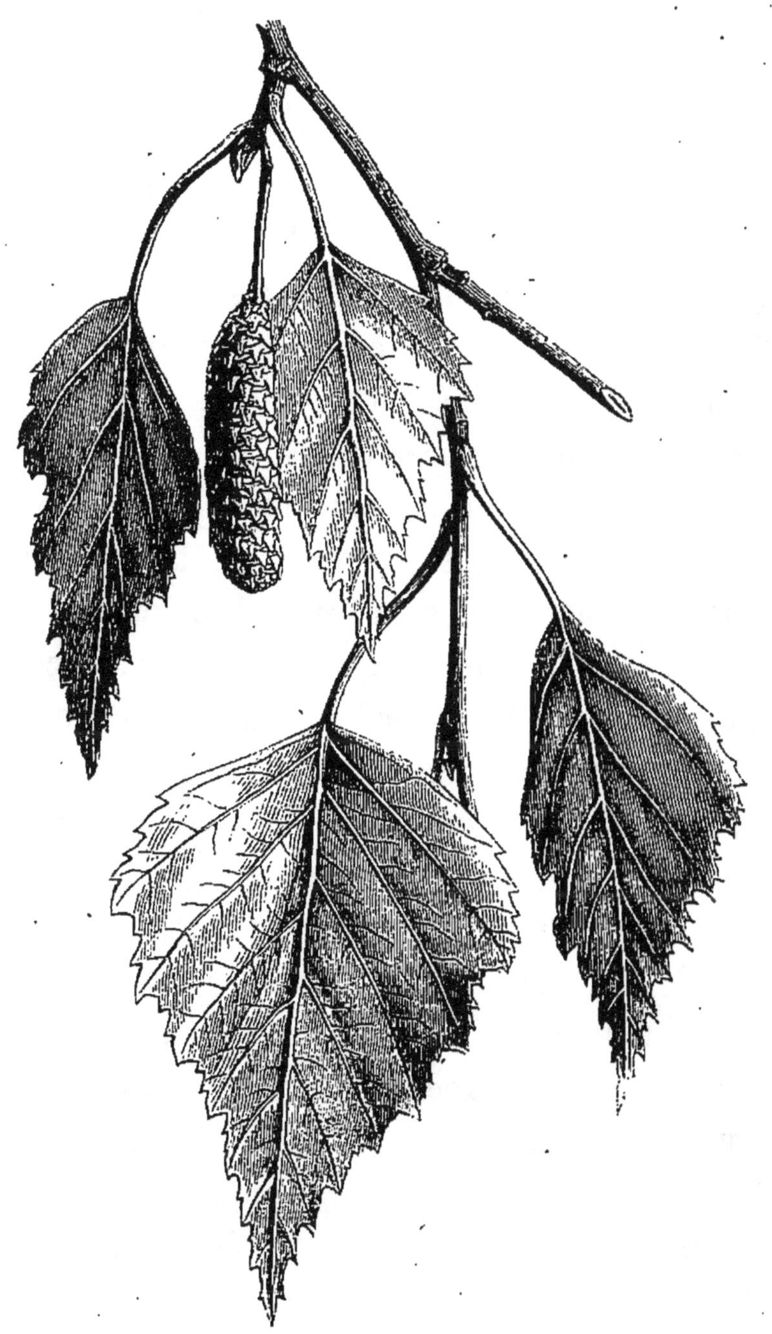

Fig. 60. — LE BOULEAU.

Rameau à l'automne, muni de chatons qui se développent au printemps. — Floraison, mai; maturité, 15 septembre.

on le voit croître dans les terrains les plus secs, sur la cime des montagnes les plus escarpées ; mais vous avez bientôt oublié l'arbre rabougri pour ne voir que l'épiderme lisse, satiné, d'une blancheur éclatante, la tige droite, cylindrique et les rameaux souples, pendants. Les fleurs sont en chatons allongés, les mâles pendants, géminés; les femelles solitaires et placées au-dessus des premiers.

Les feuilles ont une saveur amère, astringente; elles sont diurétiques et vermifuges; la séve, qui découle d'incisions faites au tronc au printemps, est efficace dans les maladies des voies urinaires. L'écorce sert, en Norvége, à colorer les voiles et les filets en brun, à faire des ouvrages de vannerie, au tannage.

Si je voulais vous énumérer tous les usages des diverses parties du Bouleau, ce serait une digression qui m'entraînerait loin de mon sujet. Je préfère vous parler du Genévrier.

Le Genévrier (*Juniperus communis*, Lin.) (fig. 61) croît sur les montagnes pierreuses : il a les rameaux diffus, tortueux, ramassés en buisson, les feuilles très-étroites, aiguës, très-piquantes, l'écorce rugueuse et rougeâtre, ce qui lui donne un aspect sauvage, conforme aux lieux arides et incultes qu'il occupe. Les fleurs sont en chatons; le fruit globuleux est charnu, de la grosseur d'un pois, et renferme trois petits noyaux triangulaires.

Les baies du Genévrier ont une saveur aromatique, chaude, résineuse, amère ; elles sont stomachiques, augmentent l'appétit, facilitent la digestion. L'*infusion* de ces baies, à la dose de 15 à 30 grammes pour

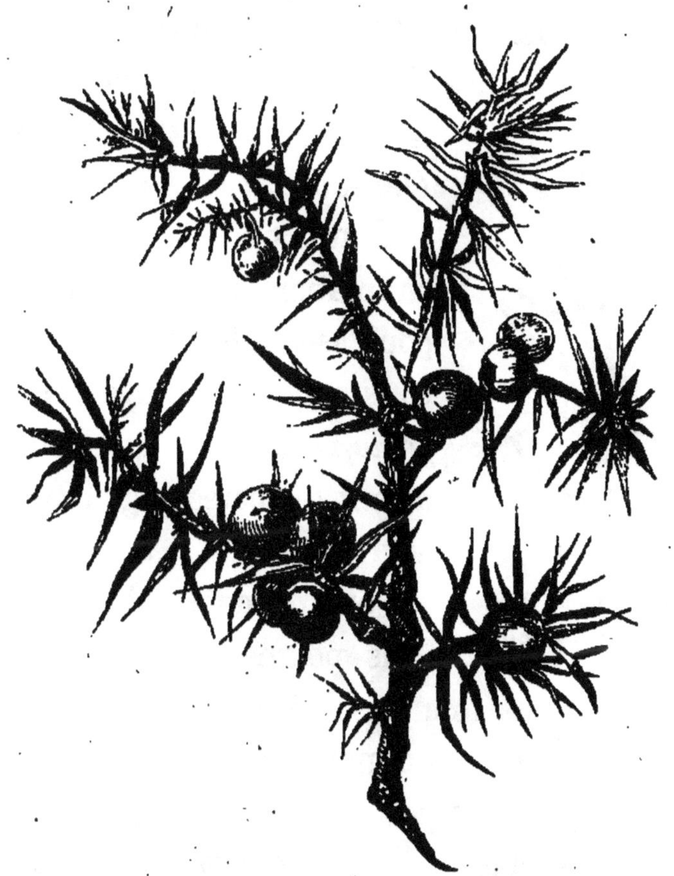

Fig. 61. – Genévrier commun avec Baies.

1 kilogramme d'eau, est diurétique, et, si par hasard vous l'employez, vous remarquerez qu'elle communique à l'urine une odeur de violette. A la campagne, les paysans ont l'habitude d'avaler 15 à 20 baies entières pour faciliter la digestion et favo-

riser la sécrétion urinaire. Ils s'en servent encore, en les pulvérisant et les associant à la fleur de soufre, pour faire des frictions contre la gale. Vous savez, du reste, que pilées et macérées dans l'eau, elles donnent, par la fermentation, une liqueur vineuse, la *Genevrette*, et fournissent, par la distillation, *l'eau-de-vie de Genièvre*.

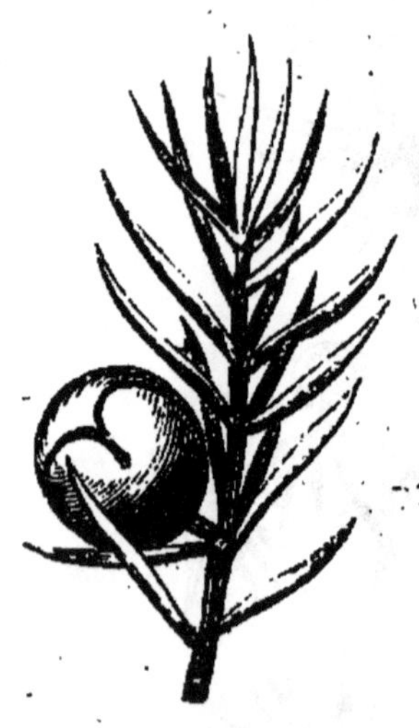

Fig. 62. — Rameau de Genévrier avec une baie.

Pour combattre les douleurs rhumatismales, les névralgies, pour assouplir les articulations, vous pouvez prendre des *fumigations toniques* que vous fourniront les baies (fig. 62) de Genévrier.

Vous prendrez alors deux ou trois poignées de baies, vous les mettrez dans une bassinoire avec des charbons ardents; et vous promènerez la bassinoire dans le lit, ou bien, si vous pouvez vous lever, il est préférable de vous placer dans une cage de cerceaux et de placer sous la chaise le réchaud sur lequel vous projetterez les baies de Genièvre.

A défaut du Genévrier, qui ne croît pas partout, vous pourrez prendre l'HÉPATIQUE DES FONTAINES (*Marchantia polymorpha*, Lin.) (fig. 63), surnommée encore *Hépatique officinale*, *Mar-*

chantie étoilée ou *variée*, *Marchantie polymorphe*, *Herbe aux ballots*, *Herbe aux poumons* etc.

Cette Hépatique, voisine des mousses, rivalise avec elles de formes gracieuses et d'originalité; elle croît au bord des ruisseaux, des fontaines et des puits, dans les lieux sombres et humides, sur l'écorce

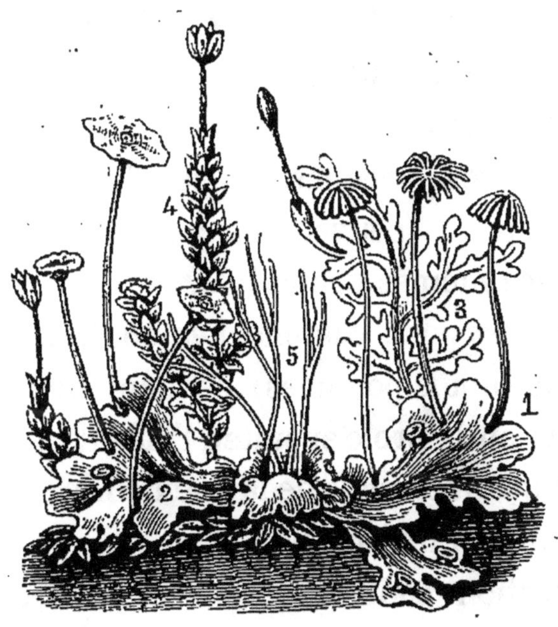

Fig. 63. — 1 Marchantia polymorpha femelle; 2 Marchantia polymorpha mâle; 3 Metzgeria furcata; 4 Plagiochila asplenioides; 5 Anthoceros lævis.

des arbres, entre les pavés des cours, sur les margelles intérieures des puits. Elle se présente sous la forme d'expansions ou de croûtes d'un beau vert, étalées, minces, transparentes, traversées par une nervure brune, divisées en lobes allongés, offrant à sa face inférieure des radicelles très-menues. Vers l'extrémité de cette nervure naissent les pédicules floraux, qui portent des ombelles horizontales, dont les bords ont jusqu'à dix rayons cylindriques, légèrement recourbés au sommet.

Chose singulière! les organes mâles sont des disques orbiculaires, pédicellés, divisés en huit loges arrondies et peu profondes: c'est là que se trouvent les corpuscules fécondants.

Vous rencontrez souvent cette plante associée à d'autres espèces, avec lesquelles elle aime à croître, et qui, du reste, peuvent être considérées comme jouissant des mêmes propriétés.

On s'en sert pour cataplasmes en faisant bouillir l'Hépatique (deux poignées) pendant douze heures dans l'eau; on la broie ensuite à l'aide d'un pilon, en y mettant quantité égale de farine de Lin; remède assez bon contre l'hydropisie.

La décoction concentrée est très-diurétique: on l'emploie à la dose de 30 à 60 grammes par kilogramme d'eau.

Regardez maintenant le Fragon piquant (*Ruscus aculeatus*, Lin.) (fig. 64), plus connu sous les noms de *Brusc*, de *Houx-Frêlon*, de *Petit-Houx*, de *Buis piquant*, de *Myrte épineux*. N'a-t-il pas l'aspect du Petit-Myrte? Il a de singuliers rameaux en forme de feuilles dures, ovales, piquantes à leur sommet; les baies sont rouges, d'une saveur douceâtre, de la grosseur d'une petite cerise. C'est au printemps que paraissent les fleurs, et l'hiver que mûrissent les fruits, et leur couleur éclatante contraste agréablement avec le vert foncé des feuilles, au moment où les arbres sont dépouillés de leur or-

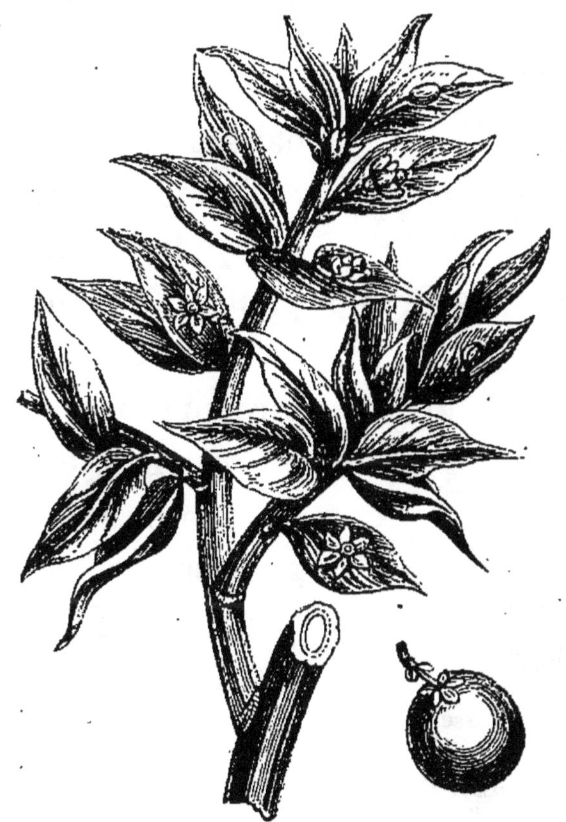

Fig. 64. — Le Fragon piquant.

nement. La racine et les fruits sont diurétiques et apéritifs. Ses baies, torréfiées, donnent une infusion théiforme qui excite puissamment les urines. La dose de la décoction est de 30 à 60 grammes par kilogramme d'eau, et on en fait une infusion à froid en mettant 60 à 100 grammes dans un litre de vin blanc.

A ces plantes, bien que répandues partout, préférez encore le PISSENLIT (*Taraxacum Dens Leonis*, Lin.) (fig. 65), le Pissenlit plébéien, que vous rencontrez à chaque pas dans les prairies, et dont vous connaissez les feuilles toutes radicales, roncinées, la hampe terminée par un capitule à fleurons jaunes.

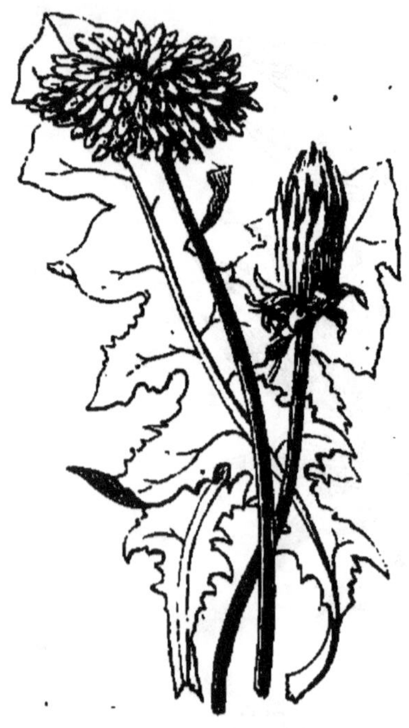

Fig. 65. — Pissenlit.

Je n'ai pas besoin de vous dire que la souche épaisse est terminée en racine pivotante et que les graines sont surmontées d'une aigrette que votre souffle aura dissipée dans les airs. Vous savez depuis votre enfance combien la racine est amère, et son degré d'amertume vous rappelle aussitôt le souvenir de la Chicorée. Cette plante vulgaire a son utilité : non-seulement elle est comestible, mais elle est bonne contre la jaunisse, les fièvres, les affections dartreuses. Vous employez ou la plante tout entière, ou son suc, soit en tisane, en eau distillée, en onguent. C'est cette plante qui faisait le fond, avec l'envahissant Chiendent, de la *tisane royale*, dont la recette fut si chèrement achetée par Louis XIV. Faites infuser 50 à 60 grammes de racines dans un litre d'eau, vous obtiendrez une tisane utile contre les débilitations de l'estomac. Vous extrairez le suc en pilant les feuilles dans un mortier : la dose à prendre est de 50 à 125 grammes.

Je vous disais tout à l'heure que le Pissenlit, malgré sa vulgarité, avait été un élément de la *tisane royale*. Eh bien! il semble que cette plante ait été destinée à d'aristocratiques destinées, car l'histoire a consigné que le grand Frédéric fit longtemps usage du Pissenlit pour se soulager d'une hydropisie de poitrine.

Il n'est nul besoin d'être valétudinaire pour se servir du Pissenlit; mieux vaut en faire une bonne salade après l'avoir cueillie soi-même dans la prairie où elle étale ses rosettes de feuilles; l'appétit n'en sera que meilleur en même temps que l'amertume de cette salade deviendra pour vous un tonique et un dépuratif excellents.

Quant à ses qualités diurétiques, le nom de la plante doit vous convaincre que le vulgaire les a employées de tout temps.

CHAPITRE XVII.

Les Plantes vomitives ou émétiques.

Les plantes émétiques. — La Violette; ses usages; sa légende. — Le Lierre.

Les plantes vomitives sont, dans beaucoup de circonstances, des remèdes héroïques, mais elles offrent souvent de graves inconvénients, selon qu'on a méconnu la cause de la maladie pour laquelle on les emploie, car toutes les plantes vomitives exercent, vous n'en doutez pas, une action directe et spéciale sur la muqueuse gastrique. Aussi a-t-on recours à ces plantes dans l'*embarras gastrique*, alors qu'il faut faire évacuer la bile et ces enduits pâteux qui tapissent la surface muqueuse de l'estomac et même des intestins. Cet embarras se reconnaît — et quelle personne peut se vanter de n'avoir eu jamais occasion de le reconnaître? — aux éructations acides, à l'inappétence, à l'enduit blanchâtre de la langue. Par les vomitifs vous évacuez la bile; mais ils agissent encore autrement — aussi faut-il être circonspect dans leur emploi — en devenant des excitants qui produisent une perturbation de laquelle dépendra le succès ou l'insuccès.

Outre les vomitifs par excellence, l'Ipécacuanha et l'Émétique, vous pouvez, à leur défaut, employer la racine de Violette. Je n'ai pas à vous faire la description de la VIOLETTE ODORANTE (*Viola odorata*, Lin.), qu'au retour du printemps vous aimez à cueillir, alors que son parfum la trahit ou que le bleu empourpré de sa corolle perce à travers le gazon. Elle est connue de tout le monde; elle est comme un sourire du bonheur, car elle annonce le départ de l'hiver et le retour des douces brises. Que de fois, en la voyant, n'avons-nous pas été tentés de réciter ces vers que vous vous rappelez encore!

> O fille du printemps! douce et touchante image
> D'un cœur modeste et vertueux,
> Du sein de ces gazons tu remplis ce bocage
> De tes parfums délicieux.
> Que j'aime à te chercher sous l'épaisse verdure
> Où tu crois fuir mes regards et le jour!
> Au pied d'un chêne vert, qu'arrose une onde pure,
> L'air embaumé m'annonce ton séjour!
> Mais ne redoute pas cette main généreuse :
> Sans te cueillir j'admire ta fraîcheur;
> Je ne voudrais pas être heureuse
> Aux dépens même d'une fleur!

On comprend, en aspirant les parfums de cette fille du printemps, pourquoi les fables des anciens ont imaginé que Jupiter, ayant métamorphosé en génisse la belle Io, fit naître la Violette pour lui procurer une pâture digne d'elle. Quand vous courrez au buisson qui cache les grâces odorantes de la Violette, oubliez son doux nectar et toute la poésie dont elle est entourée pour ne vous rappeler que ses propriétés médicales.

Cependant son parfum vous l'indiquera; elle n'a point de tige qui vous la montre: des rejets traçants partent du collet de la racine stolonifère, ainsi que les feuilles et les fleurs. Elle croît par touffes, le long des haies, des bois, et vous offre comme remède feuilles, fleurs, semences et racines. Ce sont ces dernières qui sont surtout douées de vertus purgatives; les fleurs, légèrement mucilagineuses, donnent une infusion théiforme employée dans les rhumes; fraîches elles donnent un suc laxatif, et servent à faire le *sirop de Violettes*, sirop pectoral et adoucissant, excellent contre la toux, les rhumes, les catarrhes. Pouvez-vous, d'ailleurs, trouver des remèdes plus simples, plus agréables que des infusions de fleurs de Violettes?

Si vous vous servez de la racine de Violette comme émétique, prenez une forte pincée de racine, faites bouillir pendant un quart d'heure dans un verre d'eau et vous obtiendrez un excellent résultat.

Les racines des autres epèces, VIOLETTE DE CHIEN (*Viola canina*, Lin.), VIOLETTE TRICOLORE

(*Viola arvensis*, Murr.), ont des propriétés analogues que vous pourrez utiliser, mais à plus forte dose.

La *poudre* (de racine) de ces Violettes se prend à la dose de 2 à 4 grammes.

La *décoction* (racine entière) 8 grammes pour 150 grammes d'eau réduits au tiers.

Je dois vous prémunir contre l'abus d'une plante vomitive employée trop souvent à la campagne, parce qu'elle se présente sous la main, et qu'en envahissant les murs de la chaumière elle semble se présenter d'elle-même à l'homme qui désire prendre un vomitif.

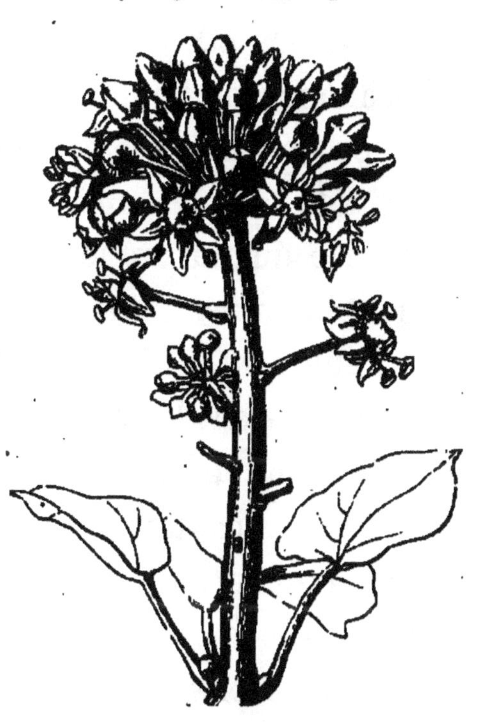

Fig. 66. — Lierre.

Le Lierre (*Hedera helix*, Lin.) (fig. 66) n'a pas besoin de signes distinctifs qui le rappellent à notre souvenir : c'est la plante des ruines qu'il envahit; tenace dans sa mission dévastatrice, il rampe d'abord sur terre, mais dès qu'il peut atteindre le rocher, le mur, l'arbre qu'il convoite, il y grimpe, s'y accroche, et souvent, pour reconnaître le service que le rocher, le mur et l'arbre lui ont rendu, il fend le rocher, désagrège le mur, étouffe son bienfaiteur.

Souvent j'ai vu, dans nos campagnes, les paysans prendre, comme vomitif économique, quelques baies de lierre; c'est un usage que je condamne, car nous ne connaissons pas encore assez les effets du lierre sur l'économie de l'homme.

J'ai peu de confiance en cette plante, emblême de l'ingratitude, dont toutes les parties répandent une odeur forte quand on les écrase, dont les feuilles sont nauséabondes, amères, dont les baies, mêlées au vin, augmentent le délire de l'ivresse.

Qu'elles fassent le régal des grives et des merles, et ne nous servons des feuilles que pour entretenir l'humidité des cautères. Plus tard, quand la science aura mieux déterminé les propriétés de cette plante, trouverons-nous qu'elle peut rendre des services que nous ignorons encore et que sembleraient indiquer sa verdure perpétuelle, sa présence presque en tous lieux.

Dans le doute, abstiens-toi, a dit le sage.

CHAPITRE XVIII.

Les Plantes purgatives.

Les plantes purgatives. — Le Polypode commun. — Le Pigamon jaunâtre. — La Parisette. — Le Nerprun. — La Rhubarbe. — Le Fusain. — L'Épurge. — L'Hellébore fétide. — L'Iris des marais.

L'étude que nous allons faire aujourd'hui des plantes purgatives doit vous intéresser à plus d'un titre, car c'est une médication dont le besoin se fait souvent sentir et à laquelle on aime à recourir sans appeler le médecin. Mais, pour bien choisir les plantes qui peuvent convenir, il faut les connaître, savoir distinguer leurs véritables propriétés et ne pas prendre une plante *laxative* quand il faut une plante *cathartique* ou *drastique*. Car les espèces purgatives se divisent en ces trois sections qui toutes aboutissent au même résultat, à provoquer les déjections alvines; seulement les laxatifs conviennent quand il faut purger doucement sans irriter le canal intestinal; il faudra donc les employer dans les inflammations; les cathartiques, au contraire, ont une action plus prononcée: ils stimulent la membrane muqueuse intestinale et laissent une sensation de chaleur interne, du dégoût, des nausées, l'élévation du pouls et par suite la soif.

Puis à ces caractères primordiaux en succèdent d'autres que l'on recherche : les matières alvines s'évacuent, les fluides s'expulsent et la circulation se ralentit, l'absorption augmente ; il en est de même de la sécrétion biliaire, et le sang a une tendance moins prononcée vers le cœur, la tête et la poitrine. Vous voyez maintenant pourquoi on emploie les cathartiques dans les fièvres, les hydropisies, les maladies du foie, les fluxions, les ophthalmies, les congestions cérébrales.

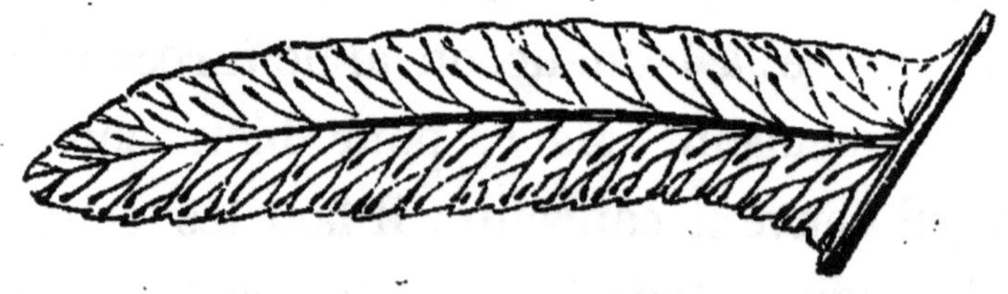

Fig. 67. — Fronde du Polypode vulgaire.

Ceci posé, commençons par une plante qui se rencontre presque partout, sur les vieux murs, le tronc des vieux chênes, les bois etc. Je veux parler du Polypode commun (*Polypodium vulgare*, Lin.) (fig. 67) ou *Polypode du chêne*. Je vous le faisais admirer ces jours passés et je vous le montrais formant une décoration champêtre très-agréable en étalant, audessus du tapis de mousse, sa fructification en beaux disques dorés placés régulièrement sur deux lignes longitudinales. Sa racine consiste en une couche épaisse, horizontale, presque ligneuse, couverte d'écailles membraneuses et roussâtres; elle est cassante et a une saveur sucrée. Ses feuilles sont longuement pétiolées, à lobes alternes oblongs-lancéolés, obtus, presque entiers ou finement dentés.

La racine a été de tout temps considérée comme purgative: je la conseille surtout pour les petis enfants; sa saveur sucrée ne leur répugne pas et elle excite une irritation modérée. On peut l'employer à la dose de 60 à 100 grammes par kilogramme d'eau.

En tout cas, c'est une plante adoucissante et légèrement résolutive dans la toux par l'engorgement muqueux des bronches.

Le Polypode ne vaut pas, comme purgatif, le PIGAMON JAUNATRE (*Thalictrum flavum,*) Lin. (fig. 68), appelé généralement *Fausse-Rhubarbe*, *Rhubarbe des pauvres*, *Rue des prés*, *Pied de Milan*. Cette plante se rencontre dans les prés un peu humides, les clairières des bois, au bord des rivières et des étangs. Elle est voisine des Clématites, dont elle se distingue par ses tiges herbacées, non sarmenteuses, par ses feuilles alternes, par ses capsules ovales, striées, non prolongées par un filament plumeux. De sa racine jaunâtre s'élève une tige droite, sillonnée, glabre, haute de $0^m,60$ à $1^m,50$; les feuilles sont amples, composées de folioles ovales, à trois lobes obtus, nerveuses, presque ridées. Les fleurs sont redressées, jaunâtres, nombreuses, réunies en une belle panicule terminale : elles ont un calice à 4 ou 5 sépales colorés, caducs ; les étamines, en grand nombre, ont les filets d'un jaune pâle. Les carpelles sont au nombre de 4-10.

Les racines renferment un suc jaune, d'une saveur

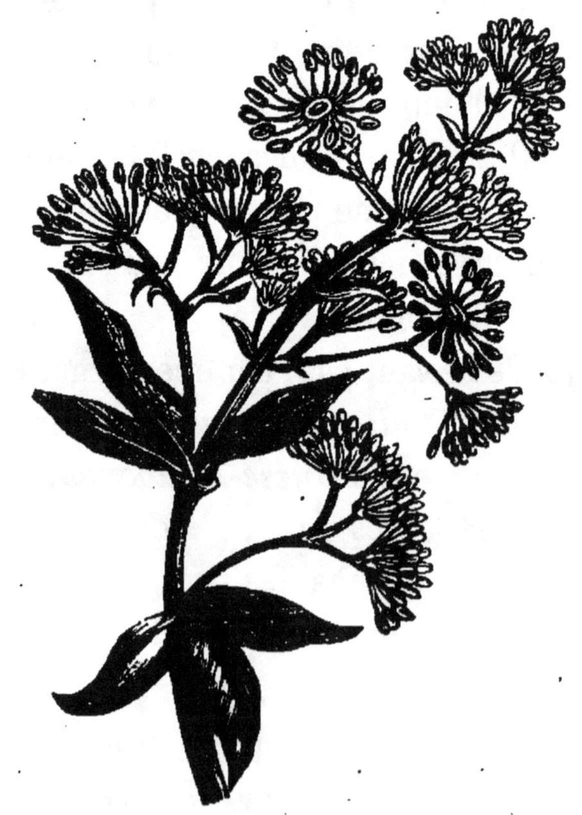

Fig. 68. — Pigamon jaunâtre.

assez douce, mêlée de quelque amertume. Elles sont réputées purgatives et remplacent la Rhubarbe à forte dose. C'est un purgatif doux, utile dans la médecine rurale ; on emploie la décoction des racines à la dose de 25 grammes dans 500 grammes d'eau. Tournefort l'avait vantée de son temps.

Vous n'avez pas été, dans vos promenades forestières, sans avoir remarqué une plante, modeste de taille, à la tige simple et droite, de 30 centimètres à peine, munie vers son sommet de quatre feuilles grandes, ovales, sessiles, étalées et disposées en verticille. Par exception, les feuilles sont au nombre de 5, plus rarement de 6. Quand vous découvrez cette plante, à l'ombre, dans les clairières du bois, il vous semble, quand elle est en fleur avec ses pétales étroits, courts, apercevoir une araignée étalée au centre du verticille des feuilles. Si, au contraire, vous la rencontrez quand la floraison est passée, que l'ovaire est devenu une baie capsulaire noirâtre, il vous semble voir un grain de raisin.

Cette plante est la PARISETTE (*Paris quadrifolia*, Lin.) (fig. 69) ou l'*Herbe de Pâris*, le *Raisin de renard*, *Étrangle-loup*. La pharmacopée l'a recommandée comme plante purgative. Ses propriétés résident dans la racine ou rhizome, tige souterraine, horizontale, qui la fixe verticalement dans le sol.

J'ai vu des habitants de la campagne en recueillir la racine, la faire sécher au four, la piler et en prendre deux ou trois pincées.

C'est une plante purgative, mais dangereuse : il faut vous en méfier ; ses propriétés ne sont pas assez uniformes dans leur action ; elle amène parfois des troubles funestes dans l'économie, et, sans vouloir l'employer comme Bœrhave dans les cas de manie, comme Hoffmann dans l'épilepsie, comme Bergius dans la coqueluche, je vous rappellerai seulement

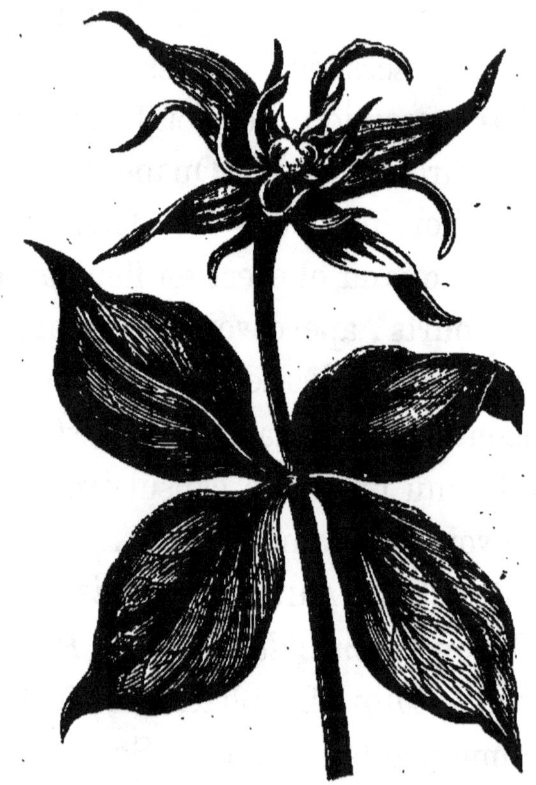

Fig. 69. — Parisette.

qu'elle tue les chiens, les loups, les poules, et que plus d'une personne a failli être empoisonnée par cette plante.

Laissez le botaniste la recueillir pour l'herbier et choisissez un autre purgatif.

Il vous sera plus facile de trouver un purgatif dans la BOURGÈNE ou NERPRUN BOURDAINE (*Rhamnus Frangula*, Lin.) (fig. 70), surnommé *Aune noir*, *Bois noir*; grand arbrisseau que vous rencontrerez dans les bois taillis, les forêts, aux lieux humides. L'écorce est noirâtre, tachetée de blanc; vous trouverez sur les rameaux des feuilles alternes, pétiolées, ovales,

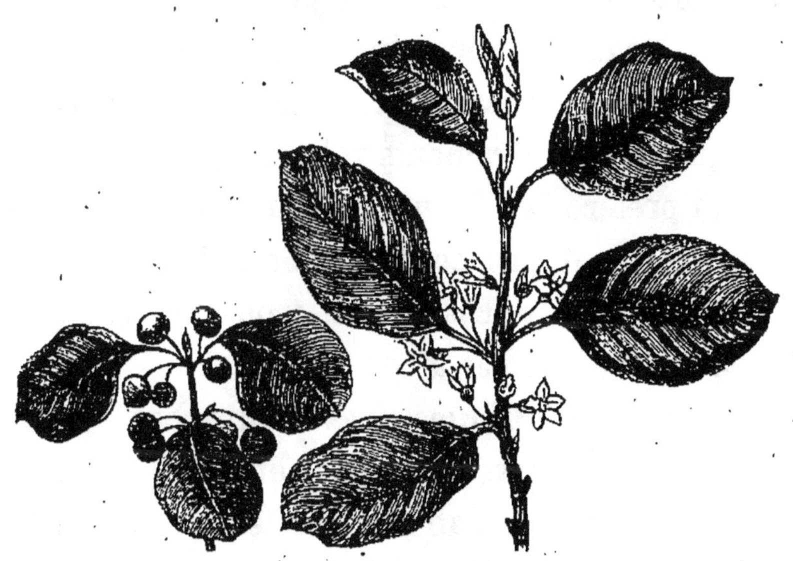

Fig. 70. — Bourdaine.

entières, lisses, surtout en-dessus, et d'un vert clair. Les fleurs n'ont rien de brillant : petites, d'un blanc verdâtre, elles sont réunies en petits bouquets axillaires; elles sont remplacées par des baies arrondies, rouges d'abord, noires à la maturité, contenant trois noyaux coriaces. Pas d'odeur, pas de saveur dans les fleurs, ni dans les feuilles; seulement l'écorce intérieure est un peu amère et nauséeuse; elle est un purgatif assez violent employé dans les hydropisies, les fièvres intermittentes. Les baies sont aussi purgatives.

La Bourgène est bien connue des forestiers, car c'est avec son bois qu'on prépare le meilleur charbon employé à la fabrication de la poudre de chasse; l'écorce fournit aussi une teinture jaune.

Malgré les usages répandus de la Bourgène, je ne vous conseille pas de vous en servir; elle ne convient guère qu'aux tempéraments robustes.

Je lui préfère les Rhubarbes, et, bien que ces plantes ne soient pas positivement indigènes, elles rendent trop de services et sont trop cultivées pour que je ne m'étende pas à ce sujet.

Caractères botaniques. Les Rhubarbes sont de grandes plantes, vivaces, à tiges herbacées, grasses, charnues, assez semblables à celles de la Patience, appartenant à la famille des Polygonées, voisines des Rumex. Les racines sont volumineuses, ligneuses, d'un jaune rougeâtre, veinées de blanc en dedans, d'une saveur amère, nauséeuse. Elles sont purgatives; aussi leur nom de *Rhubarbe*, qui vient du mot *rheo* (je coule), rappelle-t-il cette propriété spéciale. Les feuilles sont amples, acidulées; les fleurs très-nombreuses, disposées en panicules, petites, verdâtres. Le calice est à 5-6 divisions persistantes, rétrécies à la base, donnant attache à neuf étamines aux anthères oblongues obtuses; trois stigmates épais, sessiles, peltés, simples, presque plumeux et réfléchis, couronnent l'ovaire, qui donne naissance à des semences triangulaires (achènes), ailées, membraneuses sur les angles, aiguës, enveloppées à leur base par le calice peu développé.

Plusieurs espèces de ce genre méritent la culture; ce sont principalement :

1° La RHUBARBE DES MOINES, nommée vulgairement : *Rhubarbe Rhapontic*, *Rhubarbe pontique*, *Rhubarbe anglaise*, *Rhubarbe à maquereaux* ou *à tartes* (*Rheum Rhaponticum*, Lin.). Les racines sont grosses, un peu visqueuses, charnues, rameuses, jaunes en dedans, rougeâtres en dehors; elles donnent naissance à une tige forte, grosse et charnue, glabre, haute d'un mètre environ, un peu rameuse, cannelée, jaunâtre ou purpurine, ornée de feuilles alternes; celles de la base très-amples, pétiolées, ovales en cœur, obtuses, un peu sinueuses; à la face supérieure, elles sont d'un vert foncé, dépourvues de pubescence; à la face inférieure, elles sont légèrement pubescentes. Le pétiole des feuilles est épais, cylindrique, sillonné; les feuilles supérieures sont petites, sessiles. Les fleurs sont disposées en grappes paniculées, terminales; elles sont petites et d'un blanc jaunâtre; elles paraissent en mai-juin.

2° La RHUBARBE PALMÉE (*Rheum palmatum*, Lin.) est la véritable Rhubarbe des Chinois, la Rhubarbe du commerce. La racine est vivace, volumineuse, ramifiée et d'un beau jaune; les tiges sont droites, cylindriques, cannelées, hautes de 3 à 4 pieds, garnies à la base de feuilles très-amples, pétiolées, aiguës, fortement dentées à leur contour, vertes en dessus, blanches et pubescentes en dessous. Les fleurs sont nombreuses, d'un blanc jaunâtre, disposées en panicules au sommet des tiges; les semences sont triangulaires, membraneuses, un peu échancrées, striées, brunes, quelquefois d'une teinte rougeâtre assez vive.

3° La RHUBARBE COMPACTE (*Rheum compactum*, Lin.) est une plante à racine épaisse, ramifiée, brune en dehors, d'une belle couleur jaune à l'intérieur. Les tiges sont hautes de 4-6 pieds, d'un vert pâle, cannelées, rameuses, glabres, garnies de feuilles d'un vert luisant, ovales, grandes, pétiolées, compactes, cordiformes, sinuées à lobes arrondis peu profonds, cartilagineux et denticulés; la panicule des fleurs a un aspect blanc jaunâtre; les ramifications de la panicule forment presque autant de petites grappes étroites et pendantes; les fleurs donnent naissance à des semences triangulaires, noirâtres, garnies à leur base d'une membrane en forme d'ailes.

4° La RHUBARBE FRISÉE (*Rheum undulatum*, Lin.)

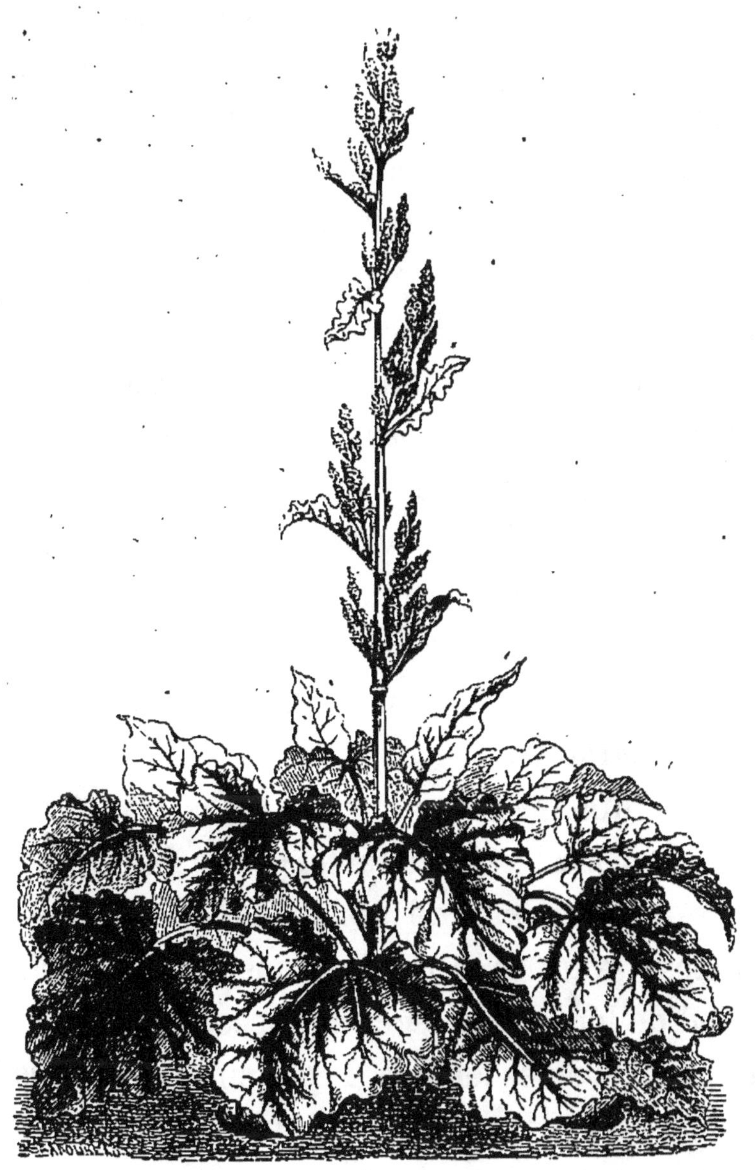

Fig. 71. — Rhubarbe frisée.

(fig. 71) est connue sous les noms vulgaires de *Rhubarbe de Moscovie*, *Rhubarbe de Sibérie*; elle diffère du Rhapontic par ses feuilles fortement ondulées, comme crépues, par ses panicules plus étroites et plus lâches. Elle a des racines arrondies, très-épaisses, ramifiées, brunes au dehors, d'un jaune foncé à l'intérieur; elles donnent naissance à des tiges sillonnées, anguleuses, glabres, d'un vert jaunâtre, hautes de 2-3 pieds, garnies à la base de fortes touffes de feuilles larges, ovales, pétiolées, entières, cordiformes, ondulées ou presque crépues à leurs bords, et d'un beau vert. Les feuilles caulinaires sont très-écartées, petites, presque sessiles; les fleurs, d'un blanc jaunâtre, sont pédiculées et disposées en panicules étroites, serrées, à l'extrémité des tiges et dans l'aisselle des feuilles supérieures; les semences sont triangulaires, membraneuses, noirâtres.

5° La RHUBARBE PULPEUSE ou GROSEILLE (*Rheum Ribes*, Lin.) est remarquable par la beauté de ses formes, la grandeur de ses feuilles, agréablement ondulées, ayant près de deux pieds de diamètre et un pied de long; une légère pubescence recouvre la face inférieure des feuilles. Les racines sont épaisses, charnues, et s'étendant profondément sous terre. Les tiges sont fortes, striées, un peu rameuses. Les semences, triangulaires, sont membraneuses, couvertes d'une pulpe succulente d'un rouge foncé, d'une saveur styptique.

Origine et historique des Rhubarbes. — Les Rhubarbes sont indigènes de la Chine, de la Tatarie, de la Perse, de la Sibérie. C'est dans le cours du quatorzième siècle que la première Rhubarbe, originaire de Chine, la Rhubarbe palmée, fut apportée en Europe par quelques soldats de l'armée de Charles V. Il semble que les Chinois n'en aient connu l'usage que pour les teintures jaunes. Ils les vendaient aux Européens après en avoir extrait tout le principe tinctorial. En 1765, Vandermands, voyageur en Chine, en envoya quelques exemplaires vivants au Jardin-des-Plantes de Paris.

La Rhubarbe Rhapontic était cultivée en grand au moyen âge ; les moines la distribuaient aux malades ; aussi a-t-elle conservé le nom de *Rhubarbe des moines*. Elle est originaire de l'Asie, de la Thrace, du mont Rodope, des bords du Volga, de la Scythie ; on la trouve encore le long du Bosphore et dans la Sibérie. On prétend, mais c'est à tort, l'avoir découverte en Auvergne, au Mont-Dore.

La Rhubarbe palmée se récolte en Chine, dans les provinces de Su-Civen, Xan-Syet, Su-Cica, proche de la muraille des Chinois ; elle pousse dans une terre rouge et limoneuse. Du reste, elle croît dans toute la Chine ; on l'appelle *tay-huam* (très-jaune).

La Rhubarbe pulpeuse a été apportée d'Asie en

Europe par M. Ollivier, en 1800. Le goût de ses feuilles a été comparé au fruit du Groseillier ; les Arabes l'appellent *Ribes*, et par analogie les botanistes ont donné au genre Groseillier le nom de *Ribes*. Elle croît naturellement sur le mont Liban, sur le Carmel et dans la Perse.

On apportait autrefois les Rhubarbes de la Chine par la Tatarie, à Ormuz, à Alep, de là à Alexandrie, puis à Vienne ; c'étaient celles que l'on appelait *Rhubarbes du Levant*. Les Portugais les chargeaient sur leurs vaisseaux à Canton ; les Égyptiens les transportaient à Alexandrie ; nous les recevons aujourd'hui des Indes-Orientales.

Analyse des Rhubarbes. — M. Henry a analysé la Rhubarbe palmée provenant de la Chine ; elle a offert un principe colorant jaune, analogue au tannin, amer, âpre, insoluble dans l'eau froide, soluble dans l'eau bouillante, dans l'alcool et dans l'éther ; une huile fixe, douce, soluble dans l'éther et dans l'alcool ; de la gomme, une matière amylacée, du ligneux, du surmalate et du bioxalate de chaux ; enfin un peu de sulfate calcaire et un peu de sel à base de potasse. Les Rhubarbes indigènes (cultivées dans les jardins) contiennent du tannin en plus grande quantité, beaucoup d'amidon et un peu d'oxalate de chaux. — M. Kopp a fait, il y a deux ans, l'analyse chimique des Rhubarbes cultivées comme légumes, principalement en Angleterre, où la consommation en est considérable. Elles doivent leur saveur assez prononcée à l'acide malique; il s'y trouve à l'état de bimalate de potasse et probablement aussi à celui de quadrimalate. La proportion du premier de ces sels est assez considérable pour qu'on puisse en extraire de 14 à 18 grammes. d'un litre de jus. On obtient sans difficultés le bimalate de potasse sous la forme de petits prismes transparents incolores.

La Rhubarbe, *plante médicinale.* — L'art médical s'est depuis longtemps emparé de la Rhubarbe comme d'un médicament précieux, tonique et purgatif; à petites doses elle agit comme astringent dans la dysenterie, la leucorrhée. La poudre de la racine est considérée comme tonique en médecine vétérinaire. C'est un remède précieux pour l'homme contre les gastralgies, les obstructions, la chlorose, contre l'atonie des fonctions de l'estomac, contre les flatuosités, l'inappétence, la diarrhée; en général, lorsqu'un purgatif doux et non débilitant est indiqué, elle ranime les fonctions digestives et utérines. Elle convient très-bien aux enfants; on en vante l'usage dans le début du carreau. C'est un excellent vermifuge, un purgatif doux et fort utile pour vaincre la paresse des intestins; on doit néanmoins en interdire l'usage aux personnes tourmentées par une chaleur vive ; car c'est un fait d'observation que, lorsque les membranes digestives sont dans un état de spasme et d'irritation vive, la Rhubarbe devient un poison ; avec la pulpe des tiges on peut préparer des cataplasmes, qui seront résolutifs ou maturatifs selon les cas. Nous ne nous étendrons pas davantage sur les propriétés de cette plante médicinale ; elles sont généralement connues. La Rhubarbe indigène doit être employée ordinairement à triple dose. Elle est plus légère, moins compacte, moins riche en principe colorant et amer.

La Rhubarbe, *plante industrielle.* — On peut employer avec succès la Rhubarbe pour la teinture des peaux et des cuirs en jaune. Du reste, elle est plutôt connue en Chine, sa patrie, sous ce rapport que comme plante médicinale. Aussi les Chinois ont-ils soin, avant de nous l'expédier, d'en extraire tout le principe tinctoral. On fait, dans ce cas, infuser les racines avec de l'alun.

En Chine on colore l'eau-de-vie avec la Rhubarbe pour lui donner une couleur jaune d'or. L'économie industrielle et domestique pourrait utiliser l'acide oxalique contenu en grande abondance dans toutes les parties de la plante.

L'industrie pourrait avec avantage extraire des Rhubarbes le bimalate de potasse ou l'acide malique ; or ces deux substances sont d'une assez grande importance dans le commerce. Car on pourrait substituer, dans la plupart des cas, le bimalate de potasse au bitartrate de potasse pour l'art de la teinture; cette dernière substance devient fort rare et ne se trouve dans le commerce qu'à un prix élevé depuis que l'*oïdium*, envahissant nos vignobles, a fait manquer nos récoltes en vin.

On peut aussi, à l'aide de cette plante que l'on fait fermenter, fabriquer un vin factice qui imite à s'y méprendre le vin de Champagne.

LA RHUBARBE, *plante potagère.* — Cette rubrique fera sourire sans doute plus d'un lecteur qui ne connaît de la Rhubarbe que ses effets purgatifs, qui ne dédaigne pas, pour stimuler les fonctions digestives, de prendre dans une cuillerée de potage un petit paquet de dix centimes, que l'on trouve tout prêt chez les pharmaciens. Mais le vrai gastronome, le digne disciple des D'Aigrefeuille et des Berchoux, sait parfaitement que l'art culinaire a enregistré dans son catalogue de mets distingués la Rhubarbe comme aliment sain et délicat. En Angleterre, en Suède, en Sibérie, en Russie, on la cultive dans ce but; on fait d'excellentes tartes, au printemps, avec la partie inférieure des nervures et des feuilles; elles remplacent en Angleterre les groseilles à maquereaux, et on fait des poudings; les feuilles hachées menu se servent en guise d'épinards ou d'oseille;

les jeunes pousses et les pétioles peuvent servir d'aliments, soit en purée, soit en marmelade, soit en confiture. Les Cosaques du Don aiment à manger les pousses et les feuilles du Rhapontic ; ils les considèrent comme souveraines contre le scorbut. Avec le suc exprimé de la tige de la Rhubarbe pulpeuse et des pétioles de ses feuilles on fait un sirop acidulé très-rafraîchissant. On en confit les jeunes pousses dans le suc et le miel et avec le moût du raisin. Cette espèce sert particulièrement de nourriture dans tout le Levant. Les Persans en font des sirops et des conserves qui sont d'une grande ressource pour les caravanes de l'Asie. Ils en mangent aussi les pétioles crus après en avoir enlevé la peau ; ils sont très-agréables au goût, légèrement acides, très-rafraîchissants. Les conserves s'envoient dans la Perse méridionale, où cette plante ne se trouve pas. Les racines et même la plante entière passent pour toniques, apéritives, rafraîchissantes, propriétés assez remarquables qui rapprochent cette espèce des Oseilles. Dans toute la Russie on mange les jeunes pousses de la Rhubarbe ondulée, comme nous mangeons le Chou brocolis, pelurées et coupées par tronçons. On les met dans les tartes à la place de fruits. Les Anglais sont très-friands de ces mets savoureux. Les Moscovites mangent les feuilles crues de la Rhubarbe ondulée pour apaiser la soif.

Dessiccation des Rhubarbes médicinales. — Les propriétés de la Rhubarbe dépendent beaucoup de son mode de dessiccation. Séchée au four ou à une chaleur vive, elle perd son principe aromatique et son action s'affaiblit. En Chine, on cueille cette racine au printemps et en automne, on la nettoie, on la coupe par morceaux, qu'on étend sur de longues tables et qu'on retourne trois ou quatre fois par jour, après les avoir nettoyés avec un linge. Dès que ces fragments ont pris une sorte de consistance, on les perce de part en part, on les enfile et on les expose au vent pour en achever la dessiccation. Il ne reste plus qu'à unir les morceaux avec une râpe à bois, à arrondir leurs angles et à les rouler dans une barrique avec leur râpure. Quand on fait la récolte des racines, il faut choisir les plus vieilles, qui se reconnaissent aux tiges larges et épaisses. Les peuplades tatares, les Tongouzes les tirent ordinairement toutes. Au cinquième printemps, on les livre au commerce en fragments de diverses grosseurs, d'un jaune safran en dehors, d'une couleur rougeâtre et comme marbrée intérieurement, d'une odeur un peu nauséabonde, d'une saveur amère et acerbe. Ces racines portent alors le nom de *Rhubarbe officinale* ou *Rhubarbe de la Chine.*

Culture des Rhubarbes. — Les Rhubarbes demandent des terres grasses et légères, un terrain sablo-argileux ; elles réussissent encore mieux si l'argile est quelque peu ferrugineuse, ocreuse. Il est bon aussi de les couvrir de terre pour les faire blanchir. La Rhubarbe palmée a plus de propriétés que ses congénères ; elle demande un sol exposé au levant ; il faut avoir soin de bien défoncer le terrain par un labour de près de 1 mètre de profondeur pour faciliter le développement des racines.

Il est préférable de faire venir la graine de Russie. On la sème aussitôt après la maturité, ou bien en mars, soit en terrines, soit sur une plate-bande de terre ; les plants se mettent en place, après la première année, à environ $1^{m},30$ de distance. On peut aussi les multiplier par la séparation des tiges; on sarcle, on bine et on soigne la culture de la première année ; mais les années suivantes on se contente de donner un léger labour au printemps. Les fleurs apparaissent en mai ; les semences sont mûres en juin ; la récolte se fait en juillet. Au bout de cinq ans on fait la récolte des racines ; elles pèsent alors de 25 à 30 livres. Elle est cultivée en Allemagne, en Angleterre ; cette espèce est celle qui craint le plus la gelée : il faut la couvrir pendant les grands froids.

La Rhubarbe ondulée demande, comme la précédente, une terre franche, profonde et à bonne exposition. On la sème en place, à large distance, et dans un creux que l'on rapproche plus tard. On la couvre pendant les gelées. Sa culture réussit fort bien dans le climat de Paris.

La Rhubarbe Rhapontic est assez généralement cultivée dans les jardins ; elle brave les froids les plus rigoureux.

Dans la transplantation des Rhubarbes on rejette les radicules latérales, afin que les racines ne se bifurquent pas. On arrose de temps en temps les plantations. La première année, on n'obtient que de larges feuilles ; la troisième année, plusieurs pieds poussent des tiges avec des fleurs et donnent de la graine ; mais c'est la quatrième ou cinquième année que les Rhubarbes fleurissent généralement, et l'automne de cette cinquième année est l'époque de la récolte des racines.

Quelques cultures assez considérables, entreprises dans différents cantons de l'ancienne Bretagne, dans le Morbihan, ont fourni au commerce des produits indigènes qui peuvent soutenir la concurrence avec les Rhubarbes de Sibérie ou de Chine. Du reste, c'est une culture qui réussit parfaitement en France; il ne s'agit que de l'étendre sur une plus grande échelle. Nous pourrions ainsi éviter de payer à l'étranger un impôt d'environ 40,000 francs par an. Il peut arriver sans doute que quelques espèces perdent de leurs propriétés, et que nos indigènes ne vaillent point les exotiques ; cependant, jusqu'à ce jour, on n'a point eu à craindre cette infériorité.

Les Rhubarbes, en résumé, peuvent rendre de grands services à la teinture, à l'art médical et vétérinaire, à l'art culinaire, à l'économie industrielle. Cette culture intéressante mérite donc d'être encouragée dans les départements où le climat le permet ; elle fournirait un médicament précieux, dont l'usage est si général comme tonique et comme purgatif doux et fortifiant, pourvu qu'il n'y ait point d'inflammation. Ce serait un aliment nouveau, et la teinture en tirerait de grandes ressources. C'est là une nouvelle branche que je propose à l'industrie agricole. Puissé-je, par cette légère esquisse, qui n'a pas la prétention d'être une monographie du genre Rhubarbe, faire pressentir aux forestiers et aux agriculteurs de quelle ressource serait pour la pratique l'alliance de la théorie !

Il vous sera peut-être plus facile de vous procurer et de reconnaître le FUSAIN D'EUROPE (*Evonymus europœus*, Lin.) (fig. 72). Lorsque vous étiez enfant, vous aimiez à cueillir dans les bois, dans les haies, ses fruits quadrangulaires et à quatre lobes obtus, dont la couleur rose attirait vos regards sur la verdure de la haie ; vous aimiez cette forme du fruit, qui mite un *bonnet carré* et que vous appeliez *Bonnet de prêtre*. Vous ignoriez alors, en les cueillant, qu'ils sont les fruits du Fusain, ainsi nommé parce que son bois est employé à faire des *fuseaux*, des vis, des lardoires; vous étiez loin de deviner que, comme celui de la Bourdaine, son bois réduit en charbon sert pour la fabrication de la poudre, que c'est avec ses jeunes rameaux brûlés dans un tube de fer que l'on fabrique les crayons dont vous vous servez pour tracer les esquisses de vos dessins. Maintenant que vous le connaissez davantage, examinez bien cet arbrisseau au beau feuillage. Il est orné de nombreux rameaux à l'écorce lisse et verdâtre, aux feuilles simples, glabres, finement denticulées; les fleurs ne sont guère brillantes; petites et d'un vert blanchâtre, elles sont disposées en petites ombelles lâches, pédonculées et axillaires. Un simple calice à 4 divisions étalées, arrondies, 4 pétales oblongs, 4 étamines terminent ce rapide signalement.

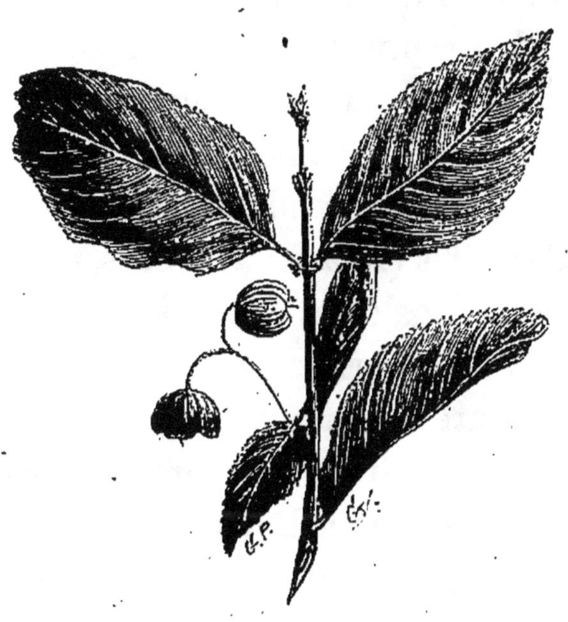

Fig. 72. — Fusain.

Le Fusain est drastique dans son écorce, dans ses feuilles, dans ses fruits; les jeunes pousses sont tellement actives que quelquefois elles déterminent une violente inflammation du tube digestif.

Les capsules réduites en poudre tuent la vermine; infusées dans du vinaigre, elles guérissent la gale des animaux domestiques. La dose prudente à prendre est de 3 ou 4 baies pour se purger. La décoction des baies (15 à 30 grammes par kilogr. d'eau) fait périr la gale des chiens.

Vous pourriez au besoin extraire des fruits une teinture jaune que vous fixeriez avec de l'alun, ou bien en extraire une huile bonne à brûler.

L'Épurge ou EUPHORBE ÉPURGE (*Euphorbia Lathyris,* Lin.) (fig. 73) est une plante réputée partout purgative. Le vulgaire la surnomme *Purge*, *Catapuce*, *Catherinette*. C'est une fort belle plante que vous connaissez, de 60 centimètres à 1m,20 de haut, à la tige raide, dressée, d'un vert rougeâtre, se divisant en quatre rameaux plusieurs fois dichotomes formant une ombelle qui a 4 feuilles pour involucre ou collerette; les rameaux sont ornés de feuilles très-rapprochés, opposées, les paires alternant en croix, sessiles, entières, glabres, fermes, de couleur glauque ou bleuâtre; les feuilles de l'involucre sont de même forme que les caulinaires, et celles des rayons constituent des bractées cordées à la base, opposées.

Les fleurs ne vous frapperont pas par leur éclat; elles sont d'un jaune verdâtre, sessiles, solitaires à l'extrémité et dans la bifurcation des rayons de l'ombelle; elles sont renfermées dans un involucre en forme de calice; n'oubliez pas de remarquer cette

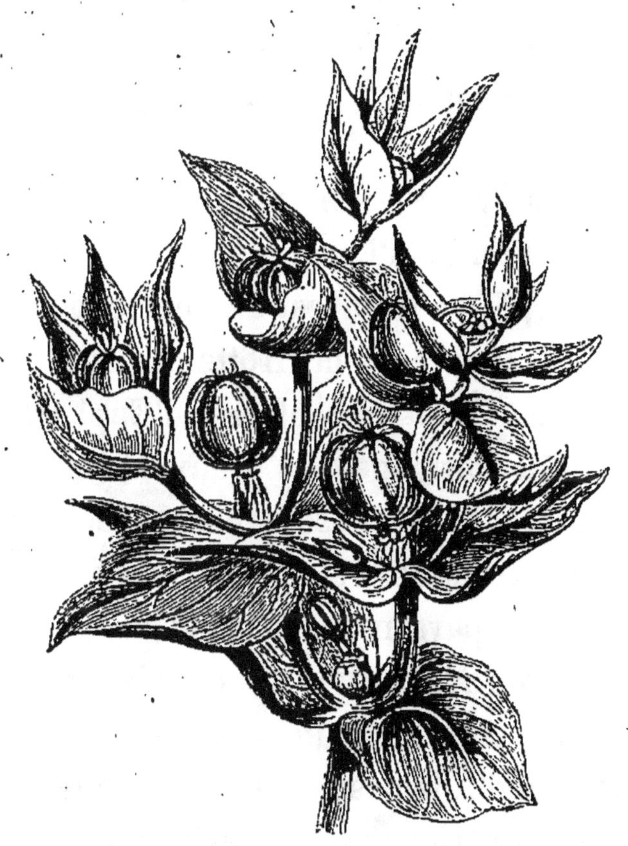

Fig. 73. — Euphorbe épurge.

particularité : elles sont de deux natures (c'est-à-dire *monoïques*); les fleurs mâles n'ont que des étamines inégales; les fleurs femelles placées au centre de l'involucre sont supportées par de longs pédoncules. Les capsules sont glabres, assez grosses, les graines ovoïdes, rugueuses, grosses comme le chènevis.

La médecine n'emploie que les graines, qui contiennent une huile blanchâtre, transparente, inodore et presque insipide; le remède n'est bon qu'à condition d'employer les graines avec leur capsule; les paysans, qui trouvent partout l'Épurge, l'emploient souvent.

La racine et l'écorce sont purgatives. On emploie à l'extérieur l'huile d'Épurge, qui détermine une éruption à la peau; il en est de même des feuilles fraîches, avec lesquelles on frotte la peau: celle-ci rougit aussitôt. Vous rencontrerez l'Euphorbe dans les jardins, au voisinage des vieux châteaux, dans les lieux ombragés. La dose habituelle des semences est de 6 à 12 grammes, et pour que l'effet se produise mieux, les paysans les mâchent longtemps sans les avaler; mais rappelez-vous que c'est un remède dangereux et qui réclame une grande circonspection. L'huile se prend à la dose de 20 à 75 centigrammes. On emploie pour frictions à l'extérieur 1 à 2 grammes dans le cas de névralgies, dans la coqueluche. Je préférerais employer le suc pour détruire les verrues et abandonner ce remède dangereux. L'huile s'obtient, par extraction, des graines dans la proportion suivante: 100 kilogr. de graines donnent 30 kilogr. d'huile.

Les lieux pierreux, le bord des chaussées, le bord des haies vous offriront l'HELLÉBORE FÉTIDE (*Helleborus fœtidus*, Lin.) ou *Pied-de-Griffon*, plante à odeur fétide, mais purgative. Ses tiges dressées, unies inférieurement, persistent pendant l'hiver; ses feuilles sont d'un vert sombre et pâle, composées de digitations étroites, lancéolées; les fleurs sont vertes, rougeâtres, penchées, en ombelles avec des bractées ovales, entières, sessiles.

Le port de cette plante ne vous prévient pas en sa faveur; l'odeur est fétide et la saveur âcre et amère.

Les vétérinaires emploient l'Hellébore pour entretenir les sétons aux chevaux, pour guérir le farcin etc.

Puis-je mieux terminer cette causerie, déjà assez longue, qu'en vous conduisant près du ruisseau qui borde la prairie? Vous allez voir une de ces plantes dont la beauté est de nature à nous attirer dans des lieux que souvent leur insalubrité nous ferait éviter. Voyez cet IRIS DES MARAIS (*Iris pseudo-acorus*, Lin.) (fig. 74), que le vulgaire a surnommé *Iris jaune*, *Flambe d'eau*, *Glaïeul des marais*, *Faux Acorus*, *Flambe bâtarde*. Elle frappe de loin nos regards par l'élévation de sa tige, que terminent d'élégants bouquets de fleurs jaunes mouchetées de noir, par le beau vert de ses longues gerbes de longues feuilles flexibles sur lesquelles les rainettes vertes aiment tant à se balancer le soir et à chanter au clair de lune. C'est vers la fin du printemps que ses fleurs se montrent et embellissent nos marais. Les racines de

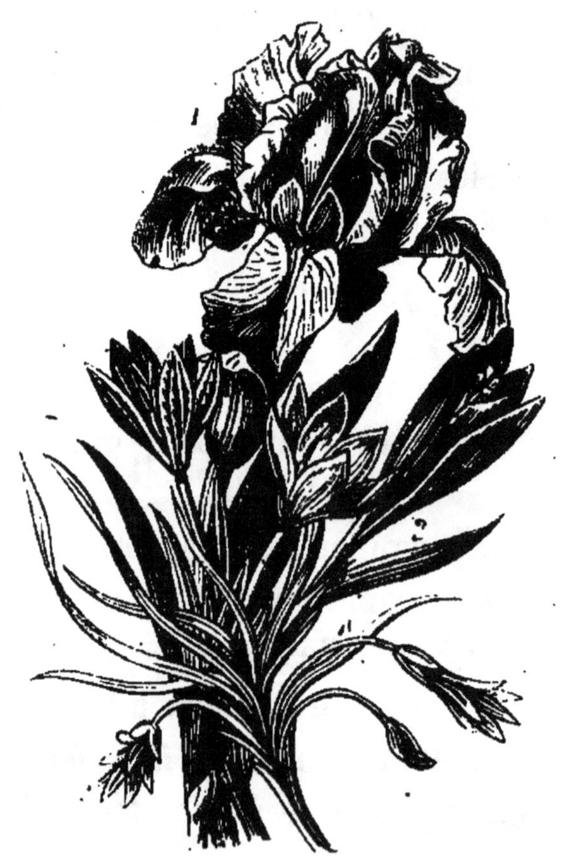

Fig. 74. — 1 Iris; 2 Crocus.

cet Iris ont des propriétés purgatives. Le rhizome ne présente pas d'odeur et a une saveur très-âcre; il devient rougeâtre par dessiccation. L'Iris des marais n'est pas seulement une plante médicinale, elle contribue, par ses racines longues et traçantes, à exhausser le sol des marais, à retenir, par leur entrelacement, les terres et les débris des autres végétaux amenés par les eaux, à empêcher les éboulements sur les rives un peu élevées. Du reste, elle est encore tinctoriale et peut servir à teindre les draps en noir.

CHAPITRE XIX.

Les Plantes expectorantes et béchiques.

Les plantes expectorantes et béchiques. — Le Vélar. — La Capillaire de Montpellier. — L'Hyssope. — Le Lichen d'Islande.

La maladie que vous venez de faire, mon cher ami, a interrompu pendant quelque temps et nos courses et nos causeries scientifiques. Vous voici aujourd'hui en bonne voie de guérison, mais vos forces ne sont pas assez rétablies pour que nous puissions nous risquer dans une excursion à travers bois et marais. Si vous le voulez, nous prendrons le sujet de notre causerie de ce jour dans les remèdes qui vous ont été prescrits. L'herbier est là qui vous montrera les plantes que l'on vous a ordonnées.

Et d'abord, quand votre bronchite vous a fait appeler le docteur, il vous a ordonné des adoucissants, des émollients, des *béchiques* en un mot, c'est-à-dire des médicaments doux et calmants, parce qu'alors vous n'aviez pas de crachats à expectorer, l'inflammation était si aiguë que la sécrétion muqueuse se trouvait arrêtée; dans la seconde période, les crachats s'accumulaient dans les bronches, il vous a fallu des *expectorants*, c'est-à-dire des excitants propres à provoquer la sortie des matières muqueuses des voies aériennes. Ce sont les plantes dont l'action se porte sur la muqueuse broncho-pulmonaire que je vais chercher dans les casiers de mon herbier.

Voici d'abord le VÉLAR OFFICINAL (*Erysimum officinale*, Lin.) (fig. 75), bien connu pour ses propriétés, puisqu'il est surnommé l'*Herbe au chantre*. Il a encore reçu les surnoms de *Moutarde des haies*, de *Tortelle*, de *Sinapi*, d'*Erysimum*. Cette plante ne vous est pas inconnue, je le parierais : elle croît partout, dans les lieux incultes, le long des murs et des haies ; elle aime les lieux déserts ; d'ailleurs son port indique ses goûts sauvages : sa tige est raide, ses rameaux durs et étalés sont garnis de feuilles d'un vert sombre, comme bleuâtres, profondément découpées, à lobe terminal, triangulaire,

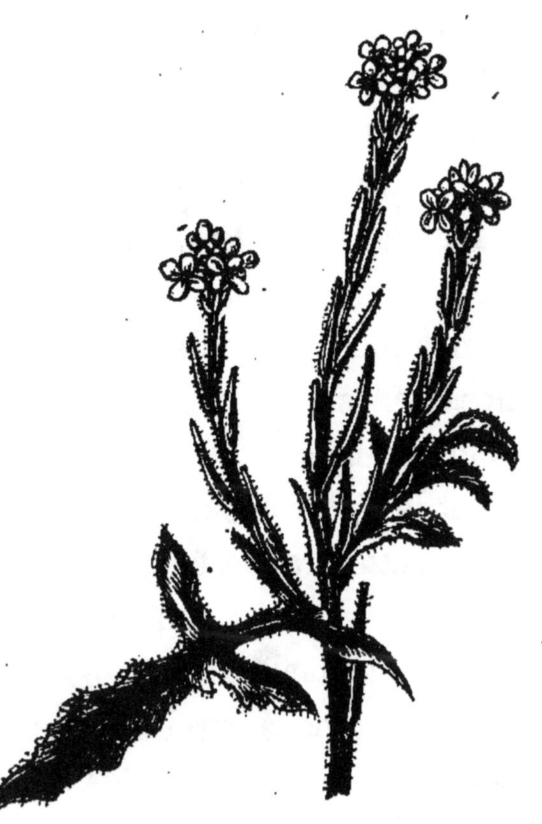

Fig. 75. — Vélar officinal.

pointu; les fleurs, jaunes, sont sans éclat. Regardez les siliques, elles sont grêles, presque cylindriques et appliquées contre l'axe de l'épi. Pas d'odeur, pas d'éclat, tel est le Vélar! Heureusement qu'il fait oublier son attitude ingrate par les services qu'il rend! On l'emploie pour remédier à l'atonie du pharynx et de la membrane muqueuse qui tapisse les bronches, contre l'enrouement, la toux gutturale, et c'est surtout sous la forme de *sirop d'Erysimum* qu'il rétablit les organes de la voix dans leur état normal.

Je ne vous conseillerai pas d'employer les semences: elles sont rubéfiantes et ont de l'analogie av es les graines de Moutarde. Il est vrai que la Moutarde et le Vélar appartiennent à la famille des *Crucifères*, cette grande famille naturelle qui a le calice à 4 sépales caducs attachés sous le nectaire que porte le réceptacle un peu bombé. Ils sont disposés en croix comme la corolle. Presque toutes les plantes de cette famille jouissent des mêmes propriétés.

Les feuilles du Vélar sont souvent employées en tisane dans le catarrhe pulmonaire; ses emplois, d'ailleurs, sont multiples:

Infusion (feuilles fraîches): 30 à 50 grammes par kilogramme.

Décoction (feuilles sèches): 30 à 60 grammes par kilogramme.

Suc: 15 à 30 grammes.

La Capillaire de Montpellier (*Adianthum capillus-Veneris*, Lin.) (fig. 76) a mérité le surnom de *Cheveux de Vénus*, tant elle produit un effet agréable par ses touffes d'un vert clair, à cause probablement aussi de ses pédicelles déliés. Cette Fougère croît dans les fissures des rochers humides, où elle implante sa souche, longue comme le doigt, oblique, comme poilue à la surface, munie en dessous de radicules chevelues donnant naissance en dessus aux pétioles. Les feuilles radicales ont un pétiole commun, mince, luisant, nu dans la partie inférieure et garni de nombreuses folioles alternes glabres et pétiolulées : elles sont parfaitement reconnaissables et portent les fructifications.

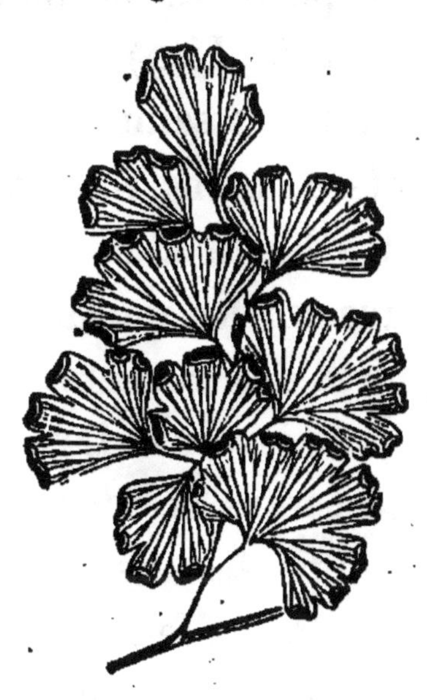

Fig. 76. — Fronde de la Capillaire de Montpellier.

La dessiccation a fait perdre ses propriétés, de sorte que sur cet échantillon desséché il ne nous est plus possible de reconnaître la saveur âcre et amère de la Capillaire ; cependant jetez ces feuilles dans l'eau bouillante et il se dégagera un arôme léger qui donnera une boisson agréable, facilitant l'expectoration dans les rhumes, calmant les ardeurs de poitrine, et cette âcreté de la gorge qui excite la toux.

On emploie la Capillaire en sirop ou en décoction; les feuilles de Capillaire entrent aussi dans la composition de l'*Élixir de Garus*.

Cette troisième plante que j'exhume du cimetière qui s'appelle un herbier, c'est l'Hyssope (*Hyssopus officinalis*, Lin.) (fig. 77).

Les livres saints vous ont fait connaître déjà cette plante de nom; vous voyez aujourd'hui que c'est un petit arbuste d'un aspect assez agréable, que l'on trouve sur les murailles des vieux castels, dans les fissures des rochers, et que l'on cultive dans beaucoup de jardins. Les tiges, droites, sont finement pubescentes et rapprochées en touffe; les feuilles sont opposées, sessiles, souvent munies à leur base de fascicules de feuilles plus petites, entières, d'un vert foncé; les fleurs sont bleues et leur parfum attire les abeilles; elles sont en épi, et leur calice allongé, strié, présente 5 divisions; la corolle est tubuleuse: on compte 4 étamines, un stigmate et 4 fruits assez petits.

L'Hyssope est employée comme tonique, stomachique, expectorante: elle facilite l'expectoration chez les catarrheux et les asthmatiques en excitant les organes respiratoires affaiblis et en leur donnant la force de se débarrasser des mucosités qui se trouvent dans les canaux aériens; peut-être agit-elle aussi en donnant plus de ton aux membranes affaiblis. Elle est, dit-on, vermifuge; mais je l'ignore.

La saveur est amère, piquante et comme camphrée.

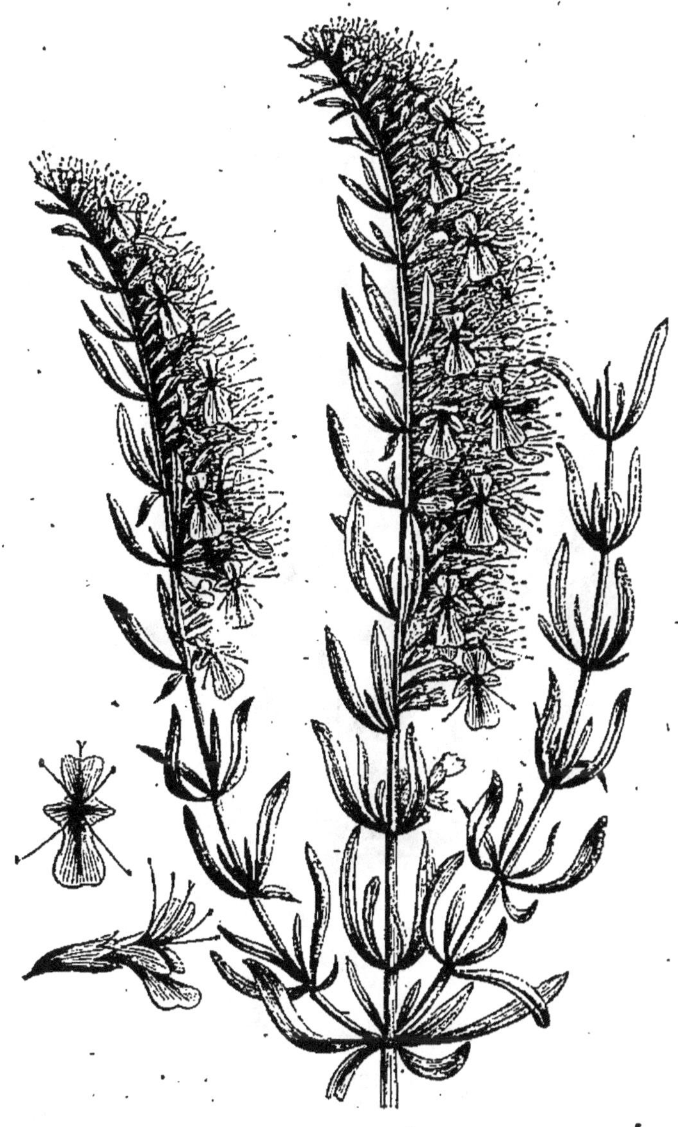

Fig. 77. — Hyssope.

Les préparations de l'Hyssope que l'on peut employer sans avis du médecin sont :

Sirop : 50 grammes comme véhicule de potions.

Infusion : 10 grammes par kilogramme d'eau pour frictions et lotions.

Un béchique par excellence c'est le *Lichen d'Islande* (*Cetraria islandica*, Hoffm.) (fig. 78), qui

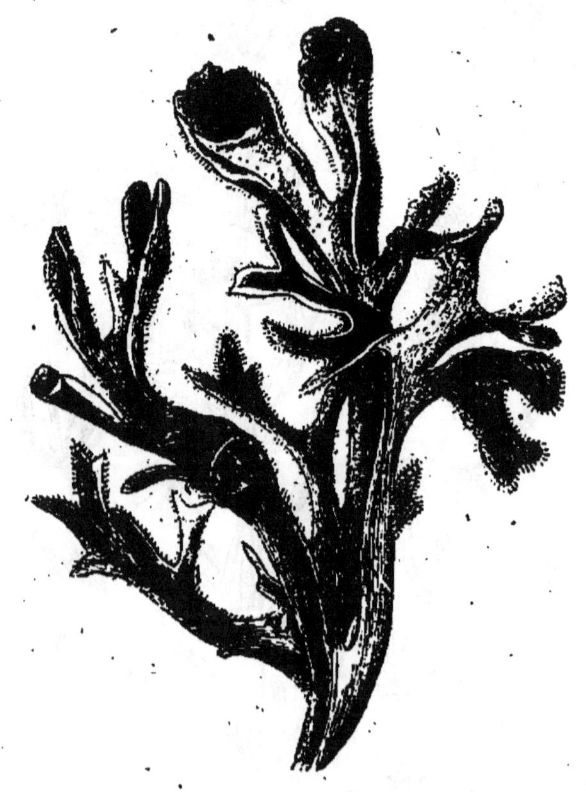

Fig. 78. — Lichen d'Islande.

croît en touffes sur la terre et les rochers et offre à sa base des taches sanguinolentes. Il se présente, vous le savez, d'ailleurs, sous la forme d'expansions (*thalles*) cartilagineuses, sèches, de couleur marron, se divisant en lobes nombreux, redressés, obtus, souvent bifurqués, bordés de cils presque épineux. Les fruits (*scutelles*) sont terminaux ou presque terminaux, sessiles, orbiculaires, un peu semblables à des écussons.

Le Lichen est très-employé dans les affections de poitrine ou d'entrailles, pour adoucir la toux et améliorer les crachats. Pour s'en servir, on fait bouillir de 30 à 60 grammes de Lichen dans un litre d'eau jusqu'à réduction d'un tiers, et vous sucrerez à volonté la décoction.

Si vous désirez en faire des gelées, voici la recette :

Lichen	60 grammes.
Eau	quantité suffisante.

Vous ferez bouillir pendant une heure, passerez avec expression, laisserez déposer, décanterez et remettrez le liquide sur le feu en y ajoutant 125 grammes de sucre et 2 à 4 grammes de colle de poisson. Vous remuerez jusqu'à ébullition et concentration convenable, puis vous passerez et laisserez refroidir.

CHAPITRE XX.

Les Plantes narcotiques et sédatives.

La Grande-Ciguë. — La Petite-Ciguë. — La Ciguë vireuse; leur ressemblance avec le Persil et le Cerfeuil; empoisonnement par la Ciguë; emploi de la Ciguë. — L'Aconit; son utilité. — La Belladone; ses effets; son emploi. — La Digitale pourprée; son emploi. — La Jusquiame; ses effets; son action. — La Stramoine; ses effets. — Le Tabac; ses usages. — Le Coquelicot; son utilité. — L'huile d'Œillette. — Le Pavot des jardins. — L'Opium. — La Cynoglosse; son emploi. — Les plantes narcotiques.

La dernière fois, mon cher Oscar, que nous avons été prier ensemble sur la tombe de votre mère, je vous ai fait remarquer, dans un endroit un peu frais du cimetière, une plante sur laquelle j'ai attiré votre attention. C'est le moment aujourd'hui de vous en parler avec de plus amples détails; car, ce matin, en traitant des narcotiques, je vous disais que les énergiques propriétés des plantes que l'on appelle *narcotiques* en ont fait, dans la pharmacopée moderne, un précieux agent de thérapeutique.

Parmi ces plantes, une des plus intéressantes à connaître, je dirai même à reconnaître, est assurément la Ciguë, que nous rencontrons dans les haies, dans les ruelles, dans les lieux incultes et un peu frais, parmi les décombres, dans le voisinage des habitations, et que nous avons remarquée au cimetière.

Nous allons, tout en causant, nous diriger de ce

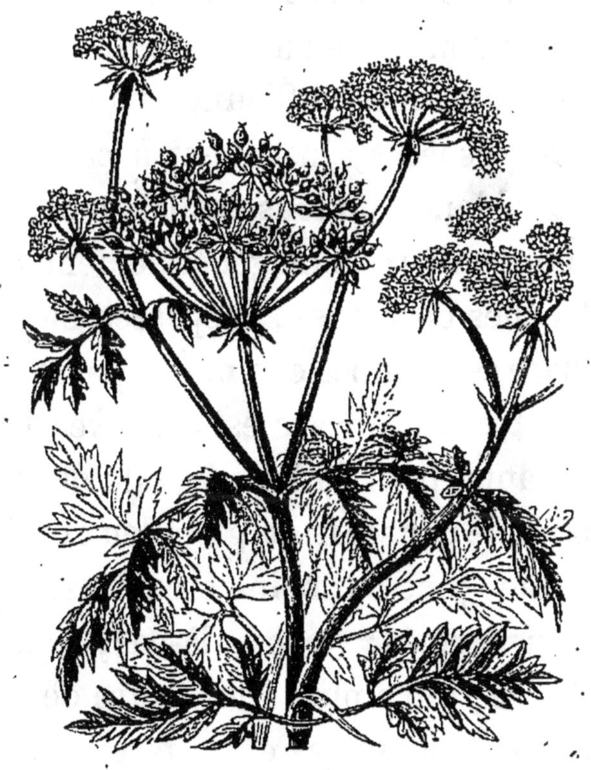

Fig. 79. — La Ciguë.

côté, et chemin faisant je vous donnerai son signalement de telle sorte que vous puissiez à jamais la discerner.

La Cigue (*Conium maculatum*, Lin.) (fig. 79) est nommée d'habitude : *Ciguë maculée, Grande-Ciguë,*

Ciguë de Socrate, Grande-Cocuë, Fenouil sauvage. Remarquez, en passant, que toutes les plantes utiles ou nuisibles à l'homme ont reçu généralement plusieurs dénominations. Elle fleurit d'habitude de juin à août. Elle appartient à cette nombreuse famille naturelle que les botanistes appellent les *Ombellifères*, famille qu'on reconnaît au premier coup d'œil, mais qui offre quelques difficultés pour l'étude des genres et des espèces, justement à cause de cette grande ressemblance de tous les traits caractéristiques. Les Ombellifères ont généralement les fleurs petites, blanches ou jaunes, disposées en ombelles dont la surface est bombée comme un parasol ouvert; moins souvent cette surface est concave; la tribu à laquelle elle appartient dans la famille des Ombellifères se distingue par ses fruits globuleux ou didymes, offrant des côtes plus ou moins crénelées.

Nous voici arrivés: voyez, là-bas, cette grande plante herbacée, qui a plus d'un mètre de haut; son vert sombre ne dispose pas en sa faveur; sa tige rameuse, très-fistuleuse, est glabre; mais remarquez comme elle est parsemée de taches d'un pourpre violacé ou brunâtre: elles ont quelque chose de livide, comme les taches du serpent; cette coloration est surtout apparente dans le bas de la tige; les feuilles sont grandes, trois fois ailées; touchez ces folioles pinnatifides, dentées et pointues, voyez comme elles sont molles et lisses, d'un vert moins foncé : au premier aspect elles ressemblent assez à celles du Cerfeuil sauvage. Enlevez la racine, vous la trouverez pivotante ; au printemps, elle contient un suc laiteux d'une saveur qui paraît douce et aromatique, mais qui devient âcre.

Les fleurs, comme vous le voyez, sont petites, blanches et forment, à l'extrémité des tiges, des ombelles très-ouvertes ; l'involucre est à 4 ou 5 folioles réfléchies et comme couchées sur les pédoncules, les involucelles sont aiguës et soudées ensemble par la base ; si vous examinez de près le calice, vous le trouverez entier, petit ; la corolle a 5 pétales en cœur et réfléchis en dessus ; entre les pétales, les 5 étamines, un peu plus longues, sont écartées ; pour terminer le signalement de cette plante trop célèbre, faites attention aux deux styles courts surmontant un ovaire qui, plus tard, se change en un fruit globuleux à 5 côtes saillantes.

Froissez entre les doigts la tige ou les feuilles, et vous soupçonnerez de suite ses qualités délétères à son odeur herbacée, vireuse et désagréable, analogue à celle de l'urine de chat. Je ne vous engagerais pas à en goûter aucune partie : vous auriez une sensation désagréable d'amertume et d'âcreté.

La mort de Socrate, de Phocion, de Philopœmen et d'autres grands hommes de l'antiquité a rendu tristement célèbre la Ciguë comme plante vénéneuse. Les historiens — vous l'avez lu il y a peu de temps — nous ont rapporté qu'à Céos la Ciguë était bue par les vieillards lorsqu'ils étaient parvenus à une certaine époque de la vie, au delà de laquelle chaque jour d'existence était regardé comme un larcin fait aux dieux. C'était au milieu du plus joyeux festin et dans une coupe couronnée de roses qu'ils prenaient le poison libérateur.

Il est probable que la Ciguë que les Grecs faisaient servir au supplice des condamnés n'était pas le suc propre de cette plante, mais un breuvage composé de plusieurs substances vénéneuses parmi lesquelles la Ciguë se trouvait comprise.

Au moins cette opinion est-elle appuyée de quelques raisonnements par la plupart des commentateurs. De nos jours, la Ciguë est déchue de son rang de poison légal que lui avaient donné les législateurs grecs; nous n'avons plus à reprocher aujourd'hui à cette plante que sa ressemblance fatale avec le Persil et le Cerfeuil, ressemblance qui cause trop souvent de véritables méprises.

Trois plantes de la famille des Ombellifères portent le nom de Ciguë : l'une d'elles, la Grande-Ciguë, est celle que vous venez de voir, de reconnaître, de toucher, de goûter; elle ne peut être confondue avec le Persil : elle s'en distingue parfaitement par sa tige haute et et robuste, tachetée de noir ou de pourpre, par la présence d'un involucre ou d'un involucelle, par ses graines tuberculeuses et ses feuilles découpées. Ces caractères sont bien tranchés et rendent impossible toute erreur.

La deuxième est connue sous le nom de PETITE-CIGUE (*Æthusa Cynapium*, Lin.). Son nom français lui vient de ses propriétés analogues à celles de la Ciguë; quant aux dénominations scientifiques, la première, *Æthusa*, lui vient d'un mot grec, *je brûle*, que lui mérite sa saveur âcre et brûlante; la seconde, *Cynapium*, tirée de la même langue, signifie *Persil de chien* et indique assez ses propriétés vénéneuses. Remarquez toutefois, mon cher Oscar, que l'épithète de *Petite-Ciguë*, sous laquelle elle est vulgairement connue, ne lui convient que faiblement, car elle s'élève parfois, surtout en automne, jusqu'à près de deux pieds. Sous ce rapport, je lui préfère la dénomination de *Ciguë des jardins*, que lui donnent quelques auteurs.

L'Éthuse se reconnaît aux caractères suivants : sa racine, allongée, fusiforme, blanchâtre, grêle, donne naissance à une tige droite, rameuse, fistuleuse, cylindrique, finement striée, rougeâtre dans le bas, et couverte, dans sa jeunesse, d'une poussière glauque, mais peu adhérente, analogue à celle que l'on observe dans les Prunes.

Nous ne serons pas longtemps sans la rencontrer dans nos promenades et vous lui verrez les feuilles luisantes, d'un vert gai en dessous, très-foncé en dessus ; d'une consistance molle ; elles sont tripennées, à folioles aiguës-cunéiformes. L'involucre de l'ombelle manque ; quant à celui des ombellules, il se compose de 5 folioles, dont 2 très-petites et les 3 autres très-longues, tournées du même côté : elles dépassent l'ombellule ou ce que vous pouvez appeler la collerette du second ordre. Les fleurs, blanches, sont un peu verdâtres à la base ; le fruit, globuleux, est relevé de cinq côtes. Vous trouverez cette plante, assez commune, en fleurs depuis le mois de mars jusqu'en automne, dans les jardins, au milieu des légumes, le long des haies, dans les terrains bien remués, les lieux cultivés, près des vieux murs ; cette plante s'avance des contrées tempérées jusque dans celles du Nord.

Ces caractères, sans doute, sont assez tranchés pour que l'on puisse distinguer l'Éthuse du Persil (fig. 80) ; cependant il faut avouer que, pour des yeux inattentifs, la ressemblance est assez grande. Quand cette plante est en fleurs ou en fruits, on l'en distingue assez bien à cause de ses longues collerettes réfléchies, de ses semences arrondies et striées : le Persil est vivace et pourvu d'un involucelle complet ; si vous cueilliez l'Éthuse en feuilles, vous vous tromperiez plus facilement ; dans ce cas, rappelez-vous que les feuilles du *Persil* sont d'un *vert clair*, tandis que dans l'*Éthuse* elles sont d'un vert plus ou moins *foncé;* l'*odeur* du *Persil* est *agréable;* les feuilles de l'*Éthuse*, froissées entre les doigts, répandent une odeur *fétide*, nauséeuse.

Quoi qu'en disent les journaux et quelques auteurs, il me semble que les feuilles découpées de l'Éthuse doivent la faire confondre plutôt avec le Cerfeuil qu'avec le Persil (*Petroselinum sativum*).

Si vous voulez, mon cher ami, éviter toute méprise de la Petite-Ciguë avec le Cerfeuil, vous n'avez qu'à vous rappeler que l'involucre est nul dans les deux plantes, mais que l'involucelle est complet avec le Cerfeuil, tandis qu'il n'existe que d'un côté dans l'Éthuse; les semences de cette dernière espèce sont globuleuses, striées; celles du Cerfeuil, allongées.

Les accidents causés par la Petite-Ciguë comme par la Grande-Ciguë sont sans doute moins graves dans notre climat, où la plante n'acquiert pas les mêmes propriétés délétères que sous le soleil de la Grèce; mais cependant, suivant la dose, ils peuvent amener la mort. Tous les ans, d'ailleurs, les publications scientifiques signalent à l'attention de nouveaux cas d'empoisonnement par la Petite-Ciguë, et moi-même j'ai failli perdre mes parents, dans mon enfance, par le fait d'une domestique qui cueillait, sur les bords d'une mare située dans un jardin, de la Petite-Ciguë en guise de Persil. Aussi puis-je affirmer que le récit des écrivains grecs qui ont raconté la mort de Socrate est empreint d'un caractère frappant de vérité.

C'est un poison narcotico-âcre qui produit des vertiges, des céphalalgies, de l'anxiété, des nausées, des défaillances, des maux d'estomac, de l'assoupissement, des douleurs sourdes dans les parties inférieures; il provoque des vomissements; si la dose est assez forte, l'assoupissement survient, la stupeur la remplace, et ces graves symptômes se terminent par le délire et par la mort.

Pour combattre ou neutraliser les accidents causés par la Petite-Ciguë, il est prudent d'employer les vomitifs et surtout l'émétique; mais, dans les cas où vous n'auriez pas sous la main d'émétique, il vous reste, comme ressource, l'eau chaude ou la titillation de la luette. Après les vomitifs, un des meilleurs remèdes est l'emploi des acides végétaux, tels que le vinaigre, le suc de citron étendu d'eau. Vous combattrez le narcotisme à l'aide du vin et de l'infusion concentrée de café. Ces premiers secours sont suffisants jusqu'à l'arrivée du médecin et lui rendent la tâche plus facile, en retardant la marche de l'empoisonnement. Souvent les symptômes ne sont pas aussi graves, et j'ai connu, entre autres, un paysan des environs de Beauvais, qui mangeait de cette plante comme condiment sans accident, mais n'oubliez pas que ce qui est poison pour telle constitution ne l'est pas pour une autre, que la plante est bisannuelle,

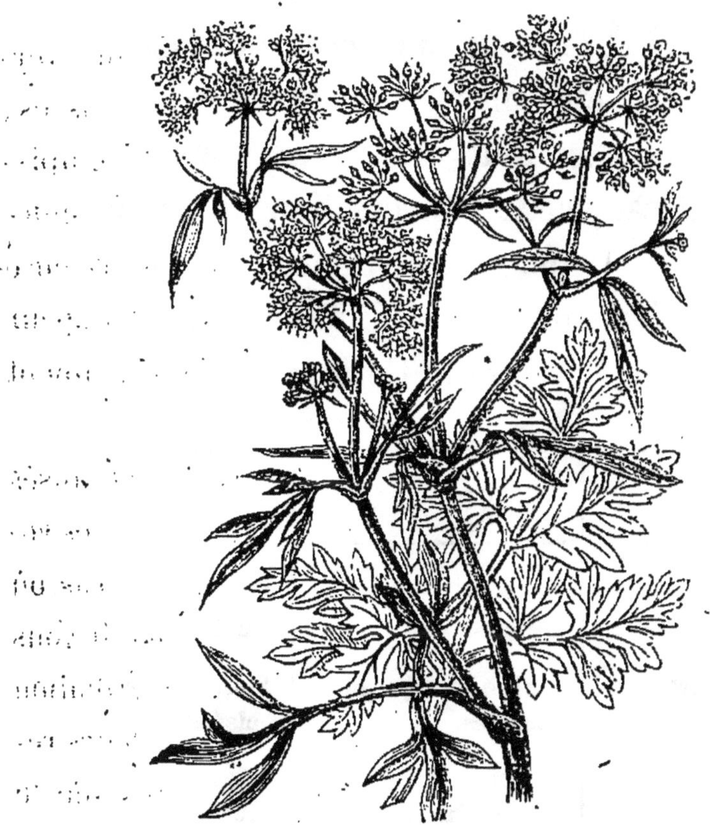

Fig. 80. — Petroselinum sativum.

et que si elle est cueillie dans la première année, elle n'a pas de propriétés aussi énergiques que dans la seconde année; d'après des auteurs estimés, la plupart des bestiaux pourraient manger, sans être incommodés, la Petite-Ciguë; cependant je puis vous affirmer que cette plante est aussi vénéneuse pour les animaux que pour l'homme.

Les personnes qui auraient peur que leurs domestiques ne vinssent à confondre, dans leurs jardins, le Persil avec la Petite Ciguë feront bien de cultiver le *Persil à feuilles crispées*, dont l'aspect est tout différent. Cette mesure prudente éviterait bien des malheurs; en tout cas, pour vous résumer, mon cher Oscar, cette conversation ou plutôt cette étude un peu longue, voici le tableau comparatif que vous pourrez retenir et qui différenciera la Petite-Ciguë d'avec le Persil et le Cerfeuil.

PERSIL.	CERFEUIL.	CIGUË.
Feuilles inférieures deux fois ailées.	Feuilles trois fois ailées.	Feuilles trois fois ailées.
Feuilles larges, trilobées, cunéiformes.	Folioles élargies, courtes.	Folioles aiguës, incisées.
Odeur aromatique.	Odeur aromatique, semblable à celle de l'Anis.	Odeur vireuse, nauséeuse.

Maintenant que nous voici arrivés, tout en courant, au logis, je vais vous montrer dans ma petite pharmacie quelques préparations faites avec la Ciguë; car si chaque médaille a son revers, elle a aussi son bon côté, et la science a su mettre à profit les propriétés actives de cette plante. En général, les préparations de Ciguë stimulent les vaisseaux lymphatiques et activent l'action résorbante des vaisseaux capillaires.

La Ciguë est considérée bonne contre les affections cancéreuses, les scrofules, les engorgements lymphatiques des organes abdominaux, les ophthalmies, les névralgies. Elle doit ses propriétés à la *conicine*, *cicutine*, ou *conine*, principe actif très-volatil, d'une action toxique des plus énergiques ; ce principe réside surtout dans les fruits de la Ciguë. Si vous ingérez dans l'estomac le suc de cette plante, le sang afflue aussitôt dans les poumons ; la mort succède à cette congestion. Si vous introduisez le suc dans le sang à l'aide d'une incision, le système nerveux est vivement excité, des spasmes musculaires sont aussitôt déterminés, et la mort arrive.

La Ciguë s'emploie en emplâtre, en cataplasmes à l'extérieur ; à l'intérieur, sous forme d'extrait, de teinture, de pilules etc.

Poudre de feuilles : 5 centigrammes réussissent assez souvent dans les coqueluches et dans le traitement des ulcères.

Cataplasme : Ciguë 8 grammes, mie de pain 150 grammes ; bon contre les tumeurs cancéreuses ; appliqué sur la poitrine des phthisiques, ce cataplasme rend l'expectoration plus faible et tempère les douleurs.

Emplâtre : Ciguë 500 grammes, huile de Ciguë 32 grammes; gomme ammoniaque 125 grammes, résine 250 grammes, cire 160 grammes, poix blanche 112 grammes. Cet emplâtre est populaire pour la résolution des tumeurs scrofuleuses, les tumeurs du sein et autres organes glanduleux.

Pilules : Savon médicinal 15 grammes, gomme ammoniaque, 8 grammes, extrait de Ciguë et d'Aconit 5 grammes de chacun, aloës 4 grammes : le tout pour 100 pilules.

La difficulté est d'obtenir de bonnes préparations; aussi est-il préférable de les faire soi-même après avoir récolté la plante en mai et juin avant la fin de la floraison; la Ciguë verte a des propriétés plus actives : si vous voulez la conserver, vous devez la dessécher à l'étuve et à l'abri du contact de la lumière; elle conserve alors une odeur analogue à celle de la souris.

Demain, mon ami, si le temps le permet, nous irons herboriser dans les marais tourbeux de la vallée de Vauciennes pour aller à la recherche de l'Aconit qui mérite au moins une étude aussi complète que la Ciguë, et j'espère avoir le bonheur de rencontrer en même temps la troisième espèce de Ciguë, la *Ciguë vireuse*.

L'Aconit (*Aconitum Napellus*, Lin.), que j'espère trouver aujourd'hui, mon ami, se plaît généralement, chez nous, dans les prairies tourbeuses, telles que celle que nous explorons aujourd'hui. C'est une plante rare dans nos régions et plus commune dans les montagnes, dans les Alpes, les Pyrénées, les Vosges, le Jura. Vous devez l'avoir déjà vue dans les jardins, où on la cultive comme plante d'ornement, sous les noms de *Casque*, *Capuchon*, *Pistolet*, *Coqueluchon*. Cette plante appartient à la famille des Renonculacées, Regardez là-bas : il semble qu'elle vienne tout exprès se présenter à nos yeux ; voyez cette plante, haute d'un mètre, à fleurs bleues ; c'est l'Aconit. Sa tige, comme il est facile de le voir, est dressée, simple, glabre, cylindrique ; les feuilles, alternes, pétiolées, nous offrent 5 à 7 lobes allongés, profondément découpés en lanières étroites et aiguës ; elles sont luisantes, d'un vert foncé en dessus et d'un vert pâle en dessous. Les tiges se terminent par un épi floral fort beau ; les fleurs, un peu pédonculées, sont grandes, bleues, accompagnées de deux bractéoles. Examinons la disposition de ces fleurs : le calice pétaloïde est formé de 5 sépales inégaux, pubescents en dedans ; un supérieur en forme de capuchon s'appelle le *casque*, deux latéraux ou *ailes*, inégalement arrondis, poilus à la surface interne ; deux inférieurs un peu plus petits, ovales, entiers; la corolle a deux pétales irréguliers, à long onglet et terminés supérieurement par une espèce de petit capuchon creux; ils sont dressés et cachés sous le pétale supérieur; le fruit, que vous ne pouvez voir à cette époque, est représenté par trois capsules ovales, dressées, aiguës; ces capsules sont ce qu'on appelle des *follicules*. Arrachez le pied de cette plante: la racine est noirâtre, tubéreuse, en forme de navet; c'est même de cette forme que dérive son nom de *Napel* (petit navet en latin). Remarquez que cette racine est munie d'un grand nombre de radicules et offre ordinairement l'assemblage de deux ou trois tubercules fusiformes développés horizontalement à côté les uns des autres; ils ont cette particularité qu'ils se détruisent successivement après avoir duré deux ou trois ans. J'attire spécialement votre attention, Oscar, sur cette racine; elle est très-vénéneuse et a été quelquefois confondue avec celles de Raifort ou de Livêche; elle cause des empoisonnements fréquents et mortels; si vous mettiez un morceau de cette racine sur la langue, vous éprouveriez un sentiment de cuisson douloureuse qui vous avertirait de ses propriétés malfaisantes.

On affirme cependant que les Lapons mangent frites les jeunes pousses d'Aconit; j'ignore si le fait est exact, mais en tout cas il confirme ce que je vous ai dit en maintes circonstances, c'est que le principe vénéneux, chez certaines plantes, ne se développe qu'à la deuxième année et que ce principe est plus actif au Midi qu'au Nord.

Aussi, quand vous voudrez vous servir de l'Aconit, comme plante médicamenteuse, n'ayez pas recours aux herboristes, qui vous donneront la plante desséchée ayant perdu son efficacité, mais tâchez de l'obtenir verte, fleurie, ayant acquis tout son développement.

Du reste, l'emploi de cette plante est dangereux sans l'ordonnance du médecin ; cependant vous pouvez vous servir des feuilles et des tiges fraîches et écrasées comme cataplasme à appliquer à nu ; il calme bien la douleur, ou bien en *alcoolature* contre la goutte : broyez feuilles, tiges, du poids de 500 grammes, et sur cet Aconit broyé versez autant d'alcool à 40 degrés. Vous laisserez macérer ce mélange dans un pot de grès une quinzaine de jours; filtrez ensuite, et vous aurez une boisson que vous pourrez garder et prendre à la dose de 2 grammes par jour.

Pilules : extrait d'Aconit 1 centigramme ; Thridace 5 centigrammes; prises, une et deux par jour, elles font un effet merveilleux dans les grandes douleurs nerveuses.

Le mieux, je vous l'avoue, est de consulter un médecin. Cependant la médecine considère la racine d'Aconit comme efficace contre le rhumatisme, la goutte, la syphilis et les maladies nerveuses, la paralysie, l'épilepsie.

En vous conduisant dans ce marais, j'avais un double but : vous faire connaître l'Aconit et la Ciguë vireuse ; vous êtes familiarisé maintenant avec la première de ces deux plantes ; quant à la seconde, nous allons suivre le bord de ce ruisseau et nous la verrons, car je l'y ai récoltée l'an dernier.

La *Ciguë vireuse* (*Cicuta virosa*, Lin.), est moins brillante que l'Aconit, puisqu'elle appartient à la famille des Ombellifères, mais elle est excessivement dangereuse. Je l'aperçois dans ce fossé ; on ne peut s'y méprendre : la tige n'est pas tachetée, comme sa sœur la Grande-Ciguë, elle est haute et a des feuilles plus grandes et surtout plus aiguës ; remarquez que les fleurs ont des rayons plus nombreux et sont dépourvues d'involucre. Vous ne pouvez confondre ces deux Ciguës. La racine a causé souvent des méprises fatales ; elle ressemble trop au Panais ; le suc de la racine de la Ciguë vireuse est jaune ; chez la Grande-Ciguë il est blanc.

Si j'ai tenu aujourd'hui à vous montrer cette dangereuse ennemie, ce n'est pas qu'elle ait une propriété médicale ; elle n'en possède aucune, que je sache ; mais c'est pour vous prémunir contre toute espèce de méprise. D'ailleurs, retenez que si un cas d'empoisonnement réclamait vos secours, la première chose à faire est de faire vomir par toute espèce de moyens, puis faire boire dans de l'eau une ou deux cuillerées de tannin, enfin faire avaler l'eau vinaigrée ou acidulée.

Nous allons continuer ce matin dans ma chambre l'étude des narcotiques et, pour vous économiser le temps, mon ami, j'ai fait, dès l'aube, une petite excursion au bois qui s'étend le long du versant sud de la montagne et j'ai rapporté la petite moisson que vous voyez étalée sur cette table ; nous pourrons ainsi étudier en peu de temps la Belladone, la Digitale et la Jusquiame, que j'ai eu la bonne chance de rencontrer. Commençons par la Belladone, si employée en médecine. Avez-vous lu les chroniqueurs du quinzième et du seizième siècle ? Vous auriez pu lire que les dames italiennes employaient le suc de la BELLADONE (*Atropa Belladona*, Lin.) (fig. 81) ou l'eau distillée de cette plante pour entretenir la blancheur et l'éclat de leur teint ; c'est de cet usage qu'est venu le nom de Belladone, *Belle dame*. Elle se trouve dans les bois taillis, les haies, les jardins abandonnés et les décombres, où le vulgaire la cueille sous les noms de *Grande Morelle*, *Guigne des dames*, *Permenton* : à voir l'échantillon que je viens de rapporter, vous reconnaissez que la tige est cylindrique, un peu velue et d'un vert rougeâtre ; les feuilles pétiolées sont aiguës, entières, pubescentes le long des nervures; touchez-les, vous les trouverez molles, et leur couleur d'un vert sombre vous prédispose mal en faveur de cette plante à odeur vireuse, à saveur nauséeuse; ce sentiment de répul-

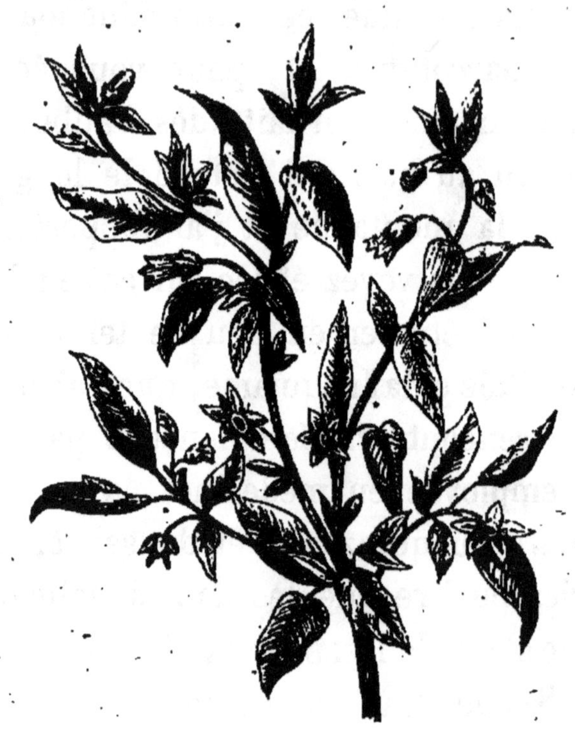

Fig. 81. — La Belladone.

sion augmente à la vue de ces fleurs, solitaires dans l'aisselle des feuilles, à la corolle d'un pourpre violacé ou livide, en forme de cloche; je n'ai pas trouvé d'échantillon en fruits. Je le regrette, car ce sont eux qui le plus souvent ont occasionné de funestes accidents; mais qu'il vous suffise de savoir que le fruit est une baie globuleuse, de la grosseur d'un grain de raisin ou d'une guigne ; ce fruit est succulent, noir et luisant à la maturité. Ces baies sont un violent narcotique qui cause le délire, l'assoupissement et la mort ; elles sont malheureusement trompeuses, car les enfants se laissent souvent tenter par ces fruits qu'ils rencontrent trop souvent dans le bois. J'ai lu quelque part que des armées ont parfois abandonné à leurs ennemis des tonneaux de vin dans lesquels on avait mêlé le suc des baies de cette plante ; ce vin occasionnait un sommeil léthargique à la faveur duquel on les attaquait sans qu'ils pussent se défendre.

Pour compenser ces déplorables effets, la Belladone vient en aide à la médecine dans une foule de cas et entre en première ligne dans la médication ; l'emploi de cette plante réclame encore beaucoup de prudence, car, administrée à doses un peu fortes, elle produit des vertiges, des nausées, la dilatation des pupilles, du délire, parfois l'injection de la face, des hallucinations, et le plus souvent la mort, pour terminer ce cortége de funestes accidents.

Je vais vous indiquer rapidement les divers emplois que vous pouvez en faire contre les névralgies de la face, les toux nerveuses, l'asthme, les convulsions, la coqueluche, l'épilepsie, les constrictions spasmodiques; certaines ophthalmies reçoivent du traitement par la Belladone une impression salutaire.

Vous connaissez l'emploi des feuilles sèches roulées dans du papier en forme de *cigarettes;* on prétend que les phthisiques et les asthmatiques s'en trouvent bien.

Extrait aqueux: 1 à 2 grammes dans 8 ou 10 grammes de saindoux, en frictions sur la peau, les fissures douloureuses de l'anus, du sein, les ulcères cancéreux etc.

Teinture alcoolique : Quelques gouttes, comme préservatif, pendant le règne d'une épidémie de scarlatine.

Infusion ou décoction des feuilles : 30 à 60 grammes par kilogramme pour lotions dans les cancers, les hémorrhoïdes.

Pommade : Les feuilles et fruits, pilés avec du saindoux, composent une pommade efficace contre les durillons des mamelles.

Pommade : Extrait de Belladone, 12 grammes; axonge, 12 grammes; opium, 2 grammes. Contre les névralgies, douleurs rebelles, en frictions sur l'endroit douloureux.

Les feuilles sont très-narcotiques, aussi entrent-elles dans la composition du *Baume tranquille.*

L'effet le plus remarquable de la Belladone est de dilater la pupille.

Vous connaissiez depuis longtemps, j'en suis sûr, la DIGITALE (*Digitalis purpurea*, Lin.) (fig. 82)? Enfant, vous avez admiré, sans doute, cette plante fort élégante et son long et bel épi de grosses fleurs nombreuses, pendantes, d'une couleur purpurine, agréablement tachetées ou tigrées dans leur intérieur. Vous avez joué avec cette corolle, qui a la forme d'un dé à coudre ou d'un doigtier renversé, sans remarquer que l'orifice est oblique et divisé en 4 lobes inégaux, sans aucun ménagement pour les quatre étamines qu'elle supporte; vous mettiez ces corolles à vos doigts, comme pour justifier les noms vulgaires que cette plante a reçus, de *Gants de Notre-Dame*, de *Gantelée*, de *Doigtier*, de *Gantelet;* dans quelques pays, on la surnomme *Pétrole*, *Gandio*.

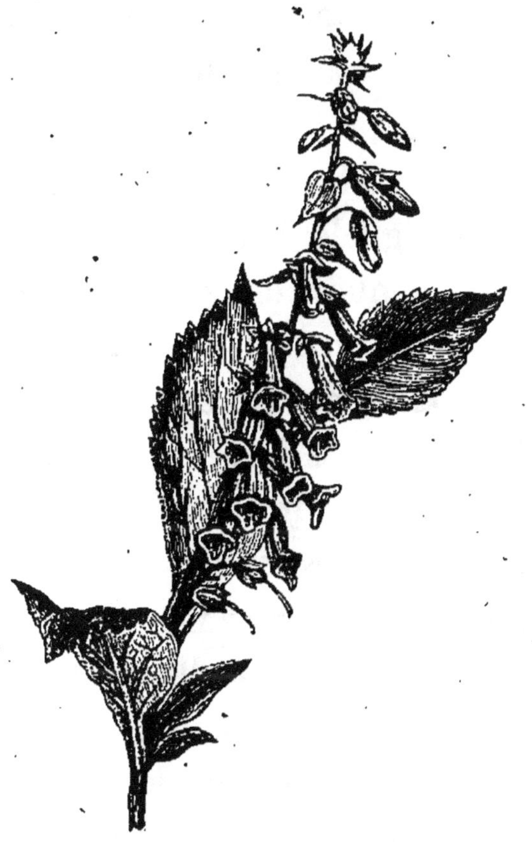

Fig. 82. — Digitale.

Vous ignoriez alors que cette plante renferme un

poison violent ; regardez-la aujourd'hui avec attention, remarquez sur cette tige droite, creuse et légèrement tomenteuse, ces feuilles ovales, pointues, dentées, blanchâtres et cotonneuses en dessous, à insertion alterne. Vous ne trouvez qu'un style surmontant l'ovaire : plus tard ce sera une capsule ovale, à 2 lobes, à 2 valves, contenant des graines nombreuses, très-petites, anguleuses.

La Digitale fleurit dans l'été et se plaît dans les allées sombres des bois montueux, le long des routes sableuses ou schisteuses, dont elle est un ornement. Il semble, malgré sa beauté apparente, que ses qualités délétères doivent se reconnaître au premier aspect, car aucun animal ne la broute, aucun insecte n'en ronge les feuilles; elle n'est pas odorante, mais elle a une saveur amère et âcre.

Le principe qu'elle contient, la *digitaline*, est très-actif et demande un emploi circonspect. Il a la singulière propriété de ralentir la circulation et de diminuer le nombre des pulsations; de là son emploi dans les anévrysmes, contre les palpitations. La digitaline est un poison narcotico-âcre à dose élevée, qui irrite l'estomac, puis cause des vertiges, des nausées, des troubles de la vue, du délire etc.

La thérapeutique emploie la Digitale en trois cas spéciaux : 1° comme *sédative*, dans la phthisie, les catarrhes, la folie, l'épilepsie, la coqueluche, les maladies du cœur, quand les contractions ventriculaires sont énergiques; 2° comme *diurétique*, dans les hydropisies, dans l'hypertrophie du cœur et dans les épanchements séreux; 3° comme *contro-stimulante*.

Quand vous voudrez récolter la Digitale au point de vue de son emploi comme médicament, recherchez de préférence celle qui croît dans les lieux élevés et découverts. Mieux vaut ne s'en servir que sous la surveillance du médecin; cependant Sharkey a indiqué un remède contre l'épilepsie, que vous pourriez enseigner et éprouver au besoin. Cette terrible maladie céderait, suivant lui, au traitement suivant: broyer, dans un mortier, 3 1/2 onces de feuilles fraîches de Digitale, y ajouter 500 grammes de bière; faire infuser pendant sept heures et passer. L'essentiel est de se rappeler que les feuilles de Digitale, à faible dose, favorisent la sécrétion des glandes salivaires, resserrent la gorge et donnent du malaise à l'estomac en ralentissant les mouvements du cœur; à dose un peu élevée, elles sont diurétiques; on les administre en poudre, en granules, en tisane, en teinture, en sirop, en lavements, en pommade, en emplâtre.

La JUSQUIAME (*Hyoscyamus niger*, Lin.) ne le cède pas aux poisons que nous venons d'étudier depuis deux jours; elle offre de plus un des poisons les plus redoutables, narcotique par excellence, il me semble même que, depuis une heure que je vous entretiens à côté de ce pied de Jusquiame étalé sur la table, ses émanations m'ont donné un malaise indéfinissable : ah ! c'est que, respirées trop longtemps, elles produisent la stupeur, des tremblements convulsifs, un assoupissement léthargique, le délire etc. Vous reconnaissez l'influence fatale de cette plante à une constriction douloureuse de la gorge. Ne croyez pas que ces accidents soient exceptionnels ; ils sont malheureusement trop fréquents ; cette plante, dont les graines ont sans doute été semées en Europe par les bohémiens du moyen âge, qui s'en servaient pour leurs sortiléges, aime les lieux incultes, les décombres, et souvent des voyageurs ou des ouvriers fatigués ont subi son influence mortelle en se livrant imprudemment au sommeil dans les lieux occupés par cette plante. On cite des personnes qui, ayant pris les feuilles de la Jusquiame pour celles du Pissenlit et les ayant mangées en salade, ou qui en ont confondu la racine avec le Panais, ont été en proie à un délire furieux : à l'œil hagard, à la respiration gênée, peu à peu succédait la paralysie des membres inférieurs.

Si je commence par vous faire le tableau des maux que cette plante sinistre peut causer, c'est pour vous prémunir contre toute tentation de goûter, de froisser même les feuilles, et de la respirer trop fortement, car je vous parle par expérience ; maintenant que vous voilà dûment averti, vous pouvez l'étudier.

La plante répand autour d'elle une odeur forte, vireuse, désagréable ; sa saveur est nauséabonde.

De la famille des *Solanées*, si féconde en poisons subtils, en médicaments efficaces, la JUSQUIAME NOIRE de nos pays a reçu des botanistes le nom de *Hyoscyamus niger* (Lin.), de deux mots grecs qui signifient « Fève de pourceau. »

Elle tire ce nom du goût qu'ont ces animaux pour cette plante, quoi qu'en ait dit le docteur Rattier, qui, s'appuyant sur un passage d'Élien, prétend qu'elle est nuisible aux cochons. Les anciens, cependant, connaissaient bien la propriété qu'a cette plante d'engraisser les pourceaux, car Dioscoride en fait mention.

Ce genre présente plusieurs espèces : l'une, à fleurs blanches (*H. albus*), qui doit ses propriétés plus actives au climat du Midi, mais absolument identiques à celles de la Jusquiame noire ; l'autre (*H. Datura*), dont les semences, infusées après torréfaction, comme celles du Caféier, procurent aux Arabes et aux Orientaux une boisson délicieuse qui accélère la circulation du sang, aide la digestion, cause une agréable chaleur dans l'estomac, exalte les facultés intellectuelles, stimule enfin tous les organes de l'économie animale. C'est avec cette boisson que les

Égyptiens se procurent ces songes heureux qui font oublier un instant les misères d'ici-bas. Une autre espèce, celle dont je veux vous parler aujourd'hui, à fleurs noirâtres (*H. niger*), a reçu les noms vulgaires de *Jusquiame*, *Jusquiame noire*, *potelée*, de *Hannebane* (de l'anglais *hen-bane*, *tue-poule*, car elle est funeste aux poules et aux gallinacés), de *Careillade*, d'*Herbe aux engelures*, d'*Herbe des morts*, d'*Herba apollinaris*. Cette plante aime les endroits pierreux, les champs en friche et surtout les terrains remués.

Sa racine, pivotante, blanchâtre, bisannuelle, donne naissance à une tige épaisse, raide, haute de quelques décimètres, qui étale des rameaux d'un vert pâle; partout elle est couverte de poils mous. A voir ses feuilles anguleuses-sinuées à lobes triangulaires, on croirait apercevoir les feuilles de certains chardons; mais approchez et touchez-la, et vous sentirez des feuilles molles, douces, mais de ce froid visqueux, présence certaine d'un poison; celles qui avoisinent la racine ont un long pétiole et s'étalent en rosette, tandis que les caulinaires alternes, dépourvues de pétiole, embrassent la tige. Les fleurs sont attachées immédiatement à la tige et présentent des grappes courtes d'un même côté, presque roulées en crosse vers le haut. Elles sont d'un jaune sale, en forme d'entonnoir, veinées de pourpre à la gorge et d'un réseau de lignes noirâtres. Le calice est grand, velu, en cloche, à 5 lobes aigus et présentant le phénomène remarquable de s'accroître après la floraison; alors les 5 lobes aigus deviennent presque épineux. On y voit 5 étamines insérées sur le tube de la corolle, alternant avec les 5 lobes de celle-ci et inclinant leurs filets. Le style a un stigmate en tête. Le fruit est une capsule operculée, à deux loges, présentant des graines nombreuses, petites, grisâtres, sillonnées de beaucoup de ponctuations.

Propriétés malfaisantes. — La plante tout entière est d'un aspect repoussant à l'œil : à peine la touche-t-on, qu'on est tenté de la jeter à terre. Son odeur vireuse dénote ses propriétés délétères.

La Jusquiame, que nous trouvons souvent sous nos pas, est vénéneuse dans toutes ses parties; on ne peut même la respirer longtemps sans sentir les indices du narcotisme.

Bœrhaave éprouva lui-même les signes de l'ivresse en préparant un onguent de Jusquiame. Et cependant, que d'imprudents moissonneurs, harassés de fatigue, s'endorment dans la cour des fermes en se faisant un oreiller de cette plante douce au toucher! Mais, au réveil, leur tête est lourde, et quelquefois ils sont pris de vertige. Dans le voisinage des habitations, il est prudent d'extirper la Jusquiame. Pour tout père de famille qui tremble pour ses enfants, c'est un devoir.

Les racines, blanchâtres, grosses comme le doigt, ont un faux air de famille aves les Panais de petite espèce et avec celles de la Chicorée, et donnent lieu à des erreurs funestes. Ainsi, je lis dans Wepfer qu'un couvent tout entier fut empoisonné par cette racine qu'on avait confondue avec celle de la Chicorée. Ce dernier fait et quelques autres semblables ont été révoqués en doute, et, à cette occasion, on a fait des expériences sur des chiens qui ont éprouvé des symptômes d'empoisonnement, sans toutefois y succomber.

Mais je vous ferai remarquer: 1° que toutes les plantes nuisibles à l'homme ne le sont pas toujours pour les animaux, qui quelquefois les mangent impunément et souvent avec plaisir; 2° que les racines sont plus vénéneuses dans les climats chauds que dans ceux du Nord; 3° que, comme la plante est bisannuelle, sa racine n'a acquis toutes ses propriétés malfaisantes qu'à la seconde année, et les jeunes pousses sont moins redoutables la première année; 4° que la plante, à l'état sec, est presque inoffensive; 5° qu'à l'état cultivé (dans les jardins), elle n'est pas aussi nuisible; 6° que ses propriétés sont plus développées dans l'été que dans toute autre saison.

Les feuilles et les eunes pousses sont caractérisées par une odeur fétide, par une saveur mucilagineuse, âcre, qui vous prend à la gorge; mais à l'état de dessiccation, telles qu'elles se trouvent dans les officines, elles sont inodores et insipides. Quelquefois on les a prises pour celles du Pissenlit, et des accidents graves sont survenus.

On a vu aussitôt le malade avoir l'œil hagard, la pupille dilatée, souvent même il en est résulté une paralysie des membres inférieurs.

Les semences sont, de toute la plante, la partie la plus vénéneuse : il en faut peu pour causer l'épilepsie et même la mort.

Empoisonnement. — L'empoisonnement par la Jusquiame présente les symptômes suivants, par gradation, d'après la dose prise. Le sujet est pris de vertiges subits et, comme un maniaque, il fait des gestes bizarres; des illusions fantastiques égarent son imagination, et le délire s'empare de lui; des symptômes extérieurs se font jour simultanément; la pupille de l'œil se dilate outre mesure, la face se boufit, la bouche se tord, quelquefois la parole expire, les membres se raidissent, une forte constriction à la gorge se joint à une ardeur brûlante de la bouche, puis surviennent les tremblements convulsifs, la stupeur, l'assoupissement léthargique, et tout se termine par la mort.

Contre-poison. — Dès que l'on croit à un empoisonnement par la Jusquiame, le premier soin auprès du malade est de le faire vomir, avec purgation, pour chasser la substance toxique, puis de donner de l'eau iodurée afin de neutraliser la dose de poison que les vomissements n'auraient pas fait évacuer, car l'iode et ses combinaisons sont incompatibles avec la Jusquiame; enfin, on termine, pour calmer, par des boissons froides. Dans les autopsies, Orfila a remarqué que la Jusquiame n'irritait nullement l'estomac, mais agissait sur l'encéphale par la circulation.

Propriétés utiles. — Néanmoins, comme les plus grands poisons végétaux sont devenus, entre les mains des médecins, des remèdes efficaces, chaque partie de cette plante a trouvé son utilité en médecine et dans l'économie domestique.

Les racines, mises dans les greniers, en écartent les animaux rongeurs. On a même remarqué que dans les endroits où pousse la Jusquiame, dans un rayon de 10 mètres, on ne trouve ni taupes ni mulots.

Les feuilles fraîches, appliquées sur les tempes, guérissent, non pas tous les maux de tête, mais les douleurs nerveuses qui résultent de la tension du péricrâne. Bouillies avec du lait, elles dissipent les engorgements des mamelles et soulagent les douleurs rhumatismales invétérées.

Les semences projetées sur des charbons ardents

éclatent et laissent voir l'embryon roulé. Si l'on en reçoit cinq ou six minutes au plus la vapeur dans la bouche, le mal de dents disparaît instantanément et ne reparaît jamais, à ce que prétendent Dioscoride et Murray. Plusieurs expériences que j'ai faites personnellement confirment entièrement l'assertion de ces grands maîtres; seulement le remède est dangereux et réclame beaucoup de prudence et de précaution.

Tournefort nous dit que de son temps on exposait à la vapeur des semences les parties attaquées d'engelures et que celles-ci disparaissaient, ce qui avait fait donner à la plante le nom d'*Herbe aux engelures*. Ici le remède est inoffensif et mérite d'être tiré de l'oubli. La médecine française et surtout la médecine allemande emploient avec succès les préparations de Jusquiame pour combattre les névralgies, pour guérir la coqueluche, les asthmes et surtout pour préserver de la scarlatine, quand règne cette épidémie, dans l'hypertrophie de la rate; souvent en collyre, dans les ophthalmies douloureuses. On l'a expérimentée dans les traitements du tétanos, de l'épilepsie, de la folie, et les Allemands en ont obtenu quelquefois de beaux résultats. Pourquoi la négligeons-nous? Pourquoi, dès que nous n'obtenons pas réussite complète, nous décourageons-nous?

L'insuccès provient peut-être d'une mauvaise préparation de la plante, du moment inopportun de la récolte etc. Quand, après avoir pris toutes les précautions pour que la plante ait *toutes* ses propriétés (ainsi, quelquefois dans le commerce, on vend des graines d'*Ammi majus* pour celles de la Jusquiame), quand, après avoir expérimenté plusieurs fois avec soin, vous voyez qu'elle n'a amené aucun soulagement dans telle ou telle maladie, alors, mais alors seulement, regardez-la comme inefficace, mais ne dites pas comme certains médecins, qui prétendent que cette plante est trop préconisée, et qui n'ont seulement pas eu la précaution de voir si la préparation qu'on leur livre était bien faite avec de la *Jusquiame fraîche, cueillie dans sa seconde année, en été* etc. Du reste, la pharmacie s'en sert dans les pilules de Méglin, dans l'onguent populeum, dans le baume tranquille, et, chose remarquable, Dioscoride nous dit qu'elle guérit les maux d'oreille, et, en effet, le baume tranquille est connu de tous pour calmer les douleurs d'oreille.

Pour terminer, je vous rappelle que les Égyptiens brûlaient de l'huile faite avec des graines de Jusquiame, qui en contiennent beaucoup. Pourquoi donc l'agriculture ne ferait-elle point cette conquête et ne nous enrichirait-elle pas d'une nouvelle plante oléagineuse? Pourquoi nos ménagères n'engraisseraient-elles pas leurs bestiaux en leur donnant à manger des feuilles de Jusquiame?

C'est ainsi que les maquignons engraissent leurs chevaux en mêlant des feuilles dans leur avoine, et par là ils leur procurent un sommeil plus long et profitable. C'est ainsi que, dans les Alpes, les chèvres qui broutent cette plante, dit-on, deviennent les plus grasses.

La plupart des animaux évitent la Jusquiame, à l'exception des chevaux, des moutons, des chèvres, des vaches et des cochons. Elle est funeste aux poissons, et on punissait autrefois sévèrement en Angleterre tous ceux qui étaient surpris en en jetant dans les étangs.

Peu d'insectes l'attaquent ; cependant l'entomologiste est sûr de rencontrer sur cette plante une punaise très-puante, le *Cimex H.*, la *Chrysomela Hyoscyami.*

Aujourd'hui, pour continuer l'étude de nos plantes narcotiques, nous allons parcourir la nouvelle route que l'on a ouverte pour gagner le village où demeure votre nourrice ; j'ai bon espoir d'y rencontrer la STRAMOINE (*Datura Stramonium*, Lin.) (fig. 83), connue de tout le monde sous les noms de *Pomme épineuse*, *Pomme du diable*, *Pommette*, *Herbe du diable*, *Herbe aux sorciers*, *Herbe à la taupe*, *Chasse-taupe*, *Endormie*, *Trompette du jugement.*

Je choisis cette nouvelle route, car cette plante

est originaire des Indes, où les courtisanes l'emploient en poudre infusée dans une liqueur agréable pour voler ceux qui tombent entre leurs mains pendant le sommeil léthargique ou le délire qu'occasionne cette infusion ; mais les bandes des bohémiens qui s'en servaient comme plante à sortilége

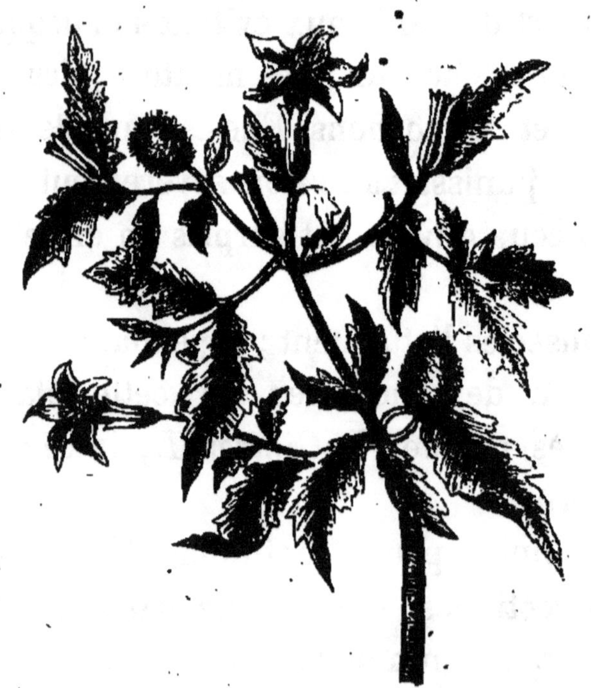

Fig. 83. — La Stramoine.

l'ont répandue dans toute l'Europe, partout où elles ont planté leurs tentes ; ainsi est-on presque toujours sûr de la trouver dans les décombres, dans les terrassements, où la graine a conservé sa vitalité pendant des siècles et n'attend que le moment où l'air pourra la pénétrer, pour germer. Voyez, tout en causant, je l'aperçois là-bas près de ce tas de cailloux, et un peu plus loin dans le talus de la route.

Approchons et remarquez comme l'odeur est vireuse ; la tige est fistuleuse, les feuilles sont amples, alternes, ovales, anguleuses ; les fleurs sont presque solitaires, très-grandes, latérales, blanches ou violettes et portées sur de longs pédoncules. Ce qui frappe le plus l'attention et ce qui lui a valu plus d'une dénomination, c'est le fruit, qui est une capsule ovale, de la grosseur d'un œuf, hérissée de fortes pointes dures et piquantes, offrant à sa base les restes du calice qui est longuement tubuleux à 5 dents pointues. Le fruit contient 4 loges renfermant des semences noires.

L'action de cette plante sur l'économie est, je crois, plus délétère encore que celle de la Belladone, car elle produit un délire furieux, une soif ardente, l'ivresse, la cécité, la paralysie etc. Vous n'avez pas été sans entendre parler des bandits connus sous le nom d'*endormeurs* ; à l'exemple des courtisanes de l'Inde, ils se servaient de la Stramoine pour dépouiller les voyageurs ou violer les femmes. Il leur suffisait de mêler au breuvage une infusion de cette plante ou de leur offrir du tabac mélangé de cette poudre. Les noms que la Stramoine a reçus vous indiquent suffisamment qu'enchanteurs et sorciers en faisaient prendre, soit pour produire des hallucinations, soit pour se procurer des plaisirs factices et imaginaires.

Cependant, comme toute plante, même dangereuse, a son bon côté, la Stramoine est très-efficace dans le traitement des névralgies et du tic douloureux. Vous savez que la cigarette de feuilles de Stramoine est fort recommandée dans les spasmes de la poitrine et des bronches, dans l'asthme, dans les catarrhes, la phthisie. Un médecin a même préconisé l'extrait de semences à dose croissante jusqu'au délire, contre les rhumatismes articulaires aigus.

Je dois vous signaler une particularité remarquable : le Stramonium guérirait, il paraît, les hallucinations de la folie, si on en prolonge l'usage, alors que précisément il cause aux gens bien portants la folie accompagnée d'hallucinations. Voilà de l'homéopathie, n'est-ce pas ?

Pommade : 2 grammes de feuilles et 60 grammes d'axonge.

Liniment : 2 grammes de feuilles et 125 grammes d'huile.

Tous les deux en frictions contre les névralgies.

Pommade contre les hémorrhoïdes : 5 grammes de feuilles, 50 grammes d'axonge.

Teinture : 60 grammes de semence, 250 grammes d'un vin généreux, 125 grammes d'alcool rectifié ;

mêlez, laissez macérer deux ou trois jours, tirez à clair et employez en frictions abondantes contre les névralgies extérieures qui sont presque toujours douloureuses.

Contre l'asthme, le meilleur remède est de fumer le Datura dans une pipe ou en cigarette; seulement cette fumée est âcre; pour corriger cette âcreté on mêle partie égale de feuilles de Sauge ou de Mauve. Dieu vous préserve de pareille maladie qui gêne tous les mouvements respiratoires et ne permet pas la position horizontale; mais si jamais l'asthme vient vous saisir, n'hésitez pas, ayez recours à l'Endormie; elle endormira la douleur.

Vous comprendrez combien la Stramoine est délétère quand vous saurez que trois capsules de la Pomme épineuse dans du lait déterminent une folie furieuse suivie d'une paralysie générale.

Comment remédier à un empoisonnement par la Stramoine, me demanderez-vous? Vous avez raison, car le cas se présente encore trop souvent surtout chez les enfants qui ont la malheureuse habitude de tout porter à la bouche. Hâtez-vous alors de faire vomir par toute espèce de moyens, l'eau tiède, l'introduction des doigts dans la bouche, le chatouillement de la luette, puis faire boire une boisson acidulée, et, pour empêcher l'effet désastreux de la Stramoine sur la vue, mettre un vésicatoire volant derrière le cou ou, à défaut de vésicatoire, des sinapismes dans le dos. »

A cent mètres de nous, près de ce champ de betteraves, vous apercevez un champ de Tabac cultivé : eh bien ! puisque nous sommes sur le chapitre des plantes narcotiques, c'est une occasion de l'étudier ; avançons : voyez comme ces tiges sont dressées, fortes, rameuses, pubescentes ; les feuilles sont larges, ovales, pointues, molles, d'un beau vert ; touchez-les, vous les trouverez un peu glutineuses. C'est le Tabac, le vrai TABAC (*Nicotiana Tabacum*, Lin.) (fig. 84), le grand Tabac, que l'on cultive pour l'ampleur des feuilles et la finesse du goût ; vous ne voyez pas les fleurs, que l'on châtre pour la culture ; elles sont purpurines, en panicules terminales ; le calice est ovale à 5 dents aiguës et velu ; la corolle infundibuliforme a le tube renflé,

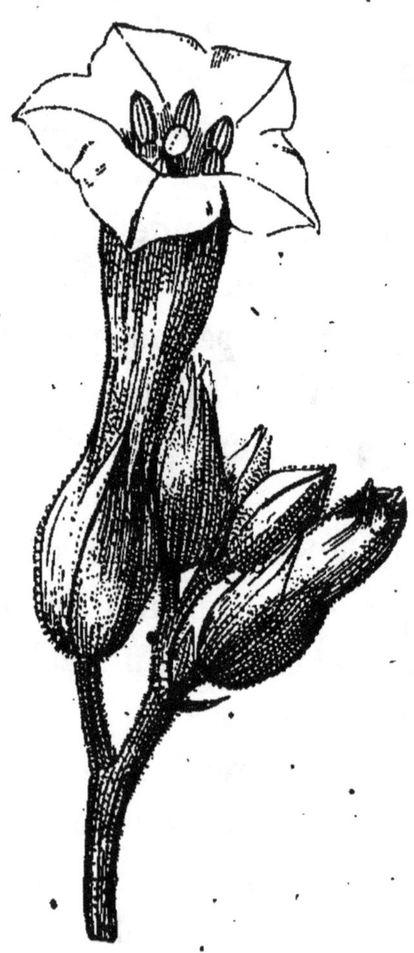

Fig. 84. — Tabac.

le limbe rougeâtre à 5 lobes pointus, et les 5 étamines sont aussi longues que la corolle. La plante a peu d'odeur, mais la saveur est amère et âcre. C'est une plante aussi délétère que celles qui nous occupent depuis quelques jours ; elle est plus irritante encore. Ai-je besoin de vous rappeler que le Tabac a été importé de *Tabaco*, dans le golfe du Mexique, par les Espagnols, qui l'ont appelé *Tabac*? Un marchand flamand fit connaître cette plante à *Nicot*, ambassadeur de France à la cour de Portugal en 1560, d'où lui vint son nom de *Nicotiane*. En arrivant à Lisbonne, Nicot fit connaître cette plante au grand-prieur, puis il la communiqua à Catherine de Médicis, d'où lui vinrent les noms de *Herbe du Grand-Prieur*, *Herbe à la reine*, *Herbe à l'ambassadeur*, *Médicée* ; d'autres la surnommèrent *Herbe sacrée*, *Herbe à tous maux*, à cause des propriétés qu'on lui supposait. On l'a appelée aussi *Herbe de Sainte-Croix*, *Tournabone*, du cardinal de Sainte-Croix, nonce en Portugal, et de Nicolas Ternabon, légat de France, qui introduisirent cette plante en Italie. Elle a reçu encore d'autres surnoms, tels que *Pétun*, *Herbe angoulmoisine*, comme toute plante dont l'usage est vulgaire. Vous savez aussi que le Tabac que nous voyons cultiver ici a d'autres variétés introduites dans la culture, et que quand on le fume ou on le prise, il a subi dans les manufactures des manipulations qui lui donnent des propriétés irritantes.

Mais à l'état sauvage c'est une plante tout aussi dangereuse que celles que nous avons étudiées, comme en général les plantes de la famille des Solanées, famille des plus redoutables et cependant qui forment de précieux médicaments et un aliment devenu de première nécessité, la Pomme de terre.

La décoction et la fumée de Tabac sont très-utiles pour faire périr les insectes, pucerons et chenilles. Quand on emploie le Tabac comme médicament, c'est dans les affections nerveuses, l'asthme, l'hydropisie, la gale, la hernie étranglée etc..., sous forme de fumigations, de lotions, de pommades, de cataplasmes, de lavements.

Décoction : 60 grammes par 500 grammes d'eau pour usage externe, contre la gale, les poux etc.; ce remède est très-facile à employer à la campagne, mais il faut avoir la précaution de se bien garder de l'employer si la peau présente quelques excoriations, car les effets délétères du Tabac se produiraient aussitôt.

Poudre : 2 grammes, 30 grammes d'axonge, même emploi.

Les feuilles fraîches, appliquées sur le front et les tempes, guérissent ou calment du moins les névralgies ; elles sont encore utiles contre les douleurs goutteuses et rhumatismales.

Il est de la plus grande prudence de ne se servir du Tabac comme médicament que pour usage externe, car la plante est un poison trop dangereux pour se jouer avec elle.

Le long usage du tabac affaiblit la mémoire, diminue l'odorat, amène des nausées, des vertiges, souvent même la cécité, la paralysie, trouble les fonctions digestives, et cependant c'est cette plante, dont l'odeur est vireuse, nauséabonde, la saveur âcre, brûlante, l'odeur repoussante, les effets mortels, qu'ou se plaît à fumer, à priser, à mâchonner; c'est cette plante qui forme une partie de la fortune des États ! Puissiez-vous, cher ami, continuer à en avoir l'horreur, et il serait à désirer pour les générations futures que nous ayons un souverain qui, comme Amurat IV, condamnât ceux qui planteraient du tabac à avoir le nez et les lèvres coupés ! Mon souhait est cruel, direz-vous, mais il sauverait bien des générations de ce funeste toxique.

Pour utiliser notre course, avancez dans ce champ de blé et cueillez plusieurs de ces coquelicots qui s'épanouissent non loin de ces bluets : cherchez-en aussi dépouillés de leurs brillantes corolles, et, tout en cheminant doucement, je vais vous donner quelques détails sur cette plante. Malgré son coloris ponceau, et bien que rien n'indique de prime abord une plante dangereuse, c'est encore à une plante narcotique que nous avons affaire, et, comme elle est très-commune dans les moissons et les champs cultivés, il faut nous y arrêter quelque temps et la bien connaître.

Malgré sa vulgarité, ne dédaignez pas le Coquelicot : il passe pour le fléau des moissons, mais les enfants l'aiment et le recherchent : ils ont raison, car cette plante leur rend plus d'un service, et le cultivateur devrait s'empresser de le recueillir et d'en faire toujours ample provision.

Le COQUELICOT (*Papaver Rhœas*, Lin.) est un pavot avec lequel nous avons joué dans notre enfance et dont nous entremêlions la corolle écarlate dans nos bouquets pour contraster avec l'azur des bluets. Que les apparences sont souvent trompeuses! Le Coquelicot nous plaît partout où nous le voyons : dans la prairie, où il rompt la monotonie de la verdure; dans les moissons, où il a la coquetterie, pour mieux briller, de croître près du bluet. Le vulgaire lui a donné des noms qui indiquent son caractère extérieur : *Pavot rouge*, *Ponceau*, *Coq*, *Coprose*.

Le COQUELICOT appartient à la famille des Papavéracées, qui fournit l'opium à la médecine. Les botanistes lui ont conservé, d'après Linné, le nom scientifique de *Papaver Rhœas*, Lin., qu'il avait déjà reçu de Dioscoride. On l'appelle vulgairement : *Pavot rouge*, *Coq*, et le plus souvent *Coquelicot*, d'après sa ressemblance de couleur avec la crête du coq. Qui ne connaît le Coquelicot, dont les couleurs vives attirent les regards des promeneurs dans la campagne? Sa tige, mince, élancée, rameuse, est quelquefois haute de 5 à 6 décimètres.

Point n'est besoin de microscope pour voir les poils raides, quelquefois blancs, souvent roussâtres, dont elle est hérissée horizontalement. Les feuilles, d'un vert tantôt foncé, parfois glauque, sont velues et découpées en lanières assez longues ; les feuilles inférieures, ainsi que les radicales, sont pourvues de pétiole ; les supérieures sont sessiles ordinairement et découpées profondément. Les lobes ou segments des feuilles sont linéaires ou oblongs ; souvent lancéolés, quelquefois entiers, mais le plus souvent dentés ; une soie ou sétule termine presque toujours les lobes. Les caractères de la forme des feuilles que nous venons d'indiquer ne sont pas constants. Les circonstances locales de terrain, d'exposition etc. amènent une foule de variétés dans ces caractères accessoires. Le calice a 2 sépales, libres, caducs, à préfloraison valvaire, elliptiques, obtus, membraneux aux bords, très-hérissés à l'extérieur, ainsi que les pédoncules. La corolle a 4 pétales, larges, hypogynes, caducs, libres, à préfloraison imbriquée, chiffonnée; tantôt immaculés, tantôt, au contraire, les pétales, d'un pourpre écarlate, sont marqués à la base d'une large tache noirâtre. Les étamines sont quelquefois au nombre de 150 ; leurs filets, déliés, sont d'un violet noirâtre ; elles sont hypogynes, libres ; les anthères, bilobées-introrses, sont noirâtres. Les stigmates sont sessiles, persistants, rayonnés, le plus souvent au nombre de 10.

Le disque du stigmate a des crénelures marginales, arrondies, un peu imbriquées par leurs bords. La capsule, glabre, en forme de toupie, s'ouvre par plusieurs trous sous la couronne du stigmate, et laisse échapper une foule de petites graines brunâtres, scrobiculées. Les fleurs sont hermaphrodites, grandes, terminales, régulières ; leur odeur est faiblement vireuse ; leur saveur, mucilagineuse, est légèrement amère. La plante, d'ailleurs, annuelle ou bisannuelle, exhale une odeur vireuse et contient un suc narcotique âcre.

Le Coquelicot, en général, aime les localités riches, découvertes ; aussi pousse-t-il en abondance dans toutes les moissons sablonneuses, et sa couleur écarlate, venant à se marier avec l'azur délicat des bluets, attache et repose les regards. L'horticulture, qui a fait tant d'emprunts à la nature sauvage, a introduit le Coquelicot dans les jardins, a forcé les pétales, caducs à l'état spontané, d'adhérer à la tige, et maintenant le Coquelicot est une de nos plus belles fleurs des jardins. Aux expositions d'horticulture, les amateurs ont pu remarquer les innombrables variétés des Coquelicots dont les fleurs doubles offrent les nuances les plus diverses ; tantôt c'est l'incarnat le plus vif, tantôt un rose pâle ; d'autres fois elles sont panachées ou frangées d'un joli liséré blanc.

Retranchez à la Rose son odeur suave et le Coquelicot la détrônera.

Propriétés malfaisantes. — Jusqu'à présent on n'a remarqué d'empoisonnements par le Coquelicot que dans la médecine vétérinaire. Quelques auteurs ont fait mention que le Coquelicot est devenu poison pour les vaches alors qu'il leur avait servi de nourriture à des doses et dans un état peu convenables. Voici quels sont les symptômes d'empoisonnement chez les vaches, observés par plusieurs vétérinaires français et allemands.

Empoisonnement. — Dès le premier ou le deuxième jour de la maladie, on remarque : cessation subite de la sécrétion du lait, refus de toute espèce d'aliments solides, soif très-marquée, accélération et petitesse du pouls, retroussement des flancs, sécheresse de la peau, hérissement du poil, grincements fréquents des dents molaires, convulsions périodiques du bas-ventre, sécheresse des excréments. Quelquefois, après un peu de calme, les animaux se lèvent brusquement, et, la bouche remplie de salive écumeuse, ils se jettent avec fureur sur les personnes qui les approchent ; souvent ils se mordent les membres de devant au point d'y déterminer de violentes excoriations. A ces symptômes, souvent on a cru que ces animaux étaient affectés de la rage, et le Coquelicot en était la seule cause. Pour prévenir ce grave accident, le cultivateur doit éviter de donner en fourrage des bottes qui contiendraient une assez grande quantité de Coquelicots.

Contre-poison. — Dès que les signes avant-coureurs de l'empoisonnement apparaissent, il faut se hâter de frictionner fortement les membres et le dessous du ventre des bêtes ainsi affectées ; on y joint, en même temps, quelques lavements mucilagineux dans lesquels on a ajouté plusieurs pincées de sel de Glauber. Ces précautions suffisent pour arrêter la maladie ou du moins la mortalité.

Propriétés utiles. — Le bien et le mal, dans la nature, sont toujours voisins. Aussi ne faut-il pas nous étonner si le Coquelicot, nuisible sous certains rapports, mérite néanmoins une place parmi les plantes utiles. La médecine domestique en recommande souvent l'usage et peut-être serait-il bon d'en propager la culture et la connaissance de plus en plus, car on peut le considérer comme un succédané de l'opium. Ses effets, sans aucun doute, sont plus faibles à la même dose; mais on peut élever celle-ci jusqu'à ce qu'elle atteigne le même but. Dans ce cas, le Coquelicot aurait sur l'opium un grand avantage. Le premier, en effet, procure toujours un doux sommeil et donne le calme au malade; le second, au contraire, rend, la plupart du temps, la tête vertigineuse, cause souvent l'insomnie, augmente la fièvre, et son prix est plus élevé.

Les pétales, en infusion, forment une potion pectorale adoucissante; leurs propriétés sont calmantes et béchiques : ils forment une excellente tisane dans les rhumatismes avec toux sèche, dans les coqueluches et dans les coliques. Tout le monde sait, d'ailleurs, que les fleurs entrent dans la composition de la tisane connue vulgairement sous la rubrique de *quatre fleurs pectorales* (Coquelicot, Mauve, Violette, Guimauve). Deux pincées de fleurs sèches pour un litre d'eau donnent une bonne tisane sudorifique. Après les saignées, il est bon de s'en servir.

Les pétales sont aussi la base d'un sirop recommandé dans les coqueluches. On peut encore en tirer un principe colorant rouge, utile pour les liquoristes et les confiseurs. Aux environs de Montpellier, on mange les jeunes feuilles cuites. En général, l'art culinaire dédaigne cette plante, et nous la réservons aux porcs, qui en sont très-friands.

Les capsules vertes exhalent une odeur narcotique ; on peut alors en exprimer un suc jaunâtre qu'il est facile de convertir en extrait qui, à dose de six à douze grains, produit de bons effets, et à une dose double a guéri, suivant les rapports de plusieurs médecins, des spasmes violents, des irritations, voire même les douleurs atroces du cancer et les convulsions de l'asthme. A cette dose, il a été reconnu bon narcotique. Aussi engageons-nous vivement à expérimenter cette plante les médecins qui, comme nous, aiment que leurs remèdes, en général peu chers, soient pris, autant que possible, parmi les végétaux. Les simples, autrefois, guérissaient; pourquoi ne guériraient-ils plus maintenant? Dieu, en semant les végétaux partout sous nos pas, n'a-t-il pas voulu nous avertir que c'était pour notre bien?

J'avais donc raison de vous dire de ne pas dédaigner le Coquelicot : recueillez cette fleur que Dieu a prodiguée pour le bien de l'humanité; qui, de plus, fait le charme de nos promenades, en mêlant l'incarnat de sa corolle à l'azur du bluet, à la verdure de l'herbe ; il rompt la monotonie que nous offrirait l'innombrable multitude des épis de nos moissons.

L'étude que nous avons faite du Coquelicot me

conduit naturellement à vous parler du Pavot. Ce n'est pas une plante inconnue pour vous : vous l'avez admirée dans les jardins où elle étale un luxe imposant en doublant ses fleurs, ou dans les champs où on la cultive pour en extraire l'*huile d'œillette*. Ne

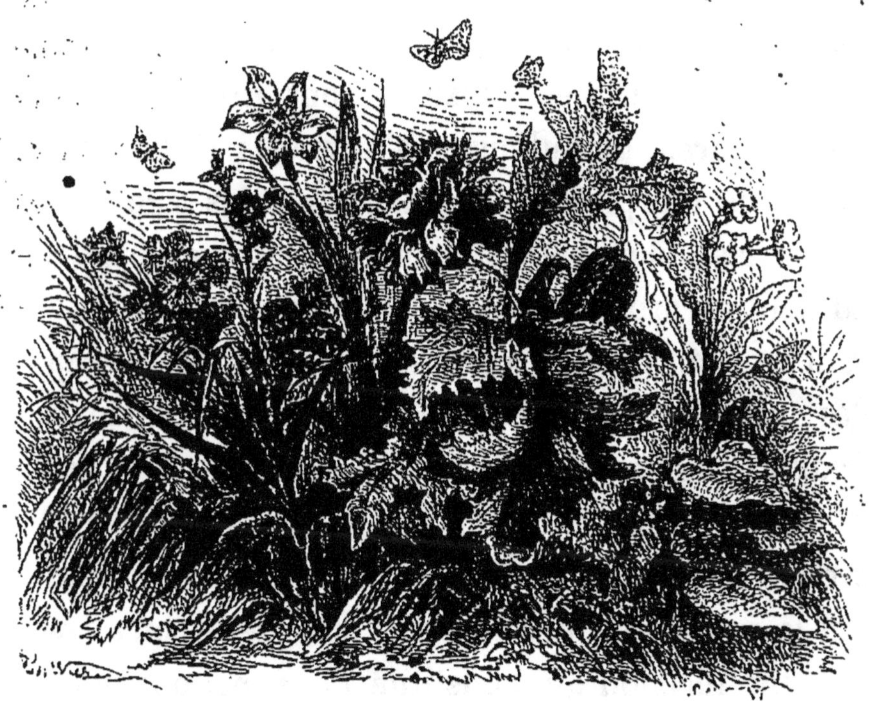

Fig. 85. — Pavot.

l'ayant pas rencontrée hier et le temps ne permettant pas de sortir aujourd'hui, je m'en vais, sur l'herbier, en reconstituer les caractères et vous les signaler.

Le PAVOT DES JARDINS (*Papaver somniferum*, Lin. (fig. 85) a la tige très-élevée, forte, glabre ; les feuilles glauques, embrassantes, à dents inégales, dentées. Les fleurs sont très-grandes, inclinées avant leur épanouissement, de couleur purpurine, marquées d'une tache noirâtre à la base; les étamines sont nombreuses, à filets blancs et anthères jaunes; les stigmates, au nombre de 8-15, sont disposés en rayons et soudés sur un plateau qui déborde le sommet de l'ovaire. Les capsules sont grosses, très-lisses, glabres, globuleuses, s'ouvrant par des pores au-dessous du plateau stigmatifère; les semences sont petites, blanchâtres, si nombreuses qu'un seul pied peut en produire jusqu'à 32,000.

S'il vous arrive de froisser les feuilles ou les capsules, vous reconnaissez une odeur nauséabonde; la saveur est amère et âcre. La thérapeutique se sert surtout des capsules, et il faut avoir la précaution de les cueillir avant la parfaite maturité des graines. C'est le suc épaissi des capsules auxquelles on a pratiqué une incision qui constitue l'*opium*, qui se récolte à Smyrne, à Constantinople, en Égypte, et que depuis quelques années on essaie de récolter en France.

L'opium est le type des narcotiques; il contient de nombreux principes qui lui donnent cette propriété. Ses effets sur l'économie sont désastreux: ingéré à forte dose, il produit la somnolence, le coma, des nausées, des mouvements convulsifs et, à l'opposé de la Belladone et de la Jusquiame, il contracte les pupilles, puis arrive la mort.

Les peuples orientaux consomment l'opium pour obtenir une ivresse voluptueuse.

L'opium agit comme sédatif sur le système nerveux, en émoussant la sensibilité; comme excitant sur le système circulatoire, en élevant le pouls; aussi l'opium est-il souvent employé dans les affections nerveuses, névralgies, gastralgies, hystéries, *delirium tremens*, le tétanos; en un mot, lorsque la douleur est très-vive; son emploi est très-efficace dans les toux de la phthisie, dans les dysenteries, etc. Il faudrait un volume pour raconter les usages multiples de l'opium dans la pharmacopée moderne; ce n'est pas le lieu ici de les indiquer, car les préparations provenant de l'opium sont spécialement du ressort de la médecine savante, et je n'ai pour but que de vous indiquer, mon cher Oscar, ainsi qu'aux gens du monde, les remèdes qu'ils trouvent à leur portée, autour d'eux, simples et faciles. C'est ce que je vais faire en ne vous énumérant que les principales applications du Pavot somnifère.

Décoction des capsules: 1 à 2 têtes coupées en quatre par kilogr. d'eau pour *injections*, contre les douleurs du cancer de la matrice; pour *lavements*, contre les dysenteries, les diarrhées etc.; pour *fo-*

mentations, contre les irritations cuisantes de la peau, l'inflammation des organes génito-urinaires.

Infusion des capsules est employée à l'intérieur contre les rhumes, les douleurs de l'estomac les coliques.

Sirop diacode ou de Pavot-blanc exerce une action sédative prononcée, en potion, contre les rhumes, les douleurs d'estomac et d'entrailles, les coliques etc.

Laudanum de Sydenham (vin d'opium composé): 10 à 20 gouttes à l'intérieur ou en lavement.

Laudanum de Rousseau (vin d'opium obtenu par la fermentation) : 4 à 10 gouttes à l'intérieur.

Sirop d'opium : 15 à 30 gouttes en potion.

Sirop de codéine : Très-employé pour calmer la toux du rhume.

Huile d'œillette : 3 onces en lavements comme laxatif.

De quelque manière que vous employiez le Pavot, n'oubliez pas de n'employer en décoction et en tisane que la pulpe, jamais les graines, et qu'il sera toujours prudent de ne pas dépasser la dose d'une infusion d'une tête dans un demi-litre d'eau par jour. C'est au médecin à guider pour de plus fortes doses.

Malgré les accidents qu'entraîne l'usage de l'opium, c'est une substance qui rend chaque jour de grands services à la médecine, et je désire vivement que vous n'ayez pas occasion de constater par vous-même les heureux effets de cette médication dans les rhumes, les catarrhes, alors que la toux irrite par des secousses violentes les organes de la respiration; elle pallie les souffrances de la phthisie, éloigne l'insomnie, réprime la diarrhée, calme les irritations spasmodiques des intestins, apaise les douleurs exaspérées, et se présente à nous comme un souverain remède alors que les autres médicaments restent sans efficacité; mais, comme toutes les préparations opiacées sont des poisons très-actifs, je ne saurais trop vous recommander de les manier avec prudence.

Si, par hasard, vous vouliez vous livrer à la culture du Pavot, voici comment on en récolte l'opium. Alors que les fleurs tombent, mais que les capsules sont encore vertes, faites avec un canif quatre ou cinq incisions longitudinales d'un pouce de long sur un seul côté de la capsule et sans dépasser l'épiderme: un fluide laiteux s'échappera de ces incisions; vous l'enlèverez le lendemain en râclant les têtes et les feuilles; vous le mettrez dans un vase, et vous aurez l'opium indigène.

Le champ de Pavots que nous venons de voir ne contenait que des *Pavots blancs :* c'est une race du *Pavot somnifère ;* mais vous pourrez en rencontrer une autre race que l'on appelle le *Pavot noir ;* il est plus petit que le blanc; sa taille ne dépasse guère un mètre, les feuilles sont plus vertes, et les fleurs offrent une coloration d'un rouge violacé pâle. Il a les têtes ovoïdes comme le blanc; mais, au moment de la maturité, le disque stigmatique s'élève un peu, s'écarte de la capsule : il en résulte une rupture dans les intervalles des stigmates, et les graines s'échappent par une série de petites fenêtres; les graines sont brunâtres; du reste, il a les mêmes propriétés. Vous pouvez facilement cultiver le Pavot : il réclame peu de soin et, de 100 kilogr. de graines, vous obtiendrez de 35 à 65 kilogr. d'huile d'œillette, dont les usages sont très-répandus dans l'industrie.

Le temps continue, par ses pluies persistantes, de nous consigner dans notre chambre : l'étude n'est pas aussi agréable pour vous, mon cher ami; mais grâce à l'herbier, dont vous aviez nié l'utilité autrefois, nous n'avons pas besoin de suspendre nos travaux. Prenez le carton placé sous la rubrique *Borraginées*, cherchez la Cynoglosse; enlevez avec précaution la plante et les fruits qui sont placés à côté, et nous allons faire nargue au temps en travaillant une heure ou deux. Cette plante est encore un narcotique ; nous l'avons déjà rencontrée dans nos excursions champêtres; mais, distrait par d'autres sujets d'observation, je ne vous l'ai pas fait remarquer : après la revue que nous allons passer de ses caractères essentiels, je suis certain que vous la reconnaîtrez vous-même dans nos courses et que vous serez ardent à la rechercher.

La CYNOGLOSSE OFFICINALE (*Cynoglossum officinale*, Lin.) ou *Langue-de-Chien* croît dans les lieux secs, sablonneux, pierreux, incultes; elle se plaît au bord des chemins, dans les décombres, dans les bois, quelquefois dans les marais : c'est ainsi que je l'ai rencontrée l'an dernier au marais de Bresles. La racine est presque fusiforme; ses feuilles, alternes, entières, sont oblongues, lancéolées, pubescentes, tomenteuses, sessiles, molles, douces au toucher; sur l'échantillon sec, vous ne pouvez trop distinguer ce caractère; la tige est herbacée, rameuse au sommet, velue et feuillée; les fleurs sont d'un rouge violacé, disposées en grappes non feuillées, axillaires et terminales, paraissant en mai et en juin; elles ont un calice pubescent, une corolle presque rotacée, à 5 étamines; les semences sont planes, hérissées au-dessus.

La médecine considère les racines de cette plante comme mucilagineuses et sédatives; mais, à cause de leur odeur vireuse et de leur saveur fade, les racines me sont un peu suspectes, et je préfère dans ce cas employer les feuilles la première année avant l'apparition de la tige. Vous trouverez dans toutes les officines les *pilules de Cynoglosse*, qui sont trèsrecommandées; mais ma confiance en elles n'est pas entière : j'ai plus de foi dans l'opium qui entre dans leur composition.

Je vous conseillerai plutôt d'employer la *décoction* de la racine à la dose de 50 grammes par kilogramme d'eau. On la taille en rondelles.

Nous venons depuis quelques jours d'étudier une série de plantes empoisonneuses, dangereuses à tous égards, et que je vous ai présentées comme narcotiques et sédatives. Qu'est-ce donc qu'une *plante narcotique?* Il doit maintenant vous être facile de répondre à cette question.

Les médicaments narcotiques modifient les centres nerveux et leurs conducteurs (cerveau, moelle épinière, nerfs etc.) de telle sorte qu'ils en diminuent ou même en annihilent les fonctions. Sans doute, ces narcotiques n'exercent pas une action identique sur la sensibilité, la motilité et l'intellect; mais tous agissent sur les centres nerveux de manière à calmer la douleur, d'où leur nom de *sédatifs.* Mais ces médicaments perdent ce nom à haute dose, car alors ils amènent avec eux la pesanteur de tête, l'obscurcissement de la vue, l'affaiblissement de l'intelligence et des forces musculaires, le sommeil etc.; en un mot, ce qu'on appelle le *narcotisme.*

Vous avez vous-même remarqué que les plantes

narcotiques ont une odeur vireuse, qui révèle leur action dangereuse.

En terminant ce long entretien sur les plantes narcotiques, je ne puis m'empêcher de faire une réflexion que vous partagerez avec moi : il semble que le Créateur ait réuni dans la même famille les plantes les plus narcotiques, en leur imprimant un stigmate qui les fait reconnaître au premier abord. Qui n'éprouverait, en effet, un dégoût irrésistible en les voyant ? Ces plantes, sans oser adopter franchement leur caractère d'herbes ou d'arbrisseaux, sont l'un et l'autre tout ensemble : leurs fruits sont d'un vert livide, leurs feuilles ont une sombre verdure; leurs fleurs sont bizarrement découpées, et n'ont rien qui paraisse devoir fixer les regards de l'observateur, ni attirer sa main. Il semble que la vue seule de ces plantes suffise pour l'avertir qu'il est auprès des poisons les plus actifs : vous voyez même quelques fruits des Solanées renfermés dans une capsule épineuse, comme pour repousser la main qui veut les arracher de la branche. Heureux celui qu'a pu éloigner du danger cet avis salutaire !

CHAPITRE XXI.

Les Plantes rubéfiantes.

Ce qu'on appelle *plantes rubéfiantes;* leurs effets. — L'Anémone des bois; son emploi. — L'Anémone pulsatille; son utilité. — La Clématite brûlante; son emploi. — La Renouée poivre d'eau; son utilité. — Les Renonculacées.

Nous lisions hier l'histoire de la *Cour des miracles*, dont Victor Hugo, dans son roman de *Notre-Dame de Paris*, a si bien dévoilé les plaies, et j'attirai votre attention sur ces plaies factices que les truands et mendiants savaient localiser sur certaines parties de leur corps. C'est à l'aide de quelques plantes irritantes qu'ils se créaient des ulcères passagers. Ces plantes s'appellent *rubéfiantes*, parce que, appliquées sur la surface cutanée, elles y produisent la rougeur, c'est-à-dire une augmentation de calorique et l'appel d'une plus grande quantité de sang et de vitalité.

La médecine ne les emploie pas au même usage que les gueux du moyen âge, mais elle utilise cette action à obtenir le déplacement, par l'irritation que causent ces plantes, d'une irritation morbide qui s'est fixée sur un organe important, ou bien dans le but d'obtenir une stimulation externe qui remplace une autre interne. C'est pour cela que les rubéfiants sont employés pour détourner les congestions sanguines, pour réchauffer la surface cutanée qui se refroidit etc.

La famille des Renonculacées nous fournit spécialement les plantes rubéfiantes; la journée est belle aujourd'hui comme on peut le désirer à cette époque au mois d'avril; une promenade au bois voisin nous montrera quelques plantes rubéfiantes.

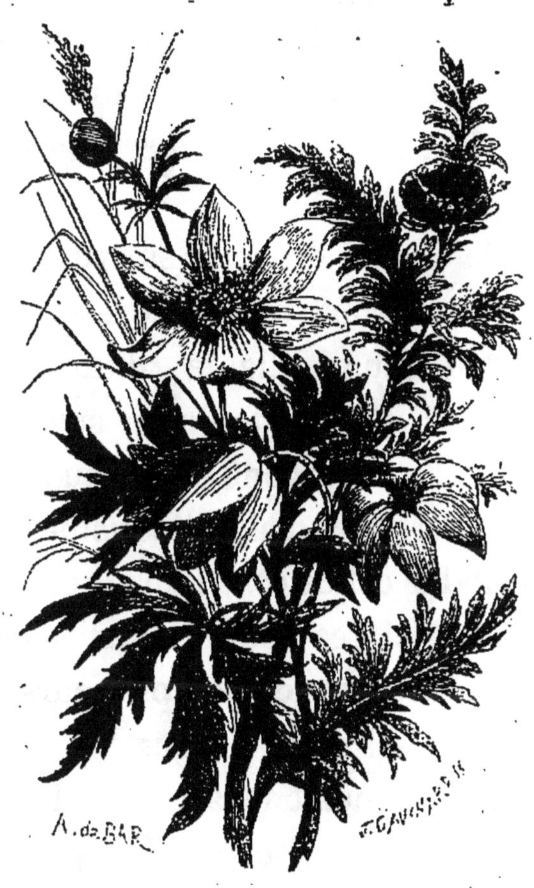

Fig. 86. — 1, Anémone; 2, Adonis.

Voyez ce qui forme le fond de verdure et de fleurs de ce bois; à côté de ces Primevères, de ces Narcisses, vous admirez ces fleurs blanches, rosées en dehors, solitaires et un peu penchées sur le pédoncule. Eh bien, ce sont les fleurs de l'ANÉMONE DES BOIS (*Anemone nemorosa*, Lin.) (fig. 86) que l'on appelle vulgairement *Sylvie*, *Renoncule des bois*. Elle se plaît généralement dans les bois un peu couverts dont elle fait l'ornement au printemps. La plante est vivace, la tige simple, les feuilles radicales, pétiolées, à 3 folioles digitées. Les carpelles sont nombreux et velus, les fruits ovoïdes, pubescents, terminés à leur sommet par une petite pointe recourbée.

De ce côté du bois, sur ce coteau exposé au vent, nous trouvons une autre espèce d'Anémone; elle a la fleur plus brillante, d'un bleu violet, velue en dehors; elle est toujours seule à l'extrémité de la tige; elle est grande et un peu penchée. Les semences sont hérissées d'aigrettes velues ; cette corolle est un véritable calice corolliforme; les étamines sont nombreuses. Les feuilles radicales sont pétiolées et composées de folioles plusieurs fois pinnatifides, à segments linéaires aigus.

Cette Anémone s'appelle l'ANÉMONE PULSATILLE (*Anemone Pulsatilla*, Lin.). Le vulgaire lui a donné différents noms, tels que *Coquelourde*, *Herbe au vent*, *Fleur de Pâques*, *Teigne-œuf*, *Passe-fleur*, *Passe-velours*, qui indiquent soit la station de la plante, soit l'époque de floraison, soit la propriété, soit l'aspect extérieur.

Les feuilles de ces deux espèces sont très-âcres: appliquées sur la peau, elles soulèvent l'épiderme et produisent l'effet d'un léger vésicatoire. C'est là, d'ailleurs, la propriété spéciale des plantes de la famille des Renonculacées. Ce sont donc des plantes rubéfiantes qu'il faut employer avec prudence, car, ingérées dans l'estomac, elles causent tous les accidents de l'empoisonnement par les substances caustiques.

Vous verrez les paysans employer les feuilles de la Pulsatille pour se guérir de la fièvre intermittente; ils les pilent et les appliquent autour des poignets. Au besoin, ces feuilles remplaceraient les sinapismes et les vésicatoires. Elles sont efficaces contre la goutte sereine et les dartres.

Ces mêmes feuilles, pilées, sont encore employées pour guérir les ulcères gangréneux des chevaux.

J'ai vu aussi, à la campagne, quelques personnes appliquer deux fois par jour sur la tête les feuilles et les fleurs écrasées de l'Anémone des bois pour guérir la teigne. Espérons que jamais vous n'aurez à en faire usage.

Vous voyez non loin de ces massifs de Pulsatille ces rameaux sarmenteux de Clématite qui s'étendent sur toutes les plantes d'alentour comme les lianes des régions équatoriales. C'est encore une plante rubéfiante. Je ne puis, à cette époque de l'année, vous montrer les fleurs de cette plante, qui n'apparaissent qu'en juin et août, mais vous me croirez sur parole; du milieu de la verdure un peu sombre de cette plante sortent des panicules de fleurs blanches, aux étamines nombreuses, à l'odeur agréable, mais peu éclatante; seulement les styles persistent avec les capsules, s'allongent et forment comme une longue queue chargée de poils blancs et soyeux. Vous avez déjà remarqué ces jolies aigrettes argentées et plumeuses qui sont, à coup sûr, un des plus jolis ornements de nos haies sous le soleil d'automne.

La Clématite brûlante (*Clematis vitalba*, Lin.) s'appelle encore *Clématite des haies*, *Aubevigne*, *Vigne blanche*, *Vigne de Salomon*, *Herbe aux gueux*, *Viorne*, *Berceau de la Vierge*. Les feuilles sont amples, ailées; les folioles presque en cœur, dentées ou un peu lobées, à pétiole commun très-long, qui se roule en vrille à son extrémité et s'accroche à tout ce qu'il rencontre.

Cette plante s'offrira à vous dans les haies, sur les vieux murs, le long des buissons. Vous devinez maintenant pourquoi le vulgaire l'a surnommée *Herbe aux gueux*: c'est parce que les mendiants emploient les feuilles âcres et brûlantes de cette plante pour faire paraître sur leur peau de larges ulcères, sans profondeur, que des feuilles de Poirée guériront parfaitement. Aussi il ne faut pas s'étonner si les paysans se servent des feuilles fraîches et pilées en guise de vésicatoire, chaque fois qu'il faut établir un écoulement d'humeur séreuse. On peut employer l'écorce pour faire des cautères; les goutteux, les rhumatismants s'en servent comme rubéfiant.

La gale la plus invétérée cède à l'emploi de la Clématite.

Voici comment on fait la préparation :

Faites bouillir de la deuxième écorce de Clématite nouée dans un linge avec de l'huile d'olive, et quand vous voudrez vous en servir en friction, faites chauffer le vase qui contient ce mélange, puis, vous approchant du feu, vous vous frottez avec le nouet; après quelques frictions, il surviendra une éruption douloureuse, mais au bout de huit jours vous serez guéri.

En explorant avec soin ce fossé fangeux qui borde le bois nous trouverons une autre plante rubéfiante.

C'est la RENOUÉE POIVRE D'EAU (*Polygonum hydropiper*, Lin.) ou *Persicaire âcre*, *Renouée brûlante*, *Curage*, *Piment d'eau*. Vous la reconnaîtrez à ses tiges lisses, articulées, aux feuilles lancéolées, aux épis grêles, axillaires, un peu lâches; les fleurs, d'un blanc rosé, sont composées d'un calice à 4 sépales. La saveur de la plante est âcre, corrosive, à ce point que ses semences peuvent être substituées au besoin au poivre dans la préparation des aliments.

Appliquée fraîche sur la peau, cette plante est

rubéfiante et vésicante. La médecine vétérinaire l'emploie souvent pour déterger les ulcères qui surviennent à la couronne du sabot et dans les gonflements lymphatiques des articulations, après l'application du feu. La Persicaire tue les vers. Les feuilles et les jeunes pousses sont recommandées pour la goutte.

La Persicaire peut encore être utile comme plante tinctoriale; elle fournit une couleur d'un jaune verdâtre assez solide.

Bien d'autres plantes pourraient vous servir comme rubéfiantes; mais celles que nous venons d'étudier servent le plus souvent et se trouvent communément; elles sont, pour ainsi dire, sous la main, voilà pourquoi je vous les ai recommandées. Il est bien entendu que vous ne devez employer qu'à l'extérieur les plantes que je viens de vous montrer et qu'il serait dangereux de les mâcher.

Nous trouverions surtout les plantes rubéfiantes et vésicantes dans la famille des Renonculacées, famille d'autant plus redoutable qu'elle est répandue partout, que les espèces de cette famille offrent généralement des corolles brillantes, aux couleurs d'or, d'argent et d'azur; que le vulgaire, les rencontrant partout sous ses pas, leur a donné des surnoms souvent gracieux et presque toujours trompeurs : *Bouton d'or*, *Dauphinelle*, *Pied d'alouette*, *Fleur de Pâques*, etc. Mais il faut vous en méfier : ces plantes sont des empoisonneuses imprégnées d'un suc âcre, caustique et vénéneux, surtout quand la plante est dans toute sa fraîcheur.

Je pourrais vous citer des cas de mort par l'application des feuilles de la *Renoncule scélérate* — la pire espèce de ce genre — sur des plaies d'animaux. Les sucs dont est imprégnée cette plante ont une telle âcreté que la simple mastication de ses feuilles produit l'enflure des lèvres, contracte la bouche au point de lui donner ce qu'on a appelé le *rire sardonique*.

CHAPITRE XXII.

Les Plantes fébrifuges.

Les plantes fébrifuges. — Le Quinquina. — Les Saules blanc et osier. — La Petite-Centaurée. — Le Houx. — La Germandrée.

Je n'ai nul besoin de vous apprendre ce que sont les fièvres à type intermittent ; qui ne connaît la nature et les effets funestes de ces sortes de fièvres? Le *Quinquina* et ses alcaloïdes (quinine et sulfate de quinine) s'opposent efficacement aux retours plus ou moins réguliers de ces maladies ; mais le Quinquina coûte cher et il n'est pas toujours possible de l'avoir sous la main, surtout pour les gardes forestiers, vivant souvent loin des villes et des officines.

D'ailleurs le quinquina se trouve dans l'Amérique Méridionale, et, sous ce rapport, ce puissant spécifique, que la comtesse de Cinchone, épouse du vice-roi du Pérou, mit en vogue en 1638 par sa guérison et dont le nom resta par reconnaissance à l'arbre sauveur (*Cinchona*), ne rentre en aucune manière dans le cadre que je me suis tracé ; cependant cette espèce a rendu et rendra trop de services à l'humanité, pour que je ne vous la fasse pas connaître, ne serait-ce qu'à l'aide d'un modeste dessin ; voyez en regard (fig. 87) : vous avez le Cinchona jaune royal, une des espèces les plus estimées.

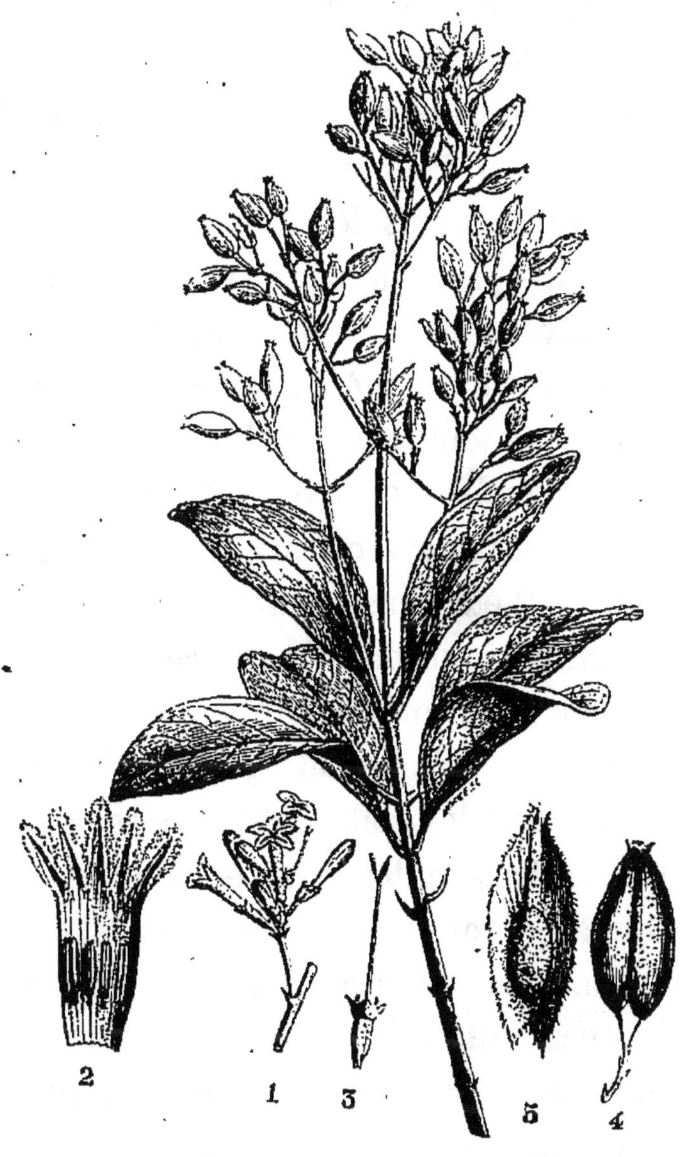

Fig. 87. — Quinquina jaune royal.

Parmi les plantes qui peuvent remplacer avantageusement le Quinquina, se trouve le Saule, que l'on rencontre partout et que tout le monde connaît; à ce point de vue, je dois vous donner quelques détails sur cette plante vulgaire, mais utile.

Le SAULE BLANC (*Salix alba*, Lin.) appartient à la famille des Salicacées. Ses fleurs dioïques paraisssent en chatons écailleux aux premiers jours du printemps, un peu après les feuilles ou en même temps, ce qui n'a pas lieu pour les autres espèces de Saules, car vous pourrez remarquer que quelques-unes fleurissent et même commencent à fructifier avant que les feuilles se déploient; les chatons, dans les fleurs mâles, sont de petites écailles qui tiennent lieu d'enveloppe ou *périanthe*, et chaque écaille renferme 2 étamines à anthères jaunes, avec une glande cylindrique dans le centre; les chatons femelles portent un grand nombre d'ovaires munis d'un style court et de 2 stigmates, auxquelles succèdent autant de capsules glabres à 2 valves, à 1 loge, renfermant de très-petites graines garnies d'une aigrette soyeuse et touffue. Le feuillage a dû vous frapper souvent dans vos promenades le long des rivières : il répand un éclat argenté et soyeux; les feuilles sont lancéolées, dentées, acuminées, d'un vert glabre en dessus.

Si vous mordez l'écorce de ce saule, comme de ses congénères, vous lui trouverez une amertume forte, un peu acerbe, due à un principe alcalin d'où dérivent ses propriétés toniques et fébrifuges que la médecine rurale peut expérimenter.

Contre la fièvre on peut employer la *poudre* d'écorce de Saule, à la dose de 4 à 6 grammes, seule ou mêlée avec la poudre de Gentiane, prise dans du miel ou du vin. 4 à 30 grammes d'écorce concassée suffisent pour l'*infusion* dans 1 kilogramme d'eau. En *potion*, il faut 1 à 2 grammes. Je vous conseillerai surtout l'emploi du vin de Saule, qui se fait par macération et qui peut remplacer le vin si cher de l'écorce du Pérou : il suffit de faire macérer 40 à 50 grammes de la poudre.

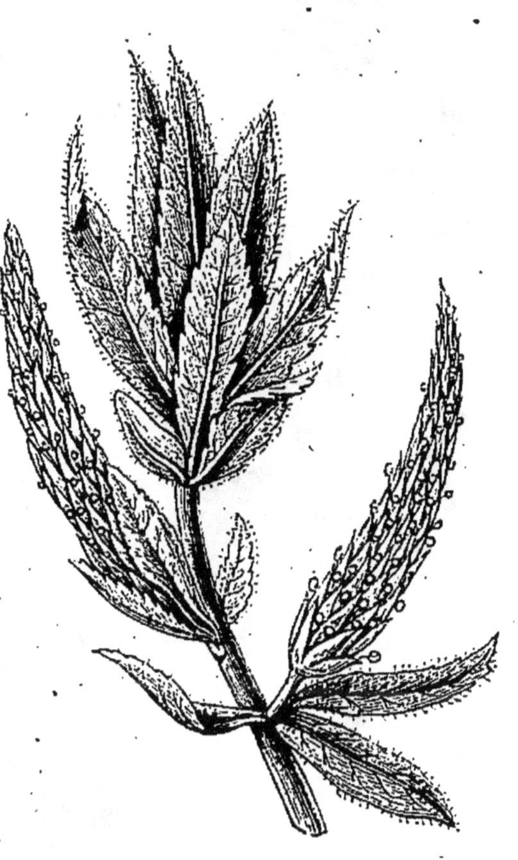

Fig. 88. — Saule-Osier jaune.

Le Saule blanc, plus commun, est chez nous le succédané du Quinquina ; mais vous devez naturellement penser que tous les Saules pourraient servir aux mêmes usages et surtout le SAULE-OSIER JAUNE

(*Salix vitellina*, Lin.) (fig. 88), qui est aussi généralement répandu et n'est qu'une variété du blanc;

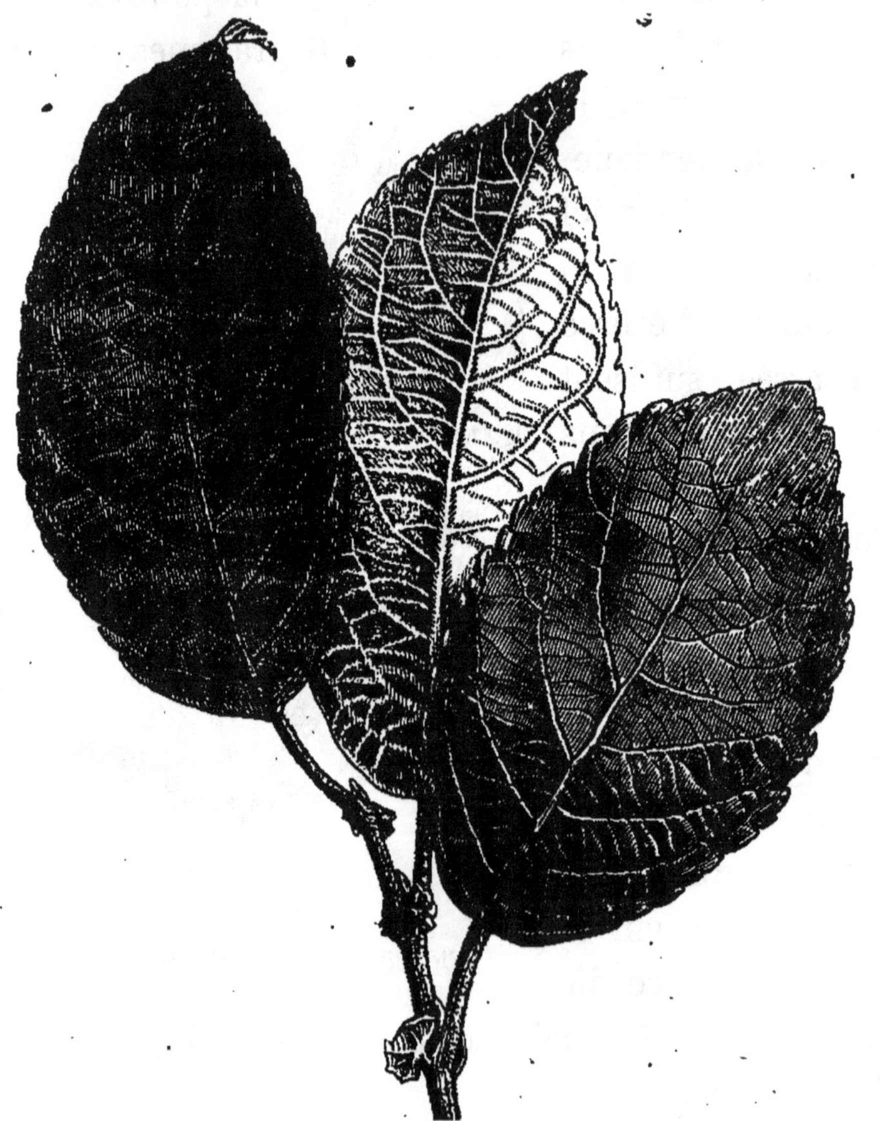

Fig. 89. — LE SAULE MARCEAU.
Floraison, mars-avril; fructification, mai; dissémination immédiate.

vous le reconnaissez à la belle couleur jaune de ses jeunes rameaux, qui servent à faire des liens, des paniers, etc. Les feuilles sont lancéolées, les supérieures blanchâtres en dessous, à dentelures lâches; les chatons feuillés à leur base.

Le SAULE MARCEAU (*Salix capræa*, Lin.) (fig. 89)

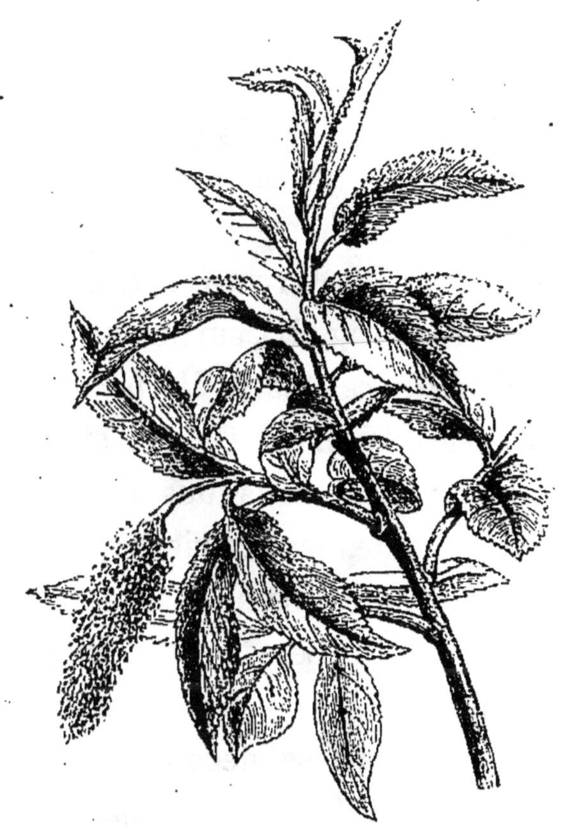

Fig. 90. — Salix pentandra.

le SAULE A 5 ÉTAMINES (*Salix pentandra*, Lin.) (fig. 90) sont dans le même cas: le premier a les feuilles grandes, ovales, molles et pubescentes; le second se reconnaît à ses feuilles glabres, ovales, elliptiques. Ces espèces étant les plus communes et assez difficiles à déterminer, je désire vous les faire connaître par un dessin.

Sans doute, ces espèces ne remplaceront jamais les vertus du Quinquina; mais elles pourront, en maintes circontances, vous rendre de grands services.

Dois-je vous donner le signalement de la Petite-Centaurée, qui est aussi une de nos meilleures plantes fébrifuges indigènes?

Qui ne connaît la Petite-Centaurée (*Chironia Centaurium*, Lin.) (fig. 91), surnommée *Centaurelle, Chicorée, Herbe au centaure, Herbe à Chiron, Herbe à la fièvre, Fiel de terre?* Qui n'a cueilli cette jolie petite plante qui croît dans tous les bois, que l'on rencontre dans toutes les prairies? Qui n'a remarqué les petites fleurs roses, sessiles à l'extrémité des rameaux dichotomes? Les feuilles inférieures sont ovales, à 3 nervures; les supérieures, lancéolées. La corolle monopétale se découpe en 5 dentelures en s'évasant; elle renferme 5 étamines.

La Petite-Centaurée est amère dans toutes ses parties, surtout dans la racine; aussi est-elle tonique et de plus fébrifuge.

Les sommités fleuries de cette plante sont employées en *infusion* : 30 à 40 grammes pour 1 litre d'eau. La décoction de la racine me semble préférable. Vous pourrez employer sans inconvénient la

Petite-Centaurée, répandue partout, à la place de la Gentiane, que l'on ne trouve pas toujours sous la main, pour fortifier les convalescents, car c'est un tonique excellent dans l'atonie des organes, ou pour

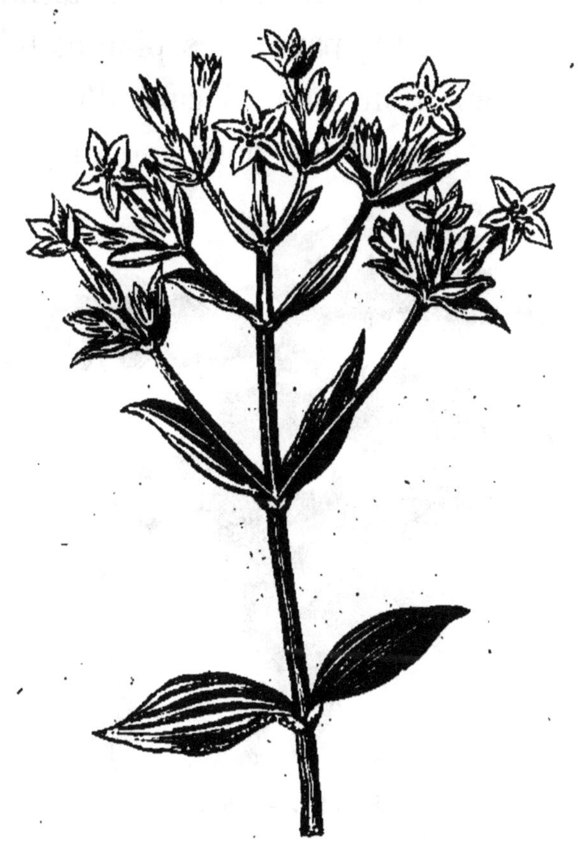

Fig. 91. — Petite-Centaurée.

dissiper les engorgements dus à l'influence des marécages.

Pour l'*usage interne*, 1 à 4 grammes d'extrait ou de suc de cette plante suffit grandement. La tisane de Petite-Centaurée est très-bonne dans les cas de phthisie et dans les embarras gastriques, alors que vous vous plaignez de fétidité de l'haleine, de rapports aigres, de gêne au creux de l'estomac, malaise confirmé en outre par une perte d'appétit, une saveur amère à la bouche, un dégoût pour les aliments, etc.

Je ne puis omettre, parmi les plantes fébrifuges, de vous parler, mon cher Oscar, d'un arbrisseau que vous connaissez assez pour me dispenser d'en

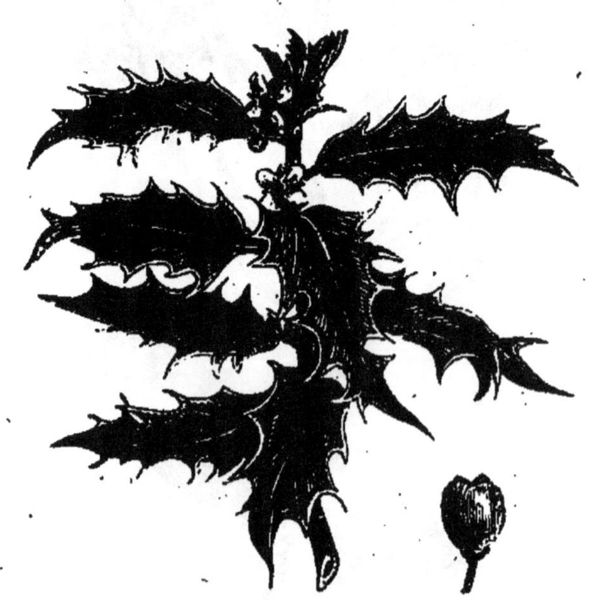

Fig. 92. — Houx.

donner la description complète. Je veux parler du HOUX COMMUN (*Ilex Aquifolium*, Lin.) (fig. 92), qui ne plaît pas moins à la vue par la couleur écarlate de ses fruits, formant un si charmant contraste avec le vert foncé et luisant de son feuillage. On le trouve dans les bois, dans les haies; les feuilles alternes, ovales, ondulées sur les bords, épineuses, anguleuses, lisses et d'un beau vert sur la face supérieure; vous n'aurez probablement pas remarqué ses fleurs petites, blanches, tantôt mâles, tantôt femelles, tantôt hermaphrodites, réunies en bouquets et axillaires. Méfiez-vous de l'aspect brillant des fruits, ils peuvent être recherchés par les grives, mais nous, n'y touchons pas, ils sont purgatifs et excitent au vomissement. Cependant les semences torréfiées et réduites en poudre servent quelquefois à altérer le café des marchands.

La *décoction* des feuilles, à la dose de 30 à 60 grammes par kilogramme d'eau, ainsi que la *poudre*, de 4 à 12 grammes, dans de l'eau ou du vin, sont des fébrifuges assez usités dans nos campagnes.

Saviez-vous que la matière poisseuse que l'on appelle la *glu* provient du Houx? Elle se recueille au printemps : on enlève l'écorce du Houx et on ramasse avec une cuiller la matière gluante qui découle entre cette écorce et la tige.

Ramassez cette glu sur un linge et appliquez-la sur les tumeurs des articulations, et vous aurez un emplâtre excellent et qui vous soulagera sur-le-champ. Ces quelques propriétés suffiront, j'espère, à vous réconcilier avec cet arbuste, au port si peu agréable, et qui semble, par ses épines, vous interdire tout contact.

La GERMANDRÉE PETIT-CHÊNE ou la Germandrée

(*Teucrium Chamædrys*, Lin.) (fig. 93) est un petit arbuste de la famille des Labiées, qui croît sur les coteaux secs ou des pelouses. La forme et les lobes de ses feuilles crénelées, oblongues, lui ont fait donner le nom de *Petit-Chêne ;* c'est à la naissance

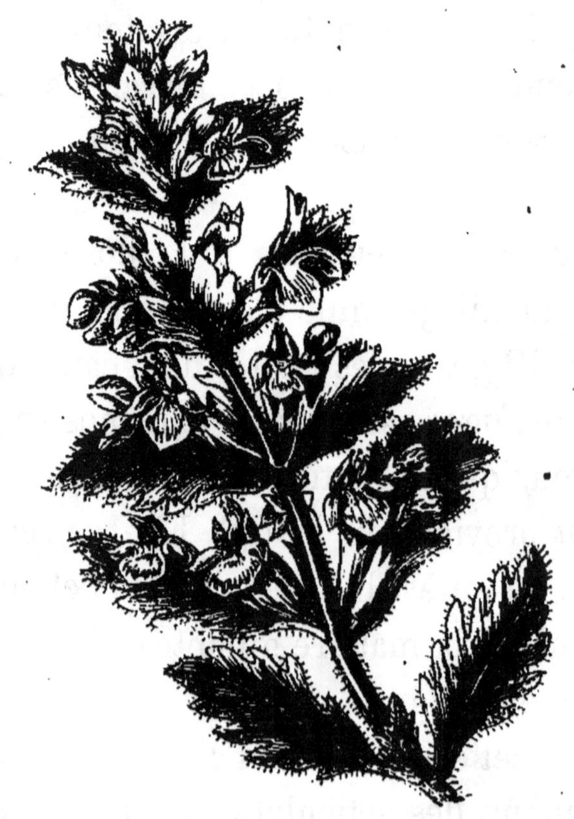

Fig. 93. — Germandrée.

des feuilles supérieures que l'on voit surgir les charmantes fleurs purpurines, quelquefois blanches, de la Germandrée ; elles sont réunies 2 ou 3 dans l'aisselle des feuilles. Les tiges sont grêles, un peu couchées vers le bas, rameuses, couvertes de légers poils.

Le vulgaire l'a nommée *Sauge amère*, *Calamandrié*, *Chasse-Fièvre*. Elle est regardée aussi comme un fébrifuge; sa saveur est un peu amère; son odeur est faiblement aromatique.

Pour faire dessécher les feuilles, il faut choisir les plantes les plus courtes en tige, les plus garnies de feuilles; on les emploie en infusion à la dose de 15 grammes par litre d'eau. Je pense que cette plante est loin de justifier la grande renommée dont elle a joui dès les temps les plus reculés.

CHAPITRE XXIII.

Les Plantes vermifuges.

Les plantes anthelminthiques. — La Fougère mâle. — La Fougère femelle. — La Fougère porte-aigle. — La Fumeterre. — La Tanaisie.

Vous rappelez-vous ce matin, alors que vous admiriez la jolie enfant de notre voisine, les recommandations que lui faisait son mari? — Il faut, lui disait-il, aller chez le pharmacien demander un remède contre les vers, car, j'en suis sûr, notre chère enfant a des vers qui la font souffrir. — Le père avait raison : il y a quelque temps que cet enfant se plaint de coliques, de picotements intérieurs; elle a le teint pâle, les yeux cernés; elle se plaint de douleurs de tête et a la pupille dilatée; ces symptômes me suffisent pour dire qu'il avait raison. Vous m'avez entendu lui recommander de prendre 16 grammes de poudre de Fougère mâle et de la faire avaler à son enfant en trois doses. Eh bien! c'est parce que la Fougère est un vermifuge que je me suis permis de faire le médecin un instant, et de recommander un vermifuge non dangereux. Profitez donc de cette circonstance qui amène naturellement notre leçon de ce jour sur les plantes vermifuges.

J'appelle *plantes vermifuges* ou *anthelminthiques* les plantes qui détruisent ou expulsent les vers; la plupart des plantes purgatives sont en même temps vermifuges. Les médicaments agissent contre les vers de diverses manières, soit en les blessant, soit en les faisant mourir par une sorte d'indigestion, en les asphyxiant, en les empoisonnant. Quant aux vomitifs et aux purgatifs, ils ne sont vermifuges

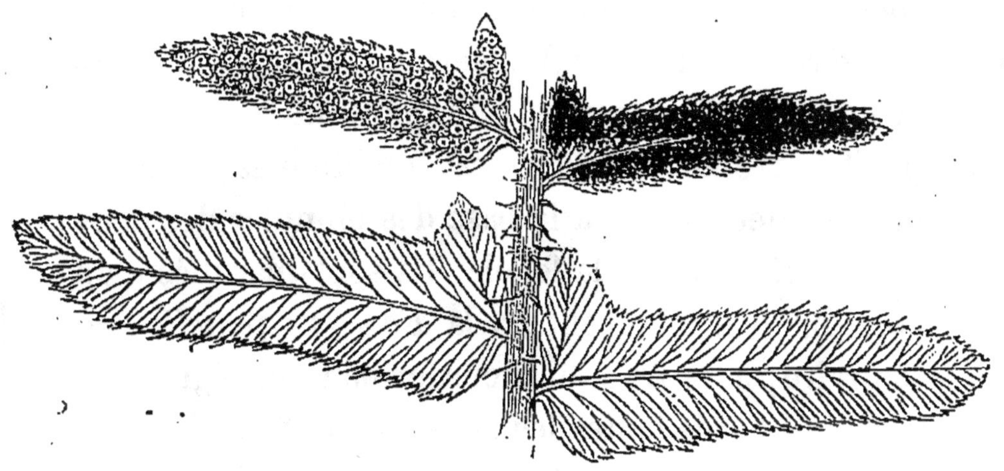

Fig. 94. — Fronde de la Fougère mâle.

que par ricochet, car ils expulsent les vers sans les tuer et non en exerçant une action tonique.

La Fougère male (*Nephrodium Filix-mas*, Lin.) (fig. 94) se rencontre partout, dans les lieux ombragés et humides; à ce point de vue, c'est une des meilleures plantes vermifuges. Vous la distinguerez facilement de ses sœurs à sa racine souterraine (souche) de la grosseur du pouce, noirâtre, écailleuse, blanchâtre en dedans, présentant de nombreuses nodosités. Les feuilles sont grandes, supportées par des pétioles bruns et couverts d'écailles; elles sont ovales, lancéolées, deux fois ailées et garnies de nombreuses folioles alternes, rapprochées les unes des autres, profondément pinnatifides, plus longues au milieu et diminuant à l'extrémité de la feuille jusqu'à ne produire qu'une pointe; les pinnules de ces folioles sont nombreuses, dentées. Souvent on confond la Fougère mâle avec la Fougère femelle; il vous sera facile de les distinguer : la *Fougère mâle* a des *sores* (fruits) arrondis, réniformes, ombiliqués, rassemblés sur deux rangs à la base des pinnules des deux tiers supérieurs de la foliole. Ils sont marqués d'un point brun à leur centre; la *Fougère femelle*, au contraire, a les fructifications formant une ligne continue qui borde toutes les divisions des frondes, dont le tégument est formé par le bord replié en dessous.

C'est dans la racine que se trouvent toutes les vertus vermifuges de la Fougère mâle. On l'emploie ordinairement de la manière suivante :

En *décoction :* 40 à 50 grammes par kilogramme d'eau. A boire en une journée.

En *pilules :* extrait alcoolique, 1 à 2 grammes (racine macérée dans l'alcool) ou extrait résineux éthéré, 50 centigrammes à 1 gramme. Très-efficace contre le ver solitaire, qu'il tue promptement et expulse doucement. Il expulse aussi les ascarides.

En *oléo-résine :* 30 à 40 gouttes contre le botryocéphale à anneaux larges.

En *poudre :* 30 à 50 grammes.

N'oubliez pas, si jamais vous vous en servez, de récolter le rhizome en été, alors que les bourgeons sont arrivés à maturité et de l'employer à l'état frais, car en vieillissant cette plante perd ses qualités médicales.

Une autre Fougère, la FOUGÈRE FEMELLE (*Aspidium Filix-femina*, Lin.) que le vulgaire confond souvent avec la FOUGÈRE A L'AIGLE (*Pteris aquilina*, Lin.), est presque aussi commune que la première dans certains bois humides et montagneux ; elle est élégante et s'élève quelquefois assez haut. Nous aimons tous son feuillage simple et d'un vert agréable; les pinnules des feuilles sont alternes, lancéolées et garnies d'un grand nombre de folioles obtuses à dentelures profondes aiguës. Elle possède les propriétés anthelminthiques de sa sœur au même degré. Vous avez donc le choix entre les deux. La fig. 95 représente la variété *cristata* de la Fougère femelle, variété très-cultivée comme ornementale.

Puisque nous sommes sur le chapitre des Fougères, Fougères que, d'ailleurs nous rencontrons presque partout dans nos promenades au bois, je ne

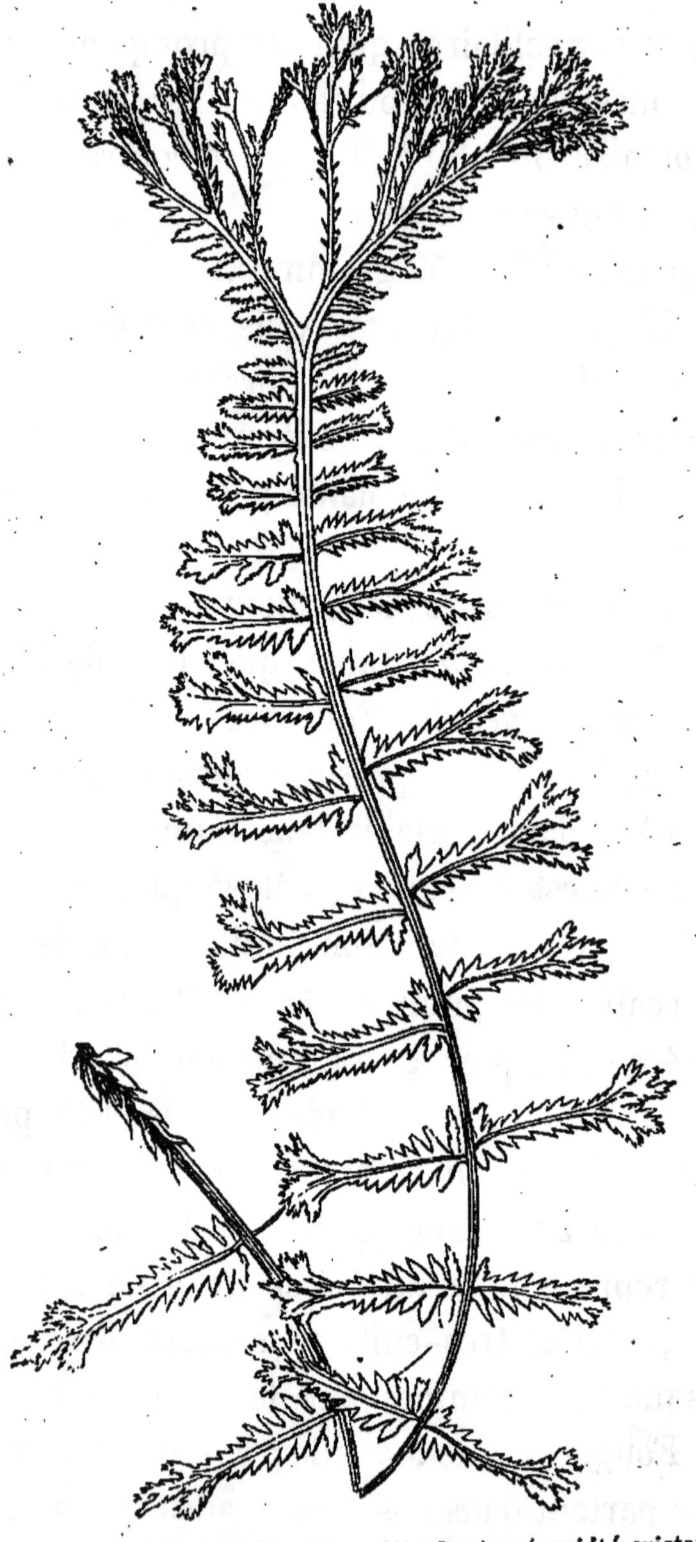

Fig. 95. — Fronde de l'Aspidium filix-femina (variété cristata).

saurais mieux faire que de vous donner le signalement d'une autre congénère, la plus haute de la famille dans nos climats et qui passe, elle aussi, pour être vermifuge.

Je veux vous parler de la FOUGÈRE PORTE-AIGLE (*Pteris aquilina*, Lin.) (fig. 96), que l'on appelle *grande Fougère femelle* et que vous connaissez plus encore sous le nom de *Fougère à cerises*, car dans nos pays où l'on fait grand commerce de fruits rouges, c'est sur un lit de feuilles de cette Fougère que l'on emballe les cerises pour les porter au marché. Ce sont les feuilles amples et semblables aux ailes étendues d'un grand oiseau qui ont fait donner à cette Fougère le nom de *Pteris* (aile, en grec). Linné a ajouté celui d'*aquilina* (d'aigle), parce que la partie souterraine du pétiole, si vous la coupez en travers, vous offre deux lignes noirâtres qui se croisent et donnent la figure héraldique de l'aigle à deux têtes de l'empire d'Autriche. Cette Fougère se plaît dans les lieux sablonneux et humides ; sa souche brune, longue et traçante, donne naissance à des pétioles nus dans leur moitié inférieure, soutenant des feuilles au moins trois fois ailées, fort longues, un peu velues en dessous et bordées par la fructification marginale. Les racines

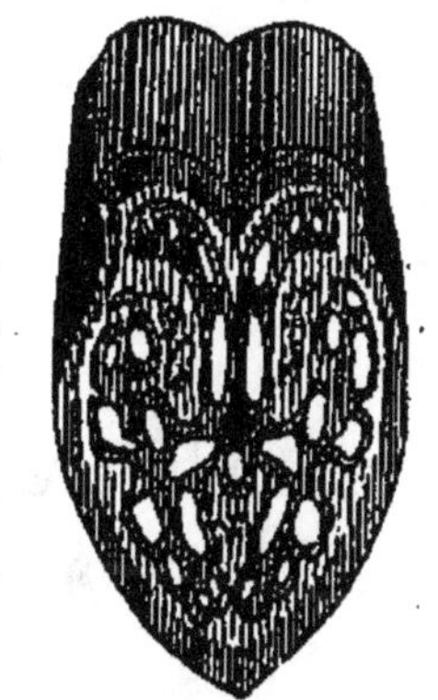

Fig. 96.
Coupe de Pteris aquilina.

de cette Fougère font souvent, et vous le verrez plus d'une fois dans votre existence de forestier, le désespoir des cultivateurs et des forestiers ; il semble qu'elles regrettent de quitter le sol où elles se sont implantées.

Bien que la racine de cette Fougère, légèrement amère et un peu styptique, soit utilisée comme vermifuge, c'est plutôt une plante économique qui peut servir d'aliment à la race porcine, grâce à la fécule qu'elle renferme et qui, en temps de disette, a servi quelquefois, séchée et moulue, en mélange avec de la farine de seigle, à faire un pain grossier. Soit comme litière, soit comme combustible, soit pour la fabrication de la potasse, la Fougère Grand-Aigle rend des services assez nombreux pour qu'on oublie sa tenacité à vouloir s'emparer du terrain.

La *Tanaisie frisée* (*Tanacetum vulgare*, Lin.) est encore un excellent vermifuge. Les ascarides, petits vers qui ont principalement leur résidence vers la fin du tube digestif, sont détruits par les lavements préparés avec une infusion de Tanaisie dans du lait.

Puisque nous avons la bonne fortune d'apercevoir sur ce coteau quelques vignes qui persistent à produire quand même de mauvais vin, explorons-les ; nous y trouverons des plantes spéciales à ces sortes de culture.

Voyez précisément : voilà la FUMETERRE (*Fumaria*

officinalis, Lin.), qui étale un peu au-dessus de la terre son ample et joli feuillage d'un vert gai avec ses petites folioles presque en coin, incisées et presque trifides au sommet ; arrachez-la, sa racine est menue, fibreuse, blanchâtre ; elle projette des tiges rameuses, anguleuses, basses et étalées ; les fleurs, bien que petites, forment de petites grappes pédonculées, opposées aux feuilles ; elles sont d'un blanc rougeâtre tacheté de pourpre ; à ces fleurs succède un fruit qui est une capsule lisse, globuleuse, à une seule graine, tronquée à son extrémité supérieure. Vous rencontrerez cette espèce dans toutes les parties du monde ; elle habite les champs, les lieux cultivés, les vignes, les jardins, et semble se trouver sous la main de l'homme pour lui rappeler son utilité.

Évitez de la porter à vos lèvres, vous sentiriez une amertume intense, un goût désagréable de suie qui lui a fait donner le nom de *Fiel de terre*.

La Fumeterre s'emploie en décoction avec quelques autres plantes amères (Chicorée sauvage, Pissenlit) pour réveiller et stimuler la vitalité des organes digestifs, ou bien on exprime le suc des feuilles de l'herbe récente et vous aurez un excellent dépuratif dont l'emploi est avantageux contre les dartres.

CHAPITRE XXIV.

Les Plantes absorbantes.

Les plantes absorbantes. — Le Lycoperdon. — Le Lycopode. — Les pilules. — Les Feux d'artifice.

Le mot que je choisis pour désigner cette catégorie de plantes doit vous paraître singulier. Qu'est-ce, en effet, que des plantes propres à *absorber* l'humidité des parties sur lesquelles on les applique ou à se combiner avec divers principes? Je laisserai de côté les absorbants internes, qui tous sont empruntés au règne minéral, comme la magnésie, la craie, le sous-carbonate de soude, etc. A l'extérieur on prend d'habitude le *Lycoperdon* (fig. 97), le *Lycopode*, le *Bolet amadouvier*, qui absorbent les écoulements sanguins, les suintements des parties excoriées. Le mot *absorbant* n'est donc pas un mot impropre, et les plantes qui présentent cette propriété rendent des services nombreux. Vous en avez un exemple frappant dans le Lycopode, que vous connaissez depuis longtemps de nom, mais que je ne vous ai pas fait voir encore de près.

La promenade que nous venons de faire dans ces

bruyères a été en grande partie consacrée à l'étude de quelques insectes; mais, assis comme nous le

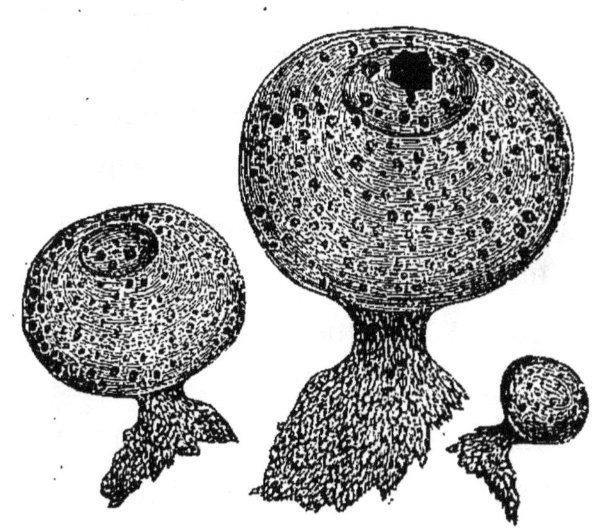

Fig. 97. — Lycoperdon.

sommes sur ce tertre, je ne puis trouver de meilleure occasion de vous parler des Lycopodes qui serpentent à nos pieds. Voilà pourquoi je vous ai parlé des plantes absorbantes, fidèle à mon principe de saisir toute occasion de vous instruire *de visu*.

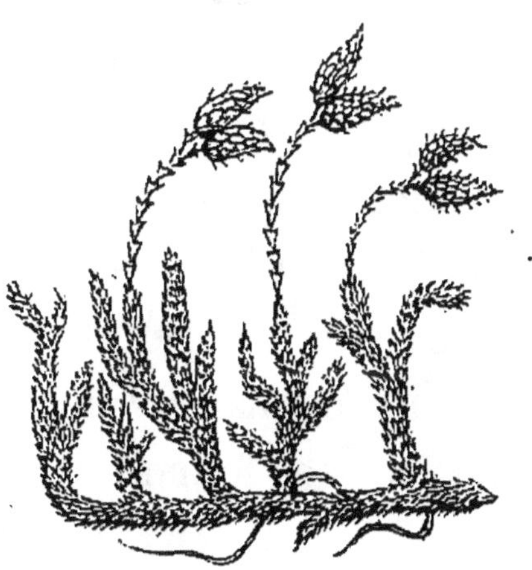

Fig. 98. — Le Lycopode en Massue.

Le LYCOPODE EN MASSUE (*Lycopodium clavatum*, Lin.) (fig. 98) habite, comme vous le voyez, les sols incultes, pierreux et souvent humides. La tige est rampante et s'étend plus loin que ne portent vos regards en ce moment. Examinez ces feuilles petites, simples, sessiles, vous n'apercevez pas de nervure; elles sont disposées sur deux rangs. Ne vous semble-t-il pas, au premier abord, voir de jeunes rameaux de Genévriers ou de Cyprès tombés à terre? J'aime à voir cette plante serpenter sur le sol, croiser des tiges nombreuses et former un réseau qui enlace la bruyère; on comprend que Dieu a mis les Lycopodes dans les bois des montagnes, dans les terrains stériles, pour amener une végétation nouvelle, pour couvrir les sols incultes et les améliorer; avec les mousses elles constituent le revêtement essentiel de la terre; grâce à leur épais tissu feutré, le sol des forêts, la croupe des montagnes se recouvrent d'une végétation qui exhausse la surface. C'est ainsi qu'elles travaillent à l'œuvre universelle, en s'associant aux mousses, aux bruyères, pour servir de berceau à une foule de plantes dont les semences périraient sur la terre nue. Avez-vous jamais réfléchi à ce rôle économique? Supposiez-vous que le Lycopode, dont vous connaissez les vulgaires usages, forme des terrains et fournit aux tourbières leur précieux élément? Je reviens maintenant à ces usages qui amènent le sourire sur vos lèvres. La poussière que renferment les *sporanges* (c'est ainsi que nous appelons les capsules des semences des Cryptogames) est jaune, inodore, insipide, très-fine, très-légère et surtout très-absorbante ; aussi les nourrices, — n'en riez pas, mon ami ; plus tard vous lui rendrez justice, — absorbent, à l'aide de cette poudre, l'humidité des excoriations auxquelles sont sujets les enfants potelés dont la peau est fine et irritable ; à l'âge où l'homme et la femme prennent de l'obésité, que de fois, si l'on osait, on recourrait au Lycopode ! C'est dans cette poussière que les pharmaciens roulent les pilules, et c'est elle qui, quand elle se répand dans l'atmosphère, a reçu le surnom de *soufre végétal*. Ce nom lui est bien appliqué, car la poudre de Lycopode est inflammable.

Projetez-la sur des charbons ardents, elle s'enflamme sur-le-champ et produit une flamme vive, brillante et rapide, sans aucun danger pour le feu ; aussi les directeurs de théâtres mettent-ils cette propriété à profit sur la scène pour faire le feu d'artifice et imiter les éclairs. Pour vous dévoiler le secret des coulisses, je dois vous faire savoir que c'est de cette poudre que sont remplis ces flambeaux dont sont armés les esprits infernaux dans les représentations scéniques. Les médecins administrent, à l'intérieur, la poudre de Lycopode contre la diarrhée et la dysenterie avec fièvre, à la dose de 4 grammes dans 125 grammes d'eau de Fenouil, associée à une quantité suffisante de gomme et de sirop.

CHAPITRE XXV.

Les Plantes dangereuses.

De l'empoisonnement par les Champignons. — Effets généraux des Champignons. — Caractères différentiels. — Le Sumac. — La Rue. — Le Pied-de-Veau. — Le Cyclamen. — Le Colchique.

Vous n'ignorez pas que tous les ans le printemps et l'automne nous ramènent la nombreuse famille des Champignons, et tous les ans les journaux enregistrent de nombreux accidents causés par ces poisons végétaux. Partout chaque nouvelle saison cause de terribles catastrophes, et quelquefois la mort s'étend sur des familles entières.

Qui ne connaît cette famille des Champignons, ces êtres parasites, remarquables par leurs formes diverses, par leur croissance rapide, leurs nuances variées? Les uns s'élancent, du sein des pelouses ou des bruyères, en pyramides, en parasols, en coupes élégantes; d'autres étalent au milieu des bois, sur le flanc des coteaux herbeux, leurs chapiteaux de pourpre, mouchetés de pellicules imitant les perles, ou leur mitre diaprée de couleurs diverses; ceux-ci se hérissent de pointes, ceux-là se contournent d'une manière bizarre; les uns sont d'un tissu si délicat que le moindre souffle menace leur existence; les autres présentent une masse puissante; beaucoup végètent sur la terre, d'autres se cachent dans son sein, comme notre Champignon de cave, qui s'étend en lames minces le long des poutres humides, qui enfonce son thalle dans le tissu du bois, le désagrége et le décompose.

Qui ne connaît la puissance désorganisatrice de ces végétaux, qui, sous une frêle apparence, peuvent faire tomber en ruines de solides édifices?

Vers la fin du siècle dernier, le *Foudroyant*, un des plus beaux vaisseaux de guerre, était à peine construit, qu'un Champignon le dévasta à ce point qu'aucun effort ne put arrêter les progrès de son œuvre de destruction; le navire anglais la *Reine-Charlotte* avait le même sort à peu près à la même époque. Ce ne sont pas seulement les choses inanimées qui deviennent la proie des Champignons; ils s'attaquent aussi aux êtres animés. La *muscardine*, cette maladie qui détruit tant de vers à soie dans les magnaneries, est un Champignon qui se développe dans le tissu graisseux de la chenille. Et cependant cette nombreuse famille renferme beaucoup d'espèces qui tentent le gourmet ou le botaniste, comme les délicieuses Oronges, les Mousserons si parfumés, les jolies Chanterelles, les Ceps au goût exquis. Mais, il faut bien le reconnaître, les espèces malfaisantes sont plus nombreuses que les espèces comestibles ; et dans la plupart des genres (sauf les *Helvelles* et les *Clavaires*) (fig. 99), à côté d'espèces innocentes, la Providence en a placé d'autres, vénéneuses, qui, à chaque saison nouvelle, occasionnent la mort des individus qui les ont mangées. Sans doute, si toutes les espèces mauvaises étaient parsemées de zones livides et imprégnées d'un suc qui s'échappe, sous la pression des doigts, en gouttes de sang ou de lait, ce suc, cette teinte livide, arrêteraient la main téméraire; mais, malheureusement, beaucoup d'espèces vénéneuses ont un air de famille avec les bonnes espèces, qui trompe l'amateur.

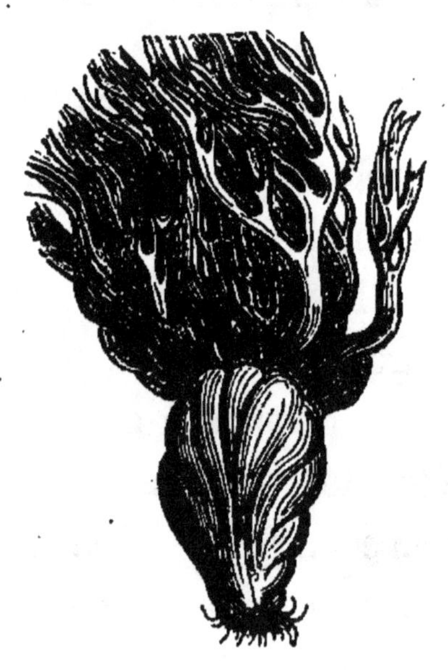

Fig. 99. — Clavaire.

En vous parlant aujourd'hui de l'empoisonnement par les Champignons, je veux vous prémunir contre les dangers qu'un choix imprudent peut occasionner, et attirer en même temps votre attention sur cette plante alimentaire qui n'est pour quelques-uns qu'un mets délicat, dont le parfum suave chatouille agréablement les papilles linguales, mais qui devient pour quelques peuples, comme les habitants de la Sibérie, leur nourriture presque exclusive.

Pour les populations pauvres des contrées méridionales, c'est une nourriture précieuse que la nature a semée abondamment sous leurs pas, pour les prémunir contre la disette; et pour donner un aperçu des ressources que présente la consommation des Champignons (fig. 100), je dois vous rappeler qu'à Paris, où on ne les mange que comme une agréable superfluité et non comme objet de nécessité, la consommation s'élève, par an, presque à 40 millions.

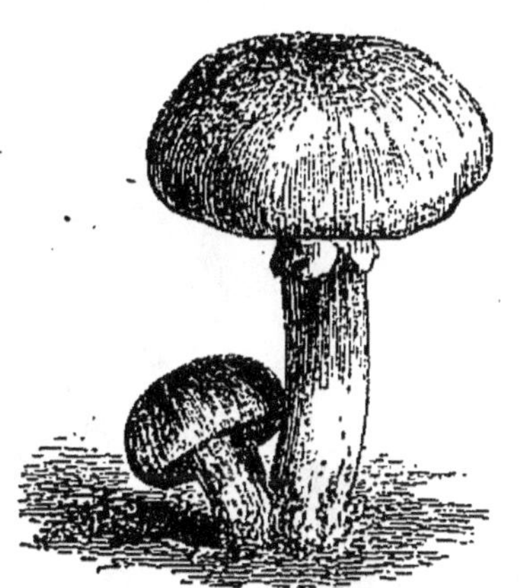

Fig. 100. — Champignon.

Il est vrai que la vigilance de la police, qui n'admet guère que le Champignon de couche, fait qu'on les mange en toute sécurité. Cette sollicitude de l'administration ne date pas de nos jours, car j'ai lu une ordonnance, du 13 mai 1782, du magistrat de police de Paris, enjoignant aux syndics des jardiniers de visiter soigneusement les comestibles exposés en vente; plus tard, à une époque plus rapprochée de nous, une ordonnance de police affecte à la vente en gros des Champignons un emplacement déterminé; la même ordonnance défend, sous peine d'amende, de débiter aucun Champignon suspect, voire même des Champignons de bonne qualité qui auraient été gardés d'un jour à l'autre ; prescrit l'examen minutieux des Champignons avant l'ouverture du marché; ne permet sur les autres marchés que la vente en détail des Champignons achetés sur celui qui est destiné spécialement à leur vente en gros; prohibe le commerce de ce comestible dans les rues et leur colportage dans les maisons. Un pharmacien est, de nos jours, chargé de l'inspection des Champignons sur les halles et marchés de Paris, et n'accorde son autorisation de vente qu'aux Champignons de couche (*Agaricus campestris*) (fig. 101), à la Morille comestible (*Morchella esculenta*) (fig. 102), à la Chanterelle (*Merulius Cantharellus*) (fig. 103) et

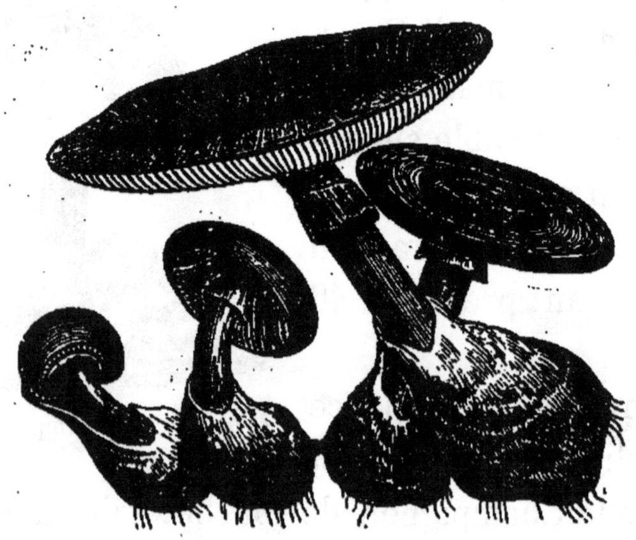

Fig. 101. — Agaric.

au Bolet comestible (*Bolètus edulis*) (fig. 104),

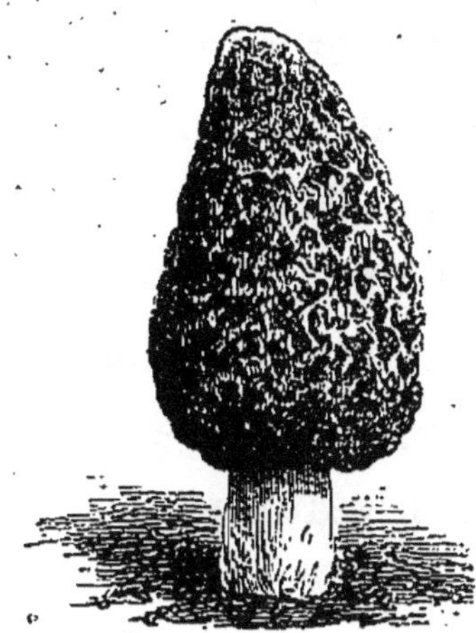

Fig. 102. — Morille.

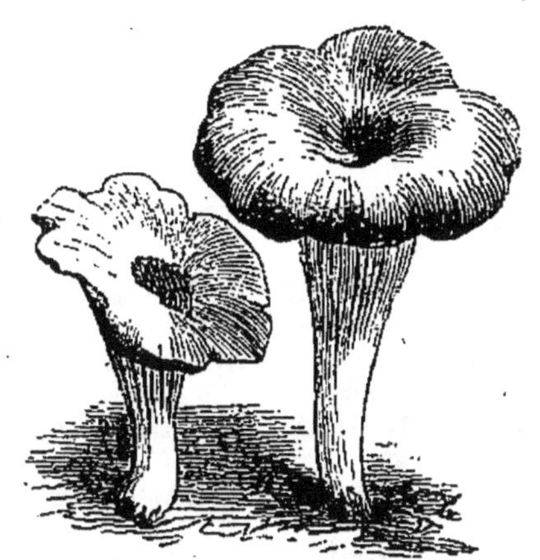

Fig. 103. — Chanterelle.

qu'on expédie du Périgord et qui abonde d'ailleurs aux environs de Paris. Grâce à ces précautions, les

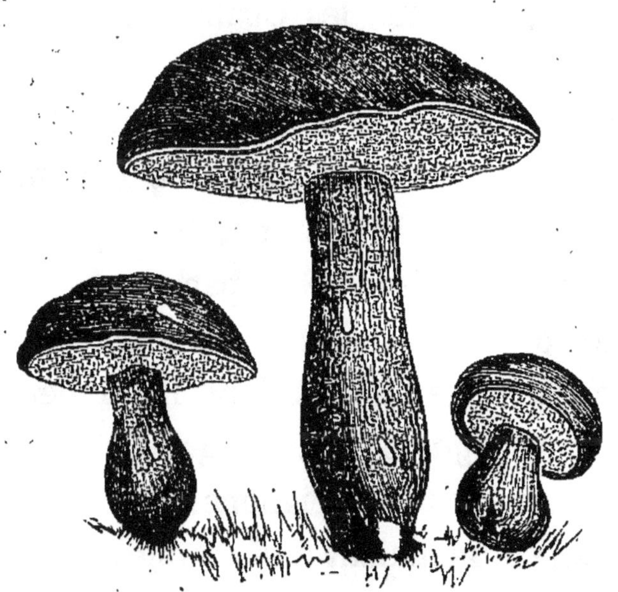

Fig. 104. — Bolet comestible.

empoisonnements par les Champignons sont rares à

Paris. Parfois, s'il s'en présente, ils proviennent de l'imprudence de ceux qui ont été les cueillir eux-mêmes les dimanches, jours où chacun va prendre ses ébats à Meudon, à Vincennes, à Saint-Cloud, etc. Le Champignon de couche est cultivé en gros dans les carrières de Bercy, de Charenton, de Chaville, du Petit-Montrouge, de Nanterre, etc., qui en expédient au moins 2,000,000 de maniveaux par an sur les marchés de la capitale.

Le Champignon, outre ce parfum qui plaît à tous, est un aliment doué de propriétés vraiment nutritives ; la chimie, qui tient à analyser tout ce qui se mange et même tout ce qui ne se mange pas, a trouvé 3 °/₀ d'azote dans les Champignons, et cette proportion les range entre les pois et le pain bis.

Il ne faut donc pas vous étonner si Apicius, le plus fameux gastronome de l'antiquité, a fait un traité sur les Champignons ; si Horace, Sénèque, Pline, Juvénal, Martial, Cicéron, etc., parlent du Champignon comme d'un mets recherché ; le gourmet comprendra pourquoi les riches, dans l'antique Rome, faisaient placer l'*Agaric oronge* (fig. 105) devant eux, et ne servaient que des Champignons moins délicats aux parasites qu'ils admettaient à leur table ; voilà pourquoi les Anglais ont fait une essence de Champignons, connue sous le nom de *Ket Chop* ou *Soyac*, essence avec laquelle ils assaisonnent les poissons de haut prix.

Loin donc de proscrire l'usage des Champignons, on doit l'encourager comme présentant, surtout dans les années où les denrées sont chères, des ressources précieuses pour l'alimentation de l'homme.

Il serait même à désirer que l'usage en fût plus répandu; il n'y aurait, pour arriver à ce résultat,

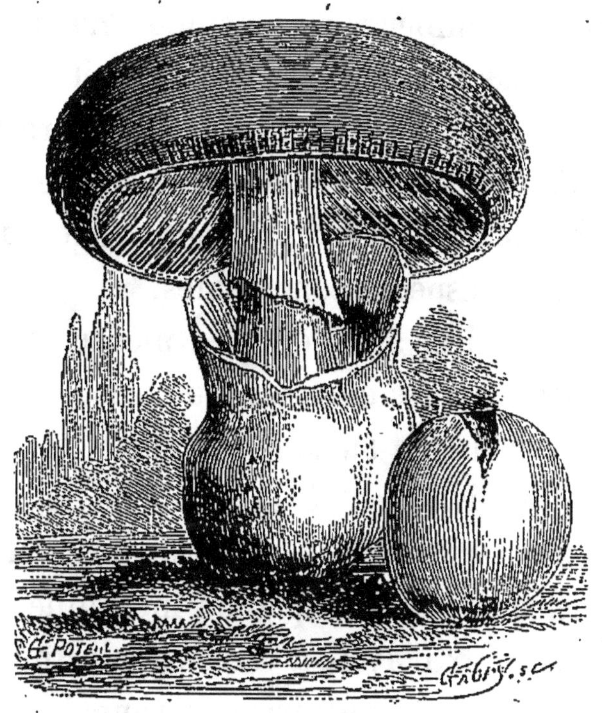

Fig. 105. — Oronge.

que peu de chose à faire: rassurer les populations sur les accidents qui, chaque année, viennent l'effrayer.

Un seul moyen, et vous le reconnaîtrez avec moi, peut être mis en pratique, c'est le développement de l'arrêté pris par Napoléon Ier, en 1809. Ému des terribles accidents causés par l'*Agaric printanier*, que l'on confondait avec l'*Agaric des friches*, l'Empereur ne craignit pas de distraire ses regards des champs de bataille et ordonna que des dessins coloriés, représentant l'espèce salubre et l'espèce vénéneuse, fussent enfermés sous grilles à la porte des mairies, des lycées, etc. Malheureusement, cet arrêté finit par tomber en désuétude; nous ne nous dissimulons pas la difficulté qu'il y aurait à le mettre en pratique; car il comporterait, pour être un peu complet, un plus grand nombre de planches; il y a, en effet, beaucoup de Champignons dangereux confondus avec les espèces comestibles.

Il serait à désirer aussi que les médecins appelés à soigner les malades empoisonnés par les Champignons s'inquiétassent surtout à quelle espèce ils appartiennent et livrassent à la publicité le nom du Champignon dangereux · on attirerait ainsi l'attention des botanistes sur le Champignon incriminé.

Je suis heureux d'avoir à vous signaler un excellent ouvrage destiné à vulgariser la connaissance des bons Champignons et leur distinction avec les espèces vénéneuses[1]. Cette superbe publication, ornée de

[1] Les CHAMPIGNONS DE LA FRANCE, *histoire, description, usages* des espèces comestibles, suspectes, vénéneuses et employées dans les arts, l'industrie, l'économie domestique et la médecine, par S. F. CORDIER, docteur en médecine, membre de plusieurs Sociétés savantes. — Superbe volume gr. in-8° jésus, orné de vignettes sur bois et de 60 chromo-lithographies représentant les espèces les plus remarquables, chez J. Rothschild, Éditeur, 13, rue des Saints-Pères, Paris.

dessins d'après nature, comprend l'histoire des Champignons, les moyens de distinguer les Champignons alimentaires des Champignons vénéneux, l'emploi des Champignons dans l'industrie et l'économie domestique, la récolte, la culture, les moyens de conservation, leur description, avec figures en chromolithographie, les noms vulgaires, etc.

Il serait à désirer que les Sociétés d'agriculture et d'horticulture donnassent cet ouvrage comme primes de présence, comme récompenses dans leurs concours.

Malgré la publication de ce magnifique livre, éminemment utile, les journaux, je le crains bien, signaleront de nouveaux cas d'empoisonnement. Je n'ai pas, assurément, la prétention de les prévenir en indiquant des règles précises; mais il me semble utile de vous indiquer certaines mesures préventives dont on ne doit pas se départir dans le choix des Champignons, quand on n'est pas plus que vous aidé par les connaissances botaniques.

Quant à l'odeur, il faut adopter les Champignons dont l'odeur, suave et fraîche, approche de celle du cerfeuil musqué, de la farine fraîche, des amandes amères, de la rose ou de la noisette (Ceps, Oronges, Mousserons, Agaric élevé...).

Il faut rejeter absolument tous ceux à odeur vireuse, forte, nauséabonde, repoussante, amère, désagréable, herbacée ; une odeur fade est déjà un mauvais signe ; une odeur enivrante ou un parfum de Champignon trop exalté indique des qualités suspectes. L'odeur du soufre, de la terre humide, de la térébenthine, révèle un Champignon dangereux.

La saveur ne doit être ni fade, ni acerbe, ni astringente, ni styptique, ni âcre, ni brûlante, ni acide, ni poivrée, ni amère.

Les bons Champignons ont un goût fin et agréable : ces deux caractères ont leur importance, et, comme l'a dit Delille :

L'odorat sert le goût, et l'œil sert l'odorat.

La consistance (ou chair) aqueuse, filandreuse, grenue, cotonneuse, pesante, coriace, tubéreuse (comme du liége), est un indice d'un Champignon vénéneux. Tout Champignon à tissu mou, et se fondant en une eau noire, est un véritable poison.

Les bonnes espèces sont à organisation simple, ferme, non fibreuse ; leur chair est blanche, ferme, cassante.

La surface ne doit jamais être humide, ni visqueuse, ni couverte de pellicules ; elle est préférable quand elle est gercée.

La couleur de la pulpe ne doit pas changer quand on la coupe : elle doit être nette, légèrement rosée à l'extérieur, d'un rouge vineux ou violacé. N'hésitez pas à rejeter ceux à la couleur rose, brillante ou diaprée, ainsi que ceux qui ont des zones livides, et ayez confiance dans la couleur brun de suie de cheminée, de buis, de noisette. Regardez si le dessous des chapiteaux est rose tendre ou d'un blanc net.

Il ne faut pas croire non plus, bien que des ouvrages estimables l'aient avancé, que le signe le plus certain qu'un Champignon est bon, c'est quand on le voit attaqué par les animaux, par les limaces, par les vers, etc. Sans doute, le plus souvent c'est une probabilité que l'espèce est comestible, mais ce n'est pas une certitude, et il faut se défier par conséquent des Champignons attaqués.

La station de la plante n'est pas non plus à négliger. Redoutez les Champignons qui habitent les lieux ombragés, humides, qui s'implantent sur des corps en décomposition, comme les troncs d'arbres pourris; le temps les altère au lieu de les dessécher. Évitez toujours de cueillir les espèces qui croissent dans les taillis épais, les bois touffus; mais ayez confiance aux espèces qui poussent au grand jour, dans les localités découvertes, dans les friches, sur les gazons, les bruyères, les prairies. Loin de se corrompre et de se résoudre en eau, elles se dessèchent sur place.

Le suc laiteux, quelquefois sanguinolent, qui s'échappe des Champignons que l'on froisse, est ordinairement âcre, amer, nauséabond, et annonce, en toute certitude, des espèces meurtrières.

Faites aussi attention à l'âge des Champignons; ils offrent toujours plus d'innocuité dans leur premier développement; plus tard, ils se décomposent et acquièrent des propriétés morbides.

Évitez donc tous ceux qui ont le chapeau developpé; ils deviennent âcres, coriaces, indigestes, et peuvent provoquer des irritations du canal alimentaire. En tout cas, ils perdent de leur arôme, leur chair est moins ferme, leur saveur moins agréable. Dans leur vieillesse, les espèces les plus saines peuvent devenir malfaisantes; la chair devient flasque et se décompose, et la fermentation change leur nature.

Le moment de la récolte a aussi son importance. On a moins à redouter leurs propriétés malfaisantes alors que la rosée a été évaporée, sous l'influence des rayons du soleil, par un temps sec et chaud.

Examinez en outre s'ils ont un *volva* et un *collier*. Le volva est cette bourse complète ou incomplète qui enveloppe les Champignons et qui semble s'attacher aux espèces malfaisantes.

En dépit de toutes ces précautions, l'amateur est encore sujet à cueillir dans les bois, les prairies, les fossés, des espèces nuisibles, et à payer, par la mort ou d'affreuses souffrances, un plaisir bien éphémère. Ah! c'est que l'usage de ces plantes demande, en général, beaucoup de circonspection, et que ces végétaux ne conviennent pas à tous les estomacs, analogues en cela à d'autres aliments très-sains qui produisent chez certaines personnes des troubles digestifs. J'ai entendu des personnes dignes de foi raconter qu'en 1814 les Russes mangeaient impunément dans nos campagnes des Champignons délétères pour les habitants du pays, et je connais un garde forestier qui mange indistinctement toute espèce de Champignons; ce qui prouve une fois de plus que les Champignons ne sont pas dangereux au même degré pour tous les individus, mais ce fait exceptionnel ne doit pas empêcher de prendre toutes les précautions que réclame la prudence.

Comme les neuf dixièmes des empoisonnements dont on entend parler chaque année résultent de la fatale analogie de l'*Amanite vénéneuse* avec le Champignon de couche, et de la fâcheuse ressemblance de la *fausse Oronge* (vénéneuse) (fig. 106) avec l'Oronge vraie, très-bonne comme aliment, bien qu'il y ait, à côté de cette ressemblance, des différences notables qui échappent malheureusement trop souvent à l'observation superficielle, je crois vous rendre un vrai service en mettant en regard ces caractères distinctifs et en vous les faisant toucher, pour ainsi dire, du doigt.

ORONGE VRAIE, COMESTIBLE.	FAUSSE ORONGE, VÉNÉNEUSE.
Pédicule jaune, lisse.	Pédicule blanc, un peu écailleux.
Feuillets jaunes.	Feuillets blancs.
Volva ou bourse complète.	Volva incomplet.
Chapeau lisse, strié sur les bords, sans verrues ni enduit visqueux, jaune orangé.	Chapeau un peu visqueux, non strié sur les bords, couvert de verrues blanches (ce dernier caractère manque quelquefois).
CHAMPIGNON DE COUCHE OU AGARIC COMESTIBLE.	**ORONGE CIGUË OU AMANITE BULBEUSE, VÉNÉNEUSE.**
Chapeau uni, non visqueux, se pelant facilement.	Chapeau souvent verruqueux, un peu visqueux, ne se pelant pas.
Lames rosées devenant noirâtres en vieillissant.	Lames toujours blanches.
Anneau à bords déchiquetés.	Anneau à bords entiers.
Pédicule non renflé à la base.	Pédicule renflé et bulbeux à la base.
Point de volva à la base du pédicule.	Volva entourant la base du pédicule.
Odeur et saveur agréables.	Odeur et saveur désagréables.
Cultivé ou croissant spontanément dans les herbages, dans les lieux découverts.	Croissant spontanément dans les bois humides et ombragés.

Vous trouverez dans beaucoup d'ouvrages la recommandation faite par les auteurs, comme moyen presque certain d'éviter tout accident, d'enlever, en épluchant les Champignons, les lames et les tubes, ou ce qu'on appelle vulgairement les *foins* : c'est là, sans doute, une bonne précaution ; mais elle est loin de préserver du danger, car la substance vénéneuse est répartie dans tout le corps du Champignon.

L'*action* des Champignons vénéneux ressemble

à celle des poisons qui engourdissent : elle a pour résultat des coliques violentes, des douleurs aiguës dans le ventre, des vomissements, des diarrhées persistantes; puis arrivent des convulsions, des moments d'assoupissement, de défaillance, enfin le

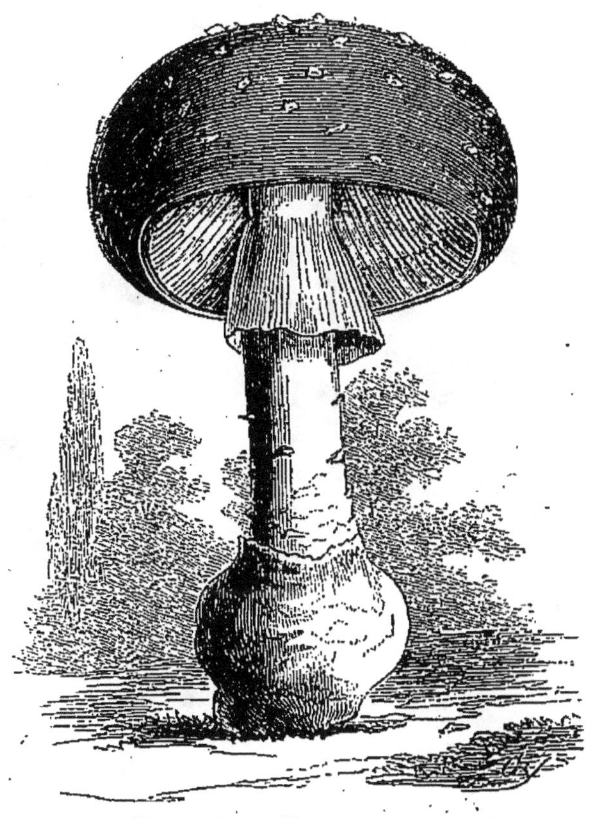

Fig. 106. — Fausse oronge.

délire, et le plus souvent ces accidents se terminent par la mort. Comme *contre-poison*, avant l'arrivée du médecin, la *Gazette médicale* signale les vomitifs et les purgations : l'émétique (à la dose de 5 à 10 centigrammes dans une potion), les huiles, l'ipé-

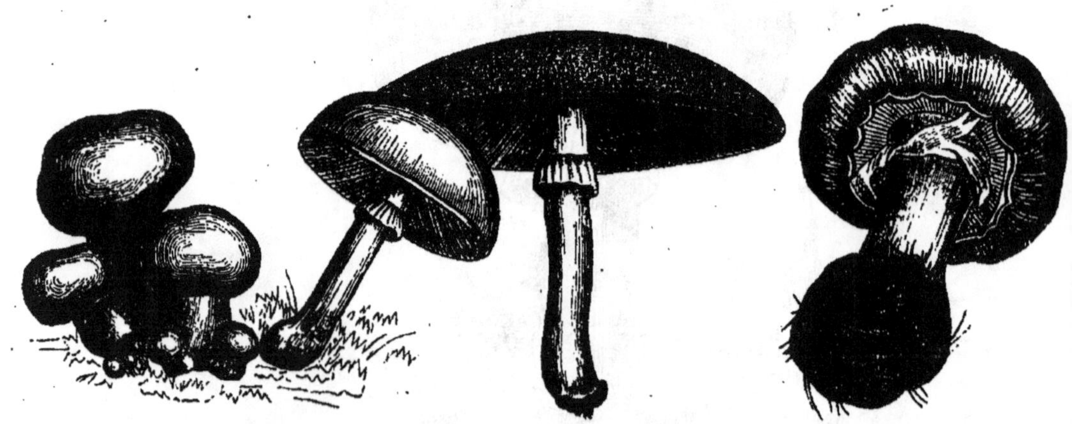

Fig. 107. — Agaric comestible jeune. Fig. 108. — Agaric couleuvré. Fig. 109. — Agaric comestible adulte.

cacuanha (à la dose de 24 grains), une once de sel de Glauber, les adoucissants, les potions éthérées; vous vous purgez ensuite avec de l'huile de ricin et le sirop de fleur de pêcher, etc. Mais il faut surtout éviter les boissons acidulées où entreraient le vinaigre, le jus de citron, etc., qui dissolvent le principe mortel et le portent dans le torrent de la circulation. Le meilleur antidote est encore le médecin, qu'il faut faire appeler aussitôt que les premiers symptômes se font sentir.

Les propriétés nuisibles des Champignons résident en un principe actif, découvert par Letellier, en 1825, et nommé *amanitine* : il paraît se dissoudre dans l'eau ; c'est à cette propriété qu'est due la recette des livres de cuisine de laisser les Champignons macérer dans de l'eau et du vinaigre pendant de longues heures. La recette est bonne dans beaucoup de cas, mais pas dans tous. Il semble qu'ici-bas Dieu ait voulu que tout plaisir doive s'acheter par une peine. Je ne saurais donc trop vous recommander, à vous que tente ce mets délicat et qui voudrez récolter vous-même les Champignons, autres que ceux de couche, de prendre au moins toutes les précautions que je viens d'indiquer, si vous ne voulez étudier scientifiquement les caractères distinctifs botaniques qui sont les seules mesures préventives assurées.

Le Sumac fustet (*Rhus Cotinus*, Lin.) (fig. 110) n'est pas une plante médicinale; mais, comme son élégance et la légèreté de son feuillage en font un arbuste d'ornement et qu'on le trouve, par cette raison, dans les parcs et dans tous les jardins, je désire vous prémunir contre les dangers que présente ce végétal. Il ne faut pas vous laisser prendre à ses belles panicules soyeuses, étalées, offrant l'aspect de grosses houppes de duvet, d'une grande légèreté. Ne touchez à aucune de ses parties : dès que vous les froissez, vous sentez une odeur forte qui s'exhale; ne mâchez pas ses feuilles d'un vert tendre : elles recèlent des qualités vénéneuses. Écoutez, à ce sujet, l'histoire d'une jeune dame. Éprise d'un amour louable pour la botanique, elle herborisait, et ne craignait pas de rechercher, parmi ronces et broussailles, de nouvelles plantes à ajouter à son herbier; tout à coup elle aperçoit dans un buisson un Fustet en fleurs : charmée de la légèreté et de l'élégance de ses panaches, elle en cueille

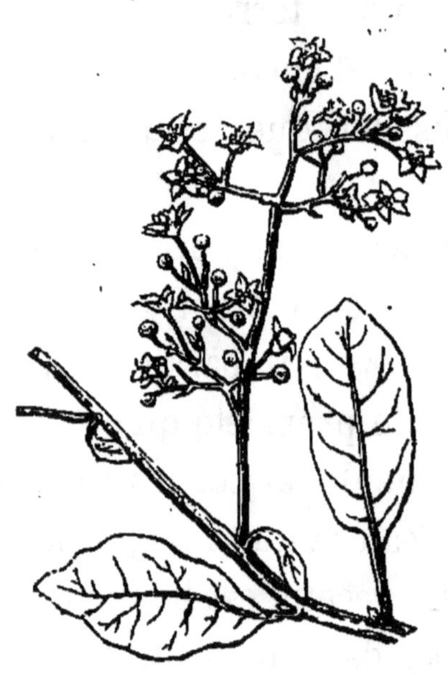

Fig. 110. — Sumac fustc.

un rameau, et se plaît à le tenir à la main et à l'agiter, pendant l'ardeur du soleil, comme elle l'aurait fait d'un éventail. Eh bien! quelque temps après, elle sentit ses paupières s'alourdir; l'engourdissement gagna peu à peu et parvint au bras; le lendemain, le bras avait des pustules. Cette histoire, parfaitement vraie, vous prouve combien cette plante peut être dangereuse pour certaines personnes. Maintenant vous êtes prévenu : admirez le Fustet, mais n'y touchez pas.

La RUE (*Ruta graveolens*, Lin.) est d'un fréquent usage dans les campagnes : il est rare qu'on n'en trouve pas un pied dans le plus petit jardinet. On la reconnaît à sa tige droite, cylindrique, dure, rameuse, d'une teinte cendrée ou verdâtre, à ses feuilles alternes, pétiolées, d'un vert glauque, composées de folioles obtuses, un peu charnues.

Les fleurs sont jaunes, pédonculées, disposées en corymbe à l'extrémité des rameaux; elle possède 4 pétales, 8 étamines et des fruits capsulés.

On la nomme encore *Herbe de grâce*.

C'est une plante dangereuse, dont on abuse parfois; car il faut de la prudence pour l'employer. Placée sur la peau, elle l'irrite et la rubéfie; à l'intérieur, elle cause de la sécheresse, des maux de gorge.

L'infusion peut servir de lavement contre les vers.

La poudre et la décoction sont utiles contre les poux.

Le gargarisme est employé pour les ulcères fétides des gencives.

La Rue sauvage ne se rencontre pas dans nos provinces du Nord ; mais dans le Midi elle est assez commune dans les lieux incultes ; elle est plus active que celle des jardins.

Les tiges feuillées doivent être récoltées avant l'éclosion des fleurs.

Projetez 5 à 10 grammes de feuilles de Rue dans un litre d'eau bouillante, laissez infuser, passez, sucrez (pour usage interne).

Le PIED DE VEAU ou GOUET (*Arum maculatum*, Lin.) est une plante que je dois vous signaler comme dangereuse ; vous la connaissez sous les noms vulgaires de *Couquerot*, de *Thouroux*, *Serre*, *Chausal-Grand*, *Contrefaix*. S'il était plus rare, au lieu de croître dans les lieux ombragés et humides, le long des bois, des haies, des terres fertiles, il vous frapperait par son aspect et la singularité de son port.

D'un rhizome charnu, arrondi, blanchâtre, partent au-dessous des racines fibreuses fasciculées ; au-dessus, trois ou quatre feuilles radicales, entièrement vertes ou tachetées de noir ; le pétiole très-long, dilaté à sa base, porte un limbe hasté ou sagitté (forme de hallebarde ou de fer de lance). Les fleurs naissent à l'extrémité d'une hampe cylindrique et sont enveloppées d'une spathe membraneuse d'un blanc verdâtre, quelquefois purpurin, formant un large cornet au moment du développement; au centre de cette bractée ou spathe, vous trouvez une sorte d'épi ou spadice de couleur pourpre, dont le sommet nu, allongé, est arrondi en forme de massue; au-dessous sont les fleurs mâles; au-dessus les fleurs femelles composées d'un simple ovaire libre surmonté d'un stigmate sessile; il leur succède des baies d'un rouge éclatant.

Cette plante charme l'enfance par sa bizarrerie; mais il faut avoir la précaution de n'en mâcher aucune partie, soit du spadice, soit de la racine, soit des feuilles; car vous auriez la bouche en feu et éprouveriez une cuisson douloureuse, que vous ne pourriez apaiser qu'avec des boissons huileuses ou par l'ammoniaque ou en mâchant du thym. C'est un poison très-violent.

Les propriétés médicales de cette plante sont énergiques et réclament beaucoup de circonspection: ajoutée à du vinaigre, c'est un anti-scorbutique; au miel, un anti-asthmatique; seule, un purgatif.

Je dois encore vous prémunir contre une plante que l'on aime à cultiver en pot, que vous trouvez sur beaucoup de fenêtres et que l'on appelle le *Cyclamen* ou *Pain-de-Pourceau*.

Le Cyclamen (*Cyclamen europœum*, Lin.) (fig. 111) est caractérisé par un calice campanulé persistant, à 5 divisions. De la racine, qui est un gros tubercule épais, arrondi, noirâtre en dehors, par-

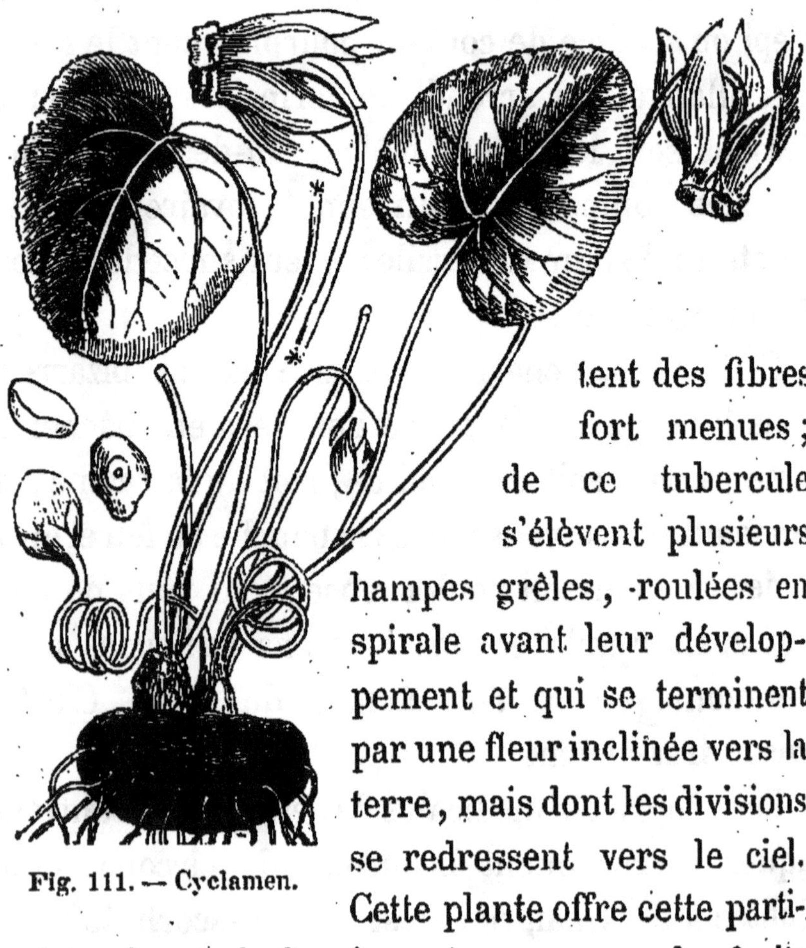

Fig. 111. — Cyclamen.

tent des fibres fort menues; de ce tubercule s'élèvent plusieurs hampes grêles, roulées en spirale avant leur développement et qui se terminent par une fleur inclinée vers la terre, mais dont les divisions se redressent vers le ciel. Cette plante offre cette particularité qu'après la floraison, à mesure que les fruits mûrissent, le pédoncule se roule de nouveau en spirale, descend vers la terre et y implante ses capsules.

La racine de cette plante, âcre, brûlante, un peu

amère, l'a fait ranger dans les plantes purgatives, émétiques. Mais rejetez-la comme suspecte, son action est très-énergique même chez les plus forts sujets. Dans la Barbarie, les habitants se servaient de son suc pour empoisonner les flèches. N'est-ce pas assez vous dire sur le compte du Cyclamen? Laissons-le aux amateurs de fleurs ou abandonnons-le aux cochons, qui en mangent impunément.

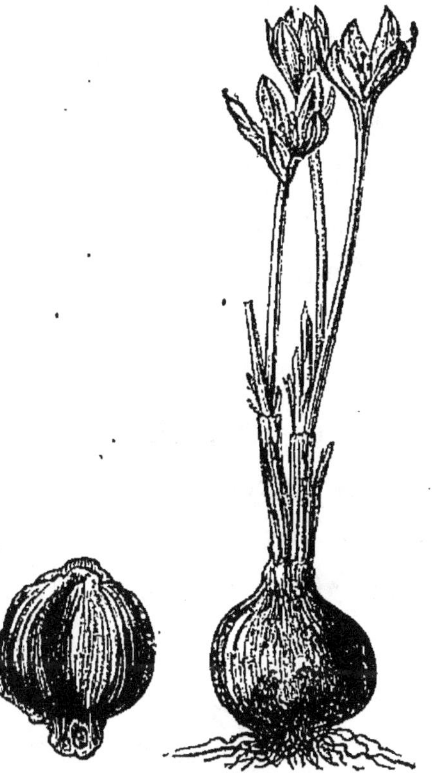

Fig. 112.
Colchique d'automne et tubercule.

Quand arrivent les jours tristes d'automne nous admirons dans les prés bas et humides les fleurs d'un rose tendre du COLCHIQUE (*Colchicum autumnale*, Lin.) (fig. 112). Il vous semble voir les fleurs du Safran et vous admirez ce périanthe pétaloïde tubuleux, très-large, à 6 incisions profondes; mais en même temps vous vous rappelez que si ces fleurs parent les prairies, elles vous annoncent aussi la fin des beaux jours, car ses noms vulgaires de *Veil-*

leuse ou de *Veillotte* indiquent la coïncidence des fleurs avec les veillées d'hiver qui recommencent. Ces fleurs apparaissent seules et sans tige; l'ovaire est profondément enfoncé et reste ainsi, même fécondé, sous la neige et sous la glace : ce n'est qu'au printemps suivant que vous voyez apparaître les fruits, qui sortent de terre avec une touffe de grandes et longues feuilles, lancéolées, un peu pointues.

Le Colchique a de réelles propriétés médicales : c'est un des agents les plus efficaces de la médecine moderne contre les effets de l'asthme, de la goutte, de l'hydropisie. Mais il faut de la prudence dans l'emploi de cette plante dangereuse, et tout au plus pouvez-vous, sans ordonnance du médecin, employer contre vos douleurs aiguës rhumatismales le remède suivant, que je ne vous indique encore qu'à la plus forte dose que vous puissiez le prendre de votre propre autorité : Extrayez de la capsule les graines grosses comme un grain de millet, faites-en dessécher 50 environ et faites digérer une dizaine de jours dans un vase clos que vous agiterez de temps à autre. Vous prendrez une cuillerée à café de ce vin dans une tasse de tisane ; au plus fort des douleurs, prenez-en deux cuillerées.

CHAPITRE XXVI.

Plantes spéciales, à usages multiples.

La Bétoine. — L'Absinthe. — La Chicorée. — L'Aunée. — L'Orchis mâle.

La semaine dernière, nous avons rencontré un bon bourgeois qui revenait du bois voisin avec un

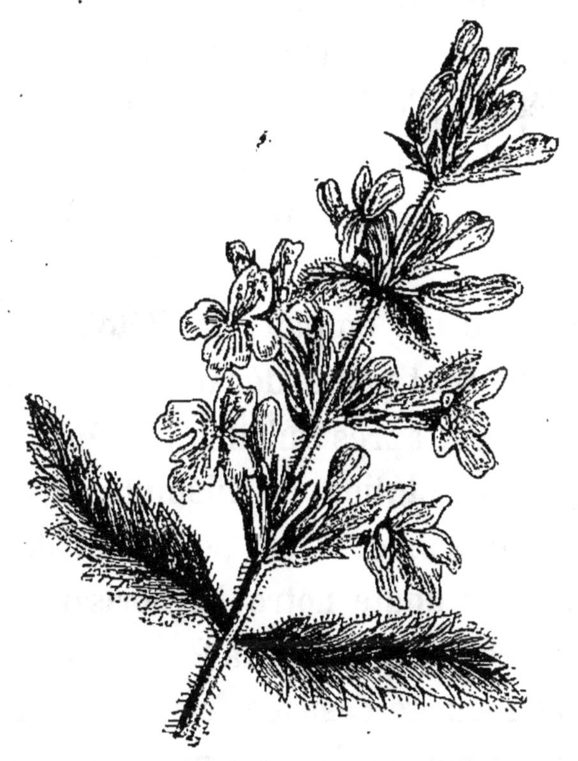

Fig. 113. — La Bétoine.

paquet de plantes d'une espèce que je vous ai nommée Bétoine (*Betonica officinalis*, Lin.) (fig. 113).

Vous aviez reconnu sur-le-champ les caractères de la famille des Labiées à la tige droite et carrée, aux 2 lèvres de la corolle, aux 4 étamines dont 2 plus grandes. L'espèce qui nous occupait avait la lèvre supérieure concave, l'inférieure à 3 lobes, les feuilles florales ciliées, les fleurs rouges à long tube. Vous me demandiez quel pouvait en être l'emploi et je vous ai dit : le moment n'est pas venu de vous l'apprendre. Tout à l'heure vous exprimiez le désir de connaître un sternutatoire plus simple que le tabac à priser et dont vous n'ayez pas à craindre l'habitude. La Bétoine s'offre à vous pour ce service : réduite en poudre, c'est un sternutatoire très-usité dans nos campagnes ; je connais même des personnes qui la fument.

En dehors de cet emploi, la Bétoine a d'autres usages qui ne sont pas à dédaigner : elle communique aux laines, après qu'elles ont été imprégnées d'une légère dissolution de bismuth, une couleur brune, belle et solide. C'est pour l'un de ces deux usages que sans doute notre herborisateur recueillait des paquets de Bétoine ; la Providence, du reste, ne lui a pas ménagé l'espace, car vous la rencontrerez et dans les bois et dans les prairies, dans le Nord comme dans les contrées méridionales.

Qui ne connaît l'excessive amertume de l'Absinthe, amertume passée en proverbe ? L'ARMOISE ABSINTHÉE

(*Artemisia absinthium*, Lin.) (fig. 114) a reçu les noms d'*Herbe sainte*, d'*Alvine*, qui vous indiquent qu'elle a des propriétés reconnues. Je ne vous décrirai pas cette plante aromatique à la tige velue, blanchâtre, aux feuilles argentées en dessous,

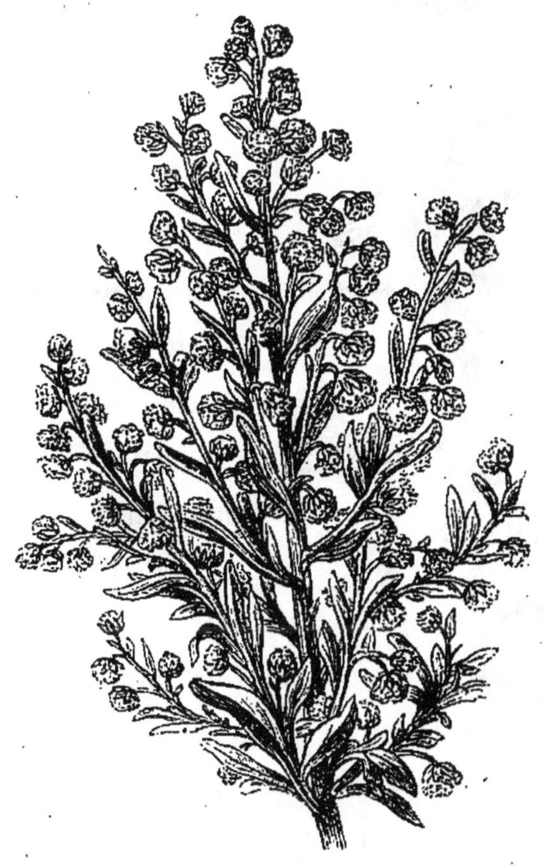

Fig. 114. — Absinthe.

soyeuses : on la rencontre partout dans les jardins et souvent elle se naturalise près des lieux habités; mais c'est particulièrement dans les montagnes du Midi qu'elle pousse en abondance.

L'Absinthe est un tonique d'une grande puissance; elle partage avec les amers la propriété fébrifuge; elle est aussi regardée comme vermifuge. On se sert d'habitude de ses feuilles, des grappes de ses fleurs en infusion dans le vin ou par distillation pour en faire l'*absinthe*.

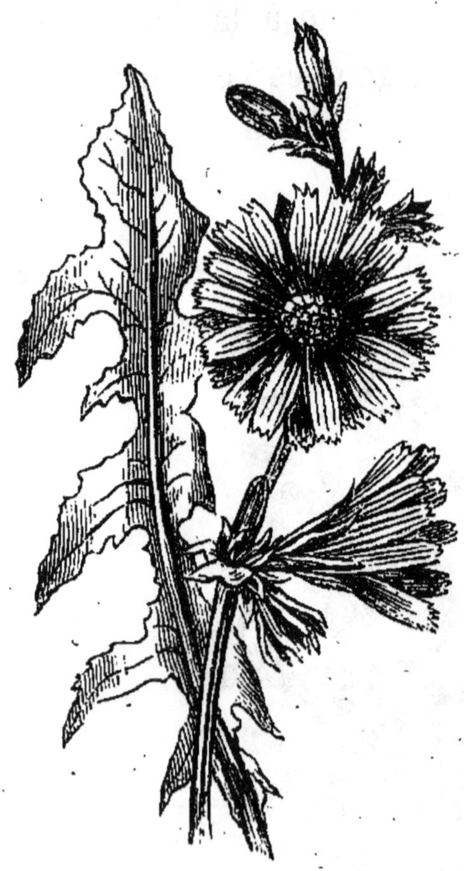

Fig. 115. — Chicorée sauvage.

Je ne vous décrirai pas la CHICORÉE SAUVAGE (*Cichorium Intybus*, Lin.) (fig. 115), qui croît partout, le long des chemins, sur le bord des champs, où elle attire nos yeux par ses fleurs situées le long de la tige, d'un beau bleu, quelquefois blanches ou rosées. Vous savez que la culture transforme en excellente plante potagère la plante sauvage et vous la mangez en salade : c'est un mets propre à épurer le sang; vous pouvez prendre les feuilles en décoction pour le même motif. Elle sert encore à un autre usage que les Hollandais nous ont appris : en divisant la racine, en la faisant sécher au four, la torréfiant, la pulvérisant ensuite, vous pouvez la mélanger avec le café.

Pour mon compte, je trouve que cette infusion est plus agréable mélangée avec du lait, et qu'elle n'a du café que l'amertume.

Mieux vaut faire des feuilles une tisane amère que vous pourrez employer dans les maladies de la peau.

L'usage du vin de quinquina comme remède fortifiant est connu de tout le monde : il est facile de se faire un vin à peu près analogue pour les effets avec une plante intéressante par ses vertus et par sa beauté, l'Aunée, que vous rencontrez en juillet dans les prairies grasses et ombragées.

L'Aunée (*Inula Helenium*, Lin.) (fig. 116) a une antique renommée : une légende la fait naître des larmes d'Hélène; une autre laisse supposer qu'Hélène avait découvert dans cette plante la propriété de faire oublier les chagrins et de porter à la gaîté, et que c'est avec une infusion de cette plante qu'elle fit oublier aux Grecs, de retour dans leur patrie, la perte de leurs parents et de leurs amis.

Laissons de côté l'origine poétique de l'Aunée et cherchons à vous en donner une idée assez nette.

D'une racine épaisse comme celle du navet, douée d'une odeur aromatique forte et pénétrante, qui par la dessiccation devient semblable à celle de la Violette, s'élève une tige pubescente, forte, rameuse et haute d'un mètre au moins. Les feuilles sont fort amples, lancéolées, ovales, dentées, blanches et cotonneuses en dessous, les inférieures pétiolées, les supérieures sessiles. Les fleurs, très-belles, sont d'un jaune éclatant, disposées en capitule comme un Chardon.

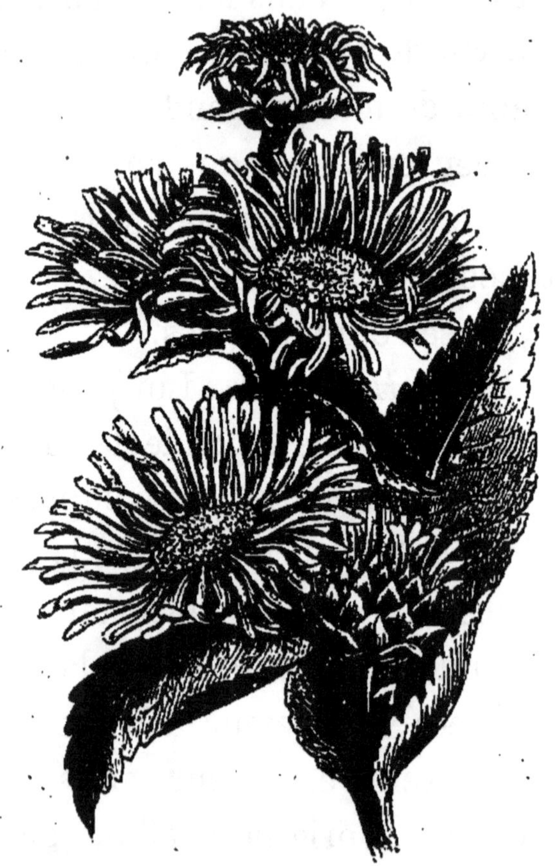

Fig. 116. — Aunée.

La racine seule sert en médecine : on en extrait une fécule odorante ; avec la racine desséchée préparez une décoction (50 grammes dans 1 litre d'eau bouillant pendant 20 minutes) et lavez les plaies blafardes, les membres trop fatigués. La poudre de la racine desséchée au four, pilée et tamisée, peut remplacer la poudre de quinquina.

Vous pouvez encore en faire un vin stomachique en laissant macérer dans du vin blanc une partie de racine sur quinze de vin; vous remuez et laissez reposer un jour au moins, puis vous décantez et passez. Un petit verre de vin remplacera avantageusement le vin de quinquina.

Les *Orchidées* ont toujours eu pour vous un attrait particulier, et il est en effet peu de personnes qui, se promenant dans nos forêts ou dans nos prairies à l'approche de la Pentecôte, n'aient remarqué la singularité des fleurs de cette famille: elles végètent sur le sol ou vivent en parasites en changeant de place tous les ans à la suite d'un curieux phénomène. Le tubercule qui a nourri la plante l'année précédente reste en arrière de celui qui reproduit la végétation de la nouvelle année en suivant une marche circulaire, de telle sorte qu'au bout d'un certain nombre d'années la plante se retrouve sur le lieu même qu'elle avait précédemment occupé; ces plantes sont donc de véritables voyageuses. Une espèce des plus communes de ce gence est, sans contredit, l'ORCHIS MALE (*Orchis mascula*, Lin.) (fig. 117), aux tubercules ovoïdes, gros, fétides, aux feuilles planes, lancéolées, parsemées de taches noires, à l'épi lâche et allongé, à fleurs purpurines, quelquefois blanches, plus ou moins piquetées.

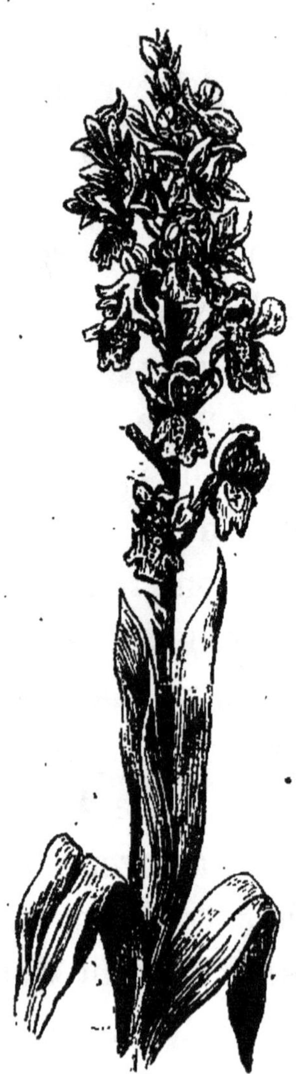
Fig. 117. — Orchis mâle.

Examinez les tubercules de la racine : l'un, compacte, dur et charnu, contient le germe de la tige qui se développera l'année suivante ; l'autre, ridé, mou et presque vide, s'est épuisé à nourrir les tiges de l'année. Ces tubercules sont remplis de fécule : ce sont eux qui fournissent la substance alimentaire appelée *Salep*. C'est un des aliments qui, sous un petit volume, contient le plus de principes réparateurs : le forestier peut en tirer partie en en extrayant la fécule, qui peut même servir en guise de gomme ou pour lustrer les étoffes.

CHAPITRE XXVII.

Utilité et culture des plantes médicinales au point de vue forestier.

Les plantes amies. — Les plantes utiles; leur culture; produits qu'on en peut retirer; leur extraction.

Vous vous destinez à la vie des forestiers. Aussi vous avez toujours manifesté un vif intérêt à toutes les conversations que nous avons eues sur les *simples*. Je vous en remercie personnellement et désire que vous communiquiez à vos camarades le goût, si ce n'est de la botanique, du moins des plantes médicinales. Peut-on vivre, je vous le demande, au milieu d'inconnues et d'étrangères? Peut-on consentir à fouler chaque jour aux pieds, à rencontrer, à arracher ou à cueillir des plantes dont on ignore le nom ou les propriétés? D'ailleurs la vie forestière est une vie d'isolement : on est bien seul dans une forêt avec le ciel pour dôme, avec le gazon comme tapis, les arbres pour habitants. On se sent petit au milieu de cette immensité dont l'horizon vous cache les limites. Ce sont les études que l'on a faites, les goûts que l'on porte partout avec soi, qui peuplent ces solitudes, qui font disparaître l'isolement. Une forêt de pins, agitée par les rafales du printemps et de l'automne, n'est-elle pas une immense harpe éolienne pour l'oreille musicale? Si vous êtes botaniste, vous ne jugez pas de la même manière; mais la vue de ces pins, le frémissement de leurs feuilles évoquent en votre esprit d'autres pensées; vous aspirez avec bonheur leurs émanations balsamiques : on se rappelle leurs propriétés, leurs usages : on connaît leur famille, leurs caractères, et le souvenir se reporte avec plaisir sur ces plantes connues; c'est, pour le forestier, des amies, qu'il salue avec bonheur, qui parlent à son âme et avec lesquelles il peut causer. C'est le cas de répéter avec le poëte André Lesmoyne :

Sous la haute forêt le cœur troublé s'apaise.
Les plus fraîches senteurs m'arrivent à la fois.
Est-ce un parfum de menthe, un souvenir de fraise?
Est-ce le chèvrefeuille ou la rose des bois?

Ah! c'est qu'en effet, si vous aimez réellement les plantes, vous passez votre vie en présence d'objets qui excitent d'autant plus votre admiration que vous les étudierez davantage; vous ne traversez pas une prairie, vous ne suivez pas la haie d'un chemin, sans être en communication intime avec les plantes qui sont autour de vous. Mais j'abandonne ce côté de la question, côté tout poétique, et qui jusqu'à ce jour m'a guidé dans ma vie botanique, mais que je sais être en harmonie avec vos pensées larges, avec votre noble cœur, et je désire vous arrêter un instant sur la face positive de la question. En dehors de toute considération de goût, de délassement et d'utilité personnelle, l'étude des plantes médicinales pour le forestier, qui vit au milieu d'elles, offre, au besoin, une source de gain qu'il peut ne pas dédaigner. D'abord la récolte de ces plantes, si elles sont recueillies dans de bonnes conditions, préparées avec soin, vous procurera un modeste bénéfice chez l'herboriste ou le pharmacien, bénéfice modeste sans doute, mais en relation en réalité avec le peu de difficultés que vous aurez éprouvées. En outre, vous pouvez accroître ce bénéfice, qui ne réclame aucuns déboursés, en semant ces plantes dans la forêt où vous les trouvez, dans le sol qui leur plaît, où la nature les a fait croître, à l'exposition qui leur convient; en un mot, en cherchant dans cette culture à imiter la nature et vous rappelant ce que je vous disais quand j'ai commencé ces causeries : la culture proprement dite change, altère les propriétés des plantes; aussi ne faut-il pas les cultiver, c'est-à-dire leur choisir un sol enrichi, les entourer de soins, etc. Il vous faut les semer simplement aux endroits où la nature vous les montre, puis les abandonner à elles-mêmes : vous voyez que ce semis ne vous réclame pas la plus petite dépense, ni de terrain, ni de temps, ni de soins ; vous laissez vos plantes croître dans les conditions qu'elles réclament et vous n'avez que la peine de les récolter en plus grande abondance. Vous trouverez ainsi un grand bénéfice dans le semis de la Belladone et autres plantes assez rares et souvent utilisées par la médecine.

Si, mettant à profit vos connaissances chimiques, vous voulez retirer d'un végétal médicamenteux la *fécule*, par exemple, douée des mêmes propriétés, choisissez des racines bien saines, bien charnues, d'Iris, de Bryone, etc... ; enlevez la première écorce, râpez-la sans eau, enfermez la pulpe dans un sac de toile forte et soumettez à la presse pour en extraire tout le suc. Au bout de quelques heures de repos, la fécule se précipite au fond du vase ; vous décantez doucement le suc qui surnage ; faites sécher le précipité sur un châssis de toile où il égoutte, et terminez la dessiccation dans une étuve.

Si vous voulez réduire en farine certaines parties d'un végétal, tel que le fruit du Marronnier, le Riz, les graines légumineuses, choisissez-les mûres et de bonne qualité. Mondé et pelé, mettez le fruit dans un panier de toile métallique, suspendez-le dans une chaudière assez profonde pour qu'il ne touche pas l'eau de la chaudière ; fermez celle-ci hermétiquement. Lorsque le végétal est bien crevé, retirez-le de la chaudière et laissez ressuyer ; puis, vous faites sécher à l'étuve après avoir brisé les plus grosses masses ; ensuite vous les triturez dans un mortier, et passez la farine.

Pour extraire les sucs d'une plante, coupez-la, pilez-la dans un mortier de marbre où vous l'écrasez ; enfermez-la dans un sac de toile, exprimez avec la presse ou les mains. Si c'est une racine, il faut la râper ; enlevez la peau, les pépins au fruit ; laissez macérer deux ou trois heures après l'avoir écrasée et mettez dans un vase, pour en extraire le suc. Si le suc est mêlé de fécule, il a besoin d'être clarifié. Quand les matières tombent au fond du vase, filtrez le suc qui surnage au papier non collé : si les sucs sont un peu visqueux, pour les clarifier, prenez deux blancs d'œufs battus par litre de suc ; faites coaguler lentement sur le feu le blanc d'œuf ; il entraînera toutes les matières étrangères : écumez, tirez à clair et filtrez.

Vous n'opérez pas de la même manière s'il s'agit de plantes aromatiques à principe volatil ; il faut clarifier en vases clos. Voici comment il faut procéder : remplissez aux deux tiers une bouteille de verre mince, coiffée d'un morceau de parchemin, percé d'un fort trou d'épingle ; plongez-la dans un vase d'eau bouillante ; les matières étrangères se coaguleront ; puis plongez insensiblement la bouteille dans l'eau froide, puis filtrez sur-le-champ.

Vous pouvez extraire les huiles, essences, comme je vous l'ai déjà indiqué dans une causerie précédente. Ce sera pour vous une occupation qui vous intéressera, un bénéfice si vous le recherchez, un délassement en bien des cas, une source de plaisirs intimes quand vous pourrez utiliser vos divers produits au soulagement de l'humanité, une utilité réelle pour vous en cas de maladie, et vous vous rappellerez ces vers que je vous ai cités en parlant des plantes :

> **Qui ne verra combien leur étude facile**
> **Doit embellir la vie et doit nous être utile?**

CHAPITRE XXVIII.

Les Falsifications.

Les principales falsifications. — Le sirop de Capillaire. — Les confitures. — La Réglisse. — L'eau de fleurs d'Oranger. — La farine de graines de Lin.

C'est peut-être sortir du sujet que je traite avec vous depuis quelques mois, c'est peut-être abandonner nos plantes médicinales que de vous parler de quelques falsifications que j'ai remarquées dans des substances dont l'homme se sert souvent; mais je ne puis oublier que la falsification c'est un vol; et je désire divulguer à vos yeux quelques fraudes nuisibles aux intérêts comme à la santé et vous indiquer les moyens les plus simples et les plus faciles de dévoiler ces adultérations.

Ainsi, le *sirop de Capillaire* n'a souvent de capillaire que le nom ; le plus souvent ce n'est que du sucre coloré avec une petite dose de caramel. C'est plus simple ; c'est plus commode. Voici comment vous vous assurez de la fraude :

Versez, par exemple, 10 grammes de sirop de Capillaire incriminé dans une éprouvette ou tout simplement dans un verre à Madère; ajoutez-y partie égale d'eau distillée, puis 5 gouttes de perchlorure de fer ; agitez avec une baguette ou une petite bande de verre ; si vous voyez le mélange prendre une belle coloration vert foncé, vous pouvez être sûr que le sirop est préparé d'après la formule ; s'il n'y a que peu de Capillaire, la coloration sera d'un vert pâle ; s'il y a absence de Capillaire, le mélange se foncera un peu en offrant l'aspect noirâtre.

Les *confitures* elles-mêmes sont sujettes à la falsification. Ainsi, ne soyez pas étonné que certains industriels peu scrupuleux vous livrent des gelées qui ne contiennent rien des fruits dont elles portent le nom ; tantôt elles renferment des acides, un principe aromatique, une matière colorante, voire même du suc de Betterave rouge, et c'est la gélatine qui leur donne la consistance et l'aspect qui vous plaisent. Pour vous en apercevoir, brûlez la gelée suspecte, il se produira une odeur de corne brûlée toute particulière à la gélatine. Le moyen est tout simple, vous voyez.

Des marchands ont vendu des confitures dites d'*Abricots* préparées avec un tiers de ces fruits et deux tiers de *Potiron*.

Le suc de *Réglisse* pur a une couleur noire, belle et brillante, il est cassant comme du verre, et la cassure est nette. Adultéré, il est mou, rougeâtre, et la cassure est graveleuse. Quelquefois on le falsifie à l'aide de fécules ou de farines qui le rendent plus lourd. Il peut même s'y trouver des parcelles de cuivre enlevées mécaniquement aux bassines.

On a allongé le suc de Réglisse avec le suc des plantes fourragères qui lui communiquent un goût de foin. Vous reconnaîtrez ces diverses fraudes de la manière suivante : faites dissoudre le suc de Réglisse dans de l'eau ; s'il contient des matières inorganiques, ces matières se précipitent au fond du vase ; s'il y a de la fécule, quelques gouttes de teinture d'iode amèneront une coloration bleue. Vous procéderez de cette manière, que la Réglisse soit en bâtons, en grains ou en petits cylindres parfois roulés en spirale.

L'eau de fleurs d'Oranger, si souvent employée, est sujette à de nombreuses falsifications ; au lieu d'obtenir ce produit de la distillation des fleurs de l'Oranger, on en fait aussi en distillant les feuilles et même les fruits de cet arbre, ou bien, sans recourir à la distillation, on prépare cette eau à l'aide du *Néroli* (essence de fleurs d'Oranger), de la magnésie et de l'eau. Il peut arriver encore que l'eau de fleurs d'Oranger, conservée trop longtemps dans des estagnons de cuivre plus ou moins bien étamés, devient acide par suite d'une certaine quantité de plomb ou de cuivre dissous. Versez, sur l'eau de fleurs d'Oranger que vous expérimentez, une petite quantité d'acide nitrique ou sulfurique ; si l'eau est normale et pure, elle se colorera en rose; si elle a été préparée avec les feuilles, elle prendra la couleur teinte de feuilles-mortes. Si vous n'avez pas sous la main d'acide nitrique ou sulfurique, prenez de l'ammoniaque liquide, il donnera à l'eau de fleurs d'Oranger pure une teinte jaune verdâtre ; si elle est factice, la couleur ne changera pas. Si l'eau a été préparée avec le *Néroli* et le carbonate de magnésie, l'ammoniaque y produit au bout de quelques minutes un précipité floconneux. Si l'eau était devenue acide, le papier de tournesol rougirait et vous indiquerait cette acidité; si elle contenait du cuivre, le cyanure jaune vous prouverait par une coloration ou un précipité brun-marron l'existence de ce métal; si elle renfermait du plomb, l'iodure de potassium ferait naître un précipité jaune.

En dehors de ces falsifications volontaires, l'eau de fleurs d'Oranger peut subir une altération toute particulière: elle peut *filer*, c'est-à-dire devenir *grasse*; il vous suffira, pour la ramener à l'état normal, de la fouetter pendant quelques instants ou de l'agiter avec de la magnésie anglaise, puis de la filtrer.

L'*huile d'Amandes douces* est souvent adultérée par le mélange d'huile d'Œillette ou de l'huile d'Abricots. Si vous soupçonnez le mélange de l'huile d'Œillette, agitez fortement l'huile dans une fiole;

il se dégage de suite une certaine quantité de bulles d'air qui forment le chapelet. L'huile pure a, au contraire, la surface lisse et la masse dépourvue de bulles d'air.

La présence de l'huile d'Abricots se révèle par le mélange avec la *chaux éteinte*, ce que les chimistes appellent chaux hydratée; ce mélange forme une émulsion qui prend peu à peu la consistance de pommade. L'huile pure ne s'émulsionne jamais et se sépare de l'hydrate de chaux par un repos de quelques instants.

Le *farine de graine de Lin* est souvent falsifiée; il peut vous arriver d'y trouver de la craie, de la terre à pipe, du son, du tourteau de Lin, etc. Toutes ces matières étrangères retirent à la farine de graine de Lin ses propriétés émollientes.

Vous reconnaîtrez la craie à l'effervescence que l'addition d'un acide produira dans la farine; les farines, à l'aide de l'iode, qui colore en bleu. Au microscope vous reconnaîtrez la sciure de bois, rendue grasse par l'addition des fèces d'huile.

Je pourrais m'étendre sur le chapitre des falsifications et passer une revue sommaire des fraudes des substances alimentaires, telles que café, thé, chocolat, vin, cidre, farine, etc., mais cette fois je serais réellement hors de mon sujet, et je vous ai promis qu'aujourd'hui nous finirions notre série de causeries sur les plantes médicinales de nos contrées. Ai-je réussi à vous réconcilier avec nos plantes, à vous faire comprendre qu'elles sont calomniées quand on leur refuse toute propriété médicale ; que Dieu les a placées près de nous pour nous indiquer leur usage ; ai-je réussi à vous intéresser à une des plus belles créations du grand Maître, à vous donner le goût de la botanique en vous en faisant voir un des côtés utilitaires ? L'attention que vous m'avez prêtée jusqu'ici, mon cher Oscar, semble me donner raison. Si, au contraire, mes causeries n'avaient pu obtenir ce résultat, je n'en accuserais pas le sujet que j'ai traité, sujet intéressant par lui-même ; j'accuserais la forme que j'ai choisie et je me comparerais à ces plantes maussades que je vous ai montrées sur le bord des routes, poussant au milieu des cailloux du chemin et n'attirant l'attention de l'observateur ni par la beauté de leurs fleurs ni par l'ampleur de leur feuillage.

FIN.

GLOSSAIRE.

A

Acaule, sans tige apparente.

Accrescent, on qualifie ainsi un organe qui continue à croître après le temps où, dans l'état ordinaire, il a acquis tout son développement.

Aciculaire, en aiguille.

Acuminé, qui est terminé en pointe acérée.

Aggloméré, se dit des organes ramassés en groupe.

Aigrette, ensemble des poils simples ou plumeux qui couronnent les graines du *Pissenlit*, etc.

Aigu, qui se termine en pointe.

Aile, membrane mince qui borde une graine, un fruit, ou nom des pétales latéraux de la corolle papilionacée.

Ailé, muni d'ailes.

Aisselle, angle formé par une feuille ou par un rameau sur la tige ou sur la branche.

Akène, fruit qui ne s'ouvre pas, indéhiscent, à péricarpe adhérent à la graine.

Alterne, se dit des feuilles placées des deux côtés de la tige, à une hauteur différente : c'est le contraire des feuilles opposées.

Alvéoles, petites fossettes creusées dans certaines parties des plantes.

Amplexicaule, qui embrasse la tige.

Anthère, partie *essentielle* de l'étamine qui contient le *pollen* ou poussière fécondante et est ordinairement placée au-dessus du filet.

Antiphlogistique, moyens employés pour combattre l'inflammation.

Antiscorbutique, agents employés pour combattre le scorbut.

Apéritif, remède que l'on supposait ouvrir les vaisseaux et faciliter la circulation capillaire.

Arête, pointe filiforme, allongée.

Aristé, terminé en arête droite, tordue.

Articulation, jointure de parties qui, à une certaine époque, se séparent sans déchirure.

Articulé, muni d'articulations.

Ascendante (tige), qui est courbée à sa base et devient ensuite verticale.

Astringent, médicament qui resserre les tissus, qui arrête les hémorrhagies capillaires.

Aubier, bois imparfait, situé entre l'*écorce* (à l'intérieur) et le *bois* proprement dit (à l'extérieur).

Axillaire, qui est placé dans l'aisselle ou l'angle formé par le rameau, la feuille et la tige, ou par la feuille et le rameau.

B

Bacciforme, en forme de baie.

Baie, fruit simple, mou, charnu, sans noyau, et ne s'ouvrant point spontanément.

Béchique, médicament que l'on donne contre la toux et les affections inflammatoires des bronches, de la trachée-artère.

Bi, cette syllabe exprime que l'objet exprimé par le mot auquel elle est unie est double : bilobé, qui a 2 lobes ; biloculaire, 2 loges ; bivalve, 2 valves, etc.

Bourgeon, organe, ordinairement écailleux, qui renferme à l'état rudimentaire les feuilles, les fleurs.

Bouton, état de la fleur non épanouie.

Bractée, organe membraneux, écailleux ou filiforme, qui avoisine les fleurs.

Bulbe, bourgeon renflé, placé au collet de la racine : 1° recouvert de tuniques concentriques (oignon); 2° ou d'écailles imbriquées (lis); 3° composé d'un plateau charnu donnant naissance inférieurement à des racines fibreuses; 4° d'un bourgeon inférieur formé de feuilles et de fleurs rudimentaires; 5° d'un ou de plusieurs bourgeons latéraux (caïeux).

Bulbille, corpuscule en forme de bulbe, naissant tantôt à la place des fleurs dans les ombelles de certains *aulx*, tantôt à l'aisselle ou sur le bord des feuilles (*lis*, *dentaire*).

C

Caduc, organe qui tombe prématurément.

Calice, enveloppe florale extérieure ordinairement verte : les folioles ou divisions du calice se nomment *sépales;* le calice est *polysépale* quand les sépales sont entièrement distincts ; il est *monosépale*, quand les sépales sont soudés entre eux par leur base.

Calicule, verticille de folioles situé en dehors du calice, formant un second calice.

Calmant, substance qui calme les douleurs.

Canaliculé, se dit d'un organe creusé ou disposé en sillon.

Cannelé, portant alternativement des côtes et des sillons.

Capillaire, mince comme un cheveu.

Capitule, réunion de fleurs sessiles ou presque sessiles sur un réceptacle commun.

Capsule, fruit sec, s'ouvrant par des valves ou des pores.

Caulinaire, qui appartient à la tige.

Chapeau, partie qui donne à quelques champignons la forme de parasol.

Chaton, assemblage de fleurs sessiles ou presque sessiles sur un axe commun et qui tombent, sans se désunir, après la floraison.

Collet, partie située entre la racine et la tige.

Collier, synonyme d'anneau, quand on considère ce mot comme désignant les débris de membranes qui se trouvent autour du pilier de certains champignons.

Cône, fruit composé d'un grand nombre de fruits partiels, monospermes, indéhiscents, cachés à l'aisselle, resserrés, endurcis et imbriqués.

Cordial, substances qui excitent les mouvements du cœur et augmentent la force du pouls.

Corolle, enveloppe florale intérieure, placée immédiatement au dehors des étamines et ordinairement *colorée*. Les feuilles ou pièces de la corolle se nomment *pétales*.

Corymbe, disposition des fleurs portées sur des pédoncules qui atteignent la même hauteur, mais qui ne partent pas du même point.

Cryptogame, plante dont les organes sexuels ne sont pas évidents.

D

Décurrente, feuille dont la base ou le limbe se prolonge sur la tige ou sur les rameaux et y forme des ailes foliacées.

Déhiscent, qui s'ouvre spontanément à la maturité.

Déprimé, aplati du haut en bas.

Dichotome, tige qui se divise et se subdivise en deux branches égales.

Dioïque, plante dont les fleurs mâles et les fleurs femelles sont séparées sur des individus différents.

Divariqué, divergent, à angle droit.

Double, fleur dont les étamines ont été transformées en pétales par abondance de séve ou dont les pétales se sont multipliés par dissociation de leurs éléments.

Diurétique, qui augmente la sécrétion urinaire, en calmant les irritations des reins.

E

Écailles, appendices secs, membraneux et coriaces, rarement colorés.

Embryon, partie de l'*amande* qui est destinée à reproduire la nouvelle plante.

Éparses, feuilles qui n'affectent aucun ordre régulier.

Embrassant, se dit des feuilles, etc., embrassant l'organe qui les porte.

Épi, disposition des fleurs sessiles ou presque sessiles le long d'un axe persistant.

Étamine, organe mâle des végétaux, composé de l'*anthère* et du *filet*. Elle est sessile si elle manque de filet.

Emollients, dénomination des médicaments qui ont la propriété de relâcher les tissus et de combattre les inflammations.

Étalé, rameau, feuille, fruit, formant un angle droit avec la tige.

Étendard, pétale supérieur des fleurs papilionacées.

F

Falciforme, en forme de faucille.

Fasciculé, se dit des organes disposés en faisceaux.

Femelle, se dit de la fleur qui n'a pas d'étamines.

Fide (bi-, tri-, quadri-), découpé de manière que les lobes, au nombre de 2, 3, 4, atteignent la moitié de la longueur de l'organe si la direction est en long, et la moitié de la largeur si elle est en travers.

Filet, pédicelle de l'anthère.

Filiforme, allongé, grêle et cylindrique comme un fil.

Fleuron, corolle des fleurs composées, tubuleuse dans toute sa longueur et ordinairement à 5 lobes.

Flosculeuses, fleurs composées uniquement de fleurons.

Follicule, fruit sec, membraneux.

Fronde, organe qui porte l'appareil reproducteur dans les fougères.

Fugace, qui tombe ou s'effeuille à peine épanoui.

G

Gaine, portion de certaines feuilles qui enveloppe la tige dans une partie de sa longueur.

Gibbeux, bossu.

Glabre, se dit d'une surface absolument dépourvue de poils.

Glauque, d'un vert de mer, mat et grisâtre.

Gousse, fruit à deux valves et dont les graines sont attachées à la suture supérieure et alternativement sur l'une et l'autre valve.

Grappe, assemblage de fleurs portées sur des pédicelles partant d'un axe central ou pédoncule commun.

H

Hampe, pédoncule radical et qui ressemble à une tige, mais qui ne porte pas de feuilles.

Hérissé, muni de poils raides.

Hermaphrodite, plante dont chaque fleur renferme le pistil et l'étamine.

Hispide, garni de poils raides, durs au toucher.

I

Imbriqué, dont les parties se recouvrent les unes les autres comme les tuiles d'un toit.

Imparipennée, feuille dont les folioles sont en nombre impair.

Incisé, divisé comme avec un instrument tranchant.

Indéhiscent, fruit qui ne s'ouvre point spontanément à la maturité.

Indigène, plante qui naît spontanément dans notre pays.

Infère, se dit de l'ovaire quand il est adhérent au calice.

Insertion, point d'attache.

Involucelle, verticille de folioles situé à la base des ombellules.

Involucre, assemblage de bractées ou feuilles florales souvent plus ou moins soudées entre elles, qui entourent les fleurs à leurs pédoncules.

Infundibuliforme, en forme d'entonnoir.

Inflorescence, disposition des fleurs sur la plante qui les porte, ordre selon lequel se succèdent les fleurs.

L

Labié, corolle qui a des lèvres; unilabiée, à une lèvre; bilabiée, à deux lèvres. — Nom d'une famille très-naturelle caractérisée par sa fleur à corolle labiée.

Lâche, peu fourni.

Lacinié, divisé en lanières, longues, étroites (*laciniures*).

Lactescent, qui contient un suc laiteux.

Lancéolé, se dit principalement des feuilles allongées, assez étroites, dont les deux bords se rapprochent vers le sommet en fer de lance.

Limbe, partie membraneuse, mince, de la feuille directement insérée sur la tige ou supportée par le pétiole. — Se dit aussi de la partie du calice, de la corolle située au sommet du tube ou de l'onglet.

Linéaire, se dit d'une surface longue, étroite, à côtés parallèles.

Libre, ovaire n'adhérant ni au calice ni au périgone.

M

Maculé, taché.

Mâle, fleur qui n'a que des étamines.

Monoïque, plante dont les fleurs mâles et les fleurs femelles sont dans des enveloppes séparées, mais réunies sur le même individu.

Monopétale, corolle d'une seule pièce.

Mutique, sans arête ni barbe.

Multi, plusieurs : *multicaule*, plusieurs tiges; *multifide*, plusieurs parties; *multifoliolé*, plusieurs folioles, etc.

N

Narcotique, médicament qui produit l'assoupissement, qui endort.

Narcotico-âcre, médicament qui irrite l'appareil digestif tout en agissant sur le système nerveux.

Nectaire, on nomme ainsi des glandes qui sécrètent la matière mielleuse récoltée par les abeilles.

Nervures, fibres plus ou moins saillantes qui parcourent le limbe des feuilles.

Neutre, fleur qui ne contient ni étamines ni pistil.

Noyau, enveloppe osseuse qui entoure l'amande dans les fruits.

O

Oblong, en forme d'ellipse allongée.

Obovale, feuille qui, par son contour, représente la coupe longitudinale d'un œuf dont le petit bout serait inférieur.

Ombelle, disposition des fleurs portées sur des pédicelles (*rayons*) partant d'un centre commun et s'élevant à une même hauteur. Lorsque les rayons se subdivisent eux-mêmes en pédicelles affectant la même disposition, l'ombelle est dite *composée;* dans le cas contraire, elle est dite *simple.*

Ombellule, petite ombelle placée à l'extrémité de chaque pédoncule d'une ombelle.

Obtus, arrondi à l'extrémité.

Ombiliqué, se dit du fruit représentant un enfoncement que l'on a comparé à l'ombilic.

Opposé, se dit des organes qui naissent vis-à-vis l'un de l'autre, un de chaque côté de leur support.

P

Palmatifide, feuille à divisions palmées atteignant le milieu du demi-limbe.

Palmatipartite, feuille palmée divisée en plusieurs parties.

Panicule, inflorescence caractérisée par des fleurs insérées sur des pédoncules longs, rameux et dont les supérieurs sont plus courts que les inférieurs.

Papilionacée, corolle composée d'un pétale supérieur (*étendard*), de deux pétales latéraux (*ailes*) et de deux pétales inférieurs soudés en *carène*, et qui, dans son ensemble, a été comparée à un papillon.

Pectoral, agent propre à agir sur les organes pectoraux, à combattre les bronchites, les rhumes.

Pédicelle, dernière division d'un pédoncule rameux, celle qui porte la fleur.

Pédoncule, support particulier des fleurs.

Pinnatifide, se dit de la feuille divisée jusqu'au milieu de son limbe.

Pinnatipartite, se dit de la feuille divisée jusqu'au delà du limbe.

Pinnatiséquée, se dit de la feuille divisée en segments jusqu'à la nervure.

Partit, profondément divisé.

Périgone, nom de l'enveloppe florale quand elle est unique.

Pétiole, support particulier de la feuille.

Pilier, partie des champignons qui porte le chapeau.

Piriforme, en forme de poire.

Pollen, poussière fécondante produite par l'anthère et destinée à opérer les fécondations.

Polypétale, se dit de la corolle formée de plusieurs pétales distincts.

Q

Quadri, quatre : *quadrangulaire*, à 4 angles ; *quadrifide*, à 4 parties, etc.

Quinque, cinq : *quinquefide*, à 5 parties, etc.

R

Rachis, pétiole commun qui sert d'attache aux pétiolules des feuilles pinnées. — Prolongement inférieur de la nervure médiane de la fronde dans les fougères. — Axe principal des épis et des grappes.

Radical, qui part de la racine ou qui appartient à la racine.

Radicant, qui produit des racines sur la longueur.

Rampante, tige qui pousse en se couchant sur le sol, ou racine qui pousse entre deux terres.

Réceptacle, dilatation du pédoncule, quelquefois à peine apparente, d'autres fois très-développée, sur laquelle sont insérées les fleurs.

Réfléchi, qui se rejette en dehors.

Rhizome, organe moitié tige, moitié racine, qui émet des fibres radiculaires et des bourgeons et qui présente à sa surface des écailles, des cicatrices.

Rosacée, se dit de la corolle à tube très-court et à limbe étalé.

Rubéfiant, agents qui rougissent les parties sur lesquelles on les applique.

S

Sagitté, se dit des feuilles en fer de flèche.

Samare, fruit coriace, indéhiscent, très-aplati, ordinairement prolongé sur ses bords en aile membraneuse.

Sarmenteux, ligneux, grêle et grimpant.

Scabre, s'applique aux organes couverts de petites aspérités qui les rendent rudes.

Scutelle, nom particulier de l'apothecium de certains lichens.

Sédatif, médicament employé pour combattre les inflammations douloureuses.

Sessile, qui n'a pas de support propre : feuille sans pétiole ; fleur sans pédoncule ; pétale sans onglet.

Sétacé, raide comme une soie de cochon.

Silique, fruit sec à 2 valves, séparées ordinairement par une cloison longitudinale et dont les graines sont rattachées aux deux sutures.

Spadice, assemblage de fleurs nues, unisexuelles, insérées sur un support charnu.

Spathe, bractée ample, membraneuse, qui entoure les fleurs dans certaines espèces.

Sporange, espèce de capsule renfermant les spores des cryptogames.

Stigmate, partie supérieure du pistil, celle qui est destinée à recevoir le pollen.

Stipule, production foliacée, filiforme, épineuse ou écailleuse, située à la base des feuilles.

Stolon, bourgeon, rejet, qui pousse sur les racines ou les tiges et peut devenir une nouvelle plante.

Stomachiques, médicaments excitants qui fortifient l'estomac et facilitent la digestion.

Style, partie du pistil qui supporte le stigmate ; il manque quelquefois.

Sub, diminutif, synonyme de *presque*.

Sudorifiques, substances qui, en général, excitent l'économie animale, notamment les organes de la circulation, activent la transpiration cutanée, provoquent la sueur.

Suture, ligne qui correspond à la soudure de deux parties.

T

Tempérantes, substances acidules qui rafraîchissent les organes et sont employées à l'intérieur et à l'extérieur comme antiphlogistiques.

Thalle, partie des plantes cryptogames qui porte les réceptacles.

Tonique, qui excite doucement l'économie animale, qui fortifie les tissus, combat les faiblesses.

Traçant, rampant.

Tri, trois. Cette syllabe, jointe à un mot, indique que l'objet exprimé par ce mot est triple: *tricuspide*, à trois pointes; *trifoliolé*, à trois folioles, etc.

Tube, partie inférieure de la corolle monopétale et du calice monosépale. — Dans certains champignons, espèces de tuyaux qui renferment les organes de la reproduction.

Turion, bourgeon partant d'une souche souterraine.

U

Uni, cette syllabe, jointe à un mot, indique que l'objet exprimé par ce mot est unique: *uniflore*, pourvu d'une seule fleur.

Urcéolé, se dit d'un organe ventru dans son milieu et resserré à son orifice, en grelot.

V

Valves, parties formant le péricarpe des fruits secs déhiscents, lesquelles parties se séparent sans se déchirer à la maturité.

Vermifuges, remèdes contre les vers intestinaux.

Verticille, réunion de feuilles, de fleurs, disposées en anneau autour de leur support commun.

Verticillé, se dit des organes disposés en verticille.

Vésicant, remède qui, appliqué sur un tissu vivant, fait sécréter de la sérosité, soulève l'épiderme et produit des espèces de vessies.

Vivace, plante dont la racine vit plusieurs années et dont les tiges ne fructifient qu'une fois.

Voile, membrane qui s'étend du pilier au chapeau dans quelques champignons.

Volva, membrane qui enveloppe certains champignons dans leur jeunesse et qui se déchire par l'effet de leur croissance.

Vulnéraires, médicaments qui favorisent la cicatrisation des plaies.

TABLE DES MALADIES

REMÈDES, PRÉPARATIONS, ETC.

TABLE DES PRODUITS ET USAGES.

TABLE ALPHABÉTIQUE

DES NOMS DES PLANTES ET DES FAMILLES

avec indication des Figures.

(Noms latins, français, vulgaires.)

ERRATA.

Page 2, ligne 21, au lieu de : *servir un jour ou l'autre*, lisez : *servir quelque jour.*

Page 9, ligne 9, au lieu de : *viennent de temps à autre*, lisez : *frappent de temps à autre.*

Page 57, ligne 3, au lieu de : *La Buglosse. — La Guimauve*, lisez : *La Buglosse. — La Cynoglosse. — La Guimauve.*

Page 57, ligne 5, au lieu de : *La Verveine. — La Réglisse*, lisez : *La Verveine. — Le Lin. — La Réglisse.*

Page 78, ligne 2, au lieu de : *ne pas rancir*, lisez : *de ne pas rancir.*

Page 88, ligne 4, au lieu de : *L'Érable sycomore*, lisez : *L'Érable sycomore. — L'Érable champêtre.*

Page 98, lignes 8-9 : *rameaux*, effacez ce mot.

Page 103, lignes 4-5, au lieu de : *Plantes antiscorbutiques*, lisez : *La Cardamine.*

Page 117, ligne 21, au lieu de : *flambléaux*, lisez : *flambeaux.*

Page 181, ligne 1, au lieu de : *antiaphrodisiaques*, lisez *réfrigérantes.*

Page 268, ligne 7, au lieu de : *céphalalgie*, lisez : *céphalagie.*

Page 277, lignes 1, 2, 3, 4, au lieu de : *Vos secours, la première chose, etc.*, lisez : *Les recommandations à donner son celles-ci : Vomir par toute espèce de moyens, puis boire dans de l'eau une ou deux cuillerées de tannin, enfin avaler de l'eau vinaigrée ou acidulée.*

Page 339, ligne 1, au lieu de : *anthelminthiques*, lisez : *anthelmintiques.*

TABLE DES MATIÈRES.

Chap. IX. — Les Plantes toniques-amères.

Chap. X. — Les Plantes toniques-astringentes.

CHAP. XI. — **Les Plantes antihystériques.**

CHAP. XII. — **Les Plantes réfrigérantes.**

CHAP. XIII. — **Les Plantes altérantes.**

CHAP. XIV. — **Les Plantes antispasmodiques.**

Pages.

CHAP. XV. — **Les Plantes sudorifiques-dépuratives.**

CHAP. XVI. — **Les Plantes diurétiques et apéritives.**

CHAP. XVII. — **Les Plantes vomitives ou émétiques.**

CHAP. XVIII. — **Les Plantes purgatives.**

CHAP. XXI. — **Les Plantes rubéfiantes.**

CHAP. XXII. — **Les Plantes fébrifuges.**

CHAP. XXIII. — **Les Plantes vermifuges.**

FIN DE L'OUVRAGE.

J. ROTHSCHILD, 13, Rue des Saints-Pères, Paris.

ZOOLOGIE ET BOTANIQUE FORESTIÈRE ILLUSTRÉE

A L'USAGE DES GENS DU MONDE, DES CHASSEURS,
DES AMATEURS DE BELLES ÉDITIONS,
ET POUR QUICONQUE S'INTÉRESSE AUX MERVEILLES DES FORÊTS

LE MONDE DES BOIS

Plantes et Animaux de nos forêts

PAR FERD. HŒFER

Splendide volume in-8, imprimé sur papier teinté, en caractères elzéviriens, avec 300 vignettes sur bois et 27 magnifiques gravures, de page entière, dessins par Freeman, Raffet, Daubigny, Yan' Dargent, Poteau, Blanchard, Pizetta, Riocreux.

Il y a deux éditions de cet ouvrage :

ÉDITION DE LUXE ENRICHIE DE **27** GRAVURES SUR ACIER : **25** FR.

MÊME OUVRAGE SANS LES GRAVURES SUR ACIER : **15** FR.

Prix de la reliure demi-maroquin, tranche dorée : 5 fr.

Le Monde des Bois est un livre qui cache sous une forme littéraire et pleine d'attraits de précieux enseignements pour les forestiers, les chasseurs, les propriétaires de forêts, les amants de la nature et pour quiconque s'intéresse, petit ou grand, aux merveilles sans nombre qui sont dans nos forêts.

Flore et Faune forestières, résultats du développement de la vie de notre temps et sous nos yeux, comparés à ceux de la vie qui a devancé l'homme sur la terre, tout y est décrit, « depuis le cèdre qui croît sur le mont Liban jusqu'à l'hyssope appendu à la fente des rochers, » depuis le chêne altier jusqu'au brin de mousse, depuis l'urus de l'antiquité jusqu'au chevreuil de nos jours, depuis le sanglier aux défenses redoutables jusqu'à l'imperceptible fourmi.

300 vignettes sur bois et 27 gravures sur acier par nos premiers artistes, une rare perfection d'exécution typographique, font de cet ouvrage un livre d'étude à la campagne aussi élégant à feuilleter sur la table du salon qu'utile dans le cabinet du savant et dans la bibliothèque du forestier et du chasseur.

PARIS. — J. CLAYE, IMPRIMEUR, 7, RUE SAINT-BENOIT. — [936]

www.ingramcontent.com/pod-product-compliance
Lightning Source LLC
Chambersburg PA
CBHW052102230326
41599CB00054B/3584